うちのOCD《オーシーディー》（強迫性障害／強迫症）

著
しらみずさだこ

監修
佐々《さっさ》　毅《たけし》
（新検見川メンタルクリニック院長）

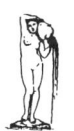

星　和　書　店

Seiwa Shoten Publishers

2-5 Kamitakaido 1-Chome
Suginamiku Tokyo 168-0074, Japan

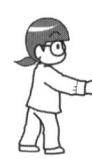

はじめに

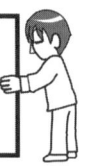

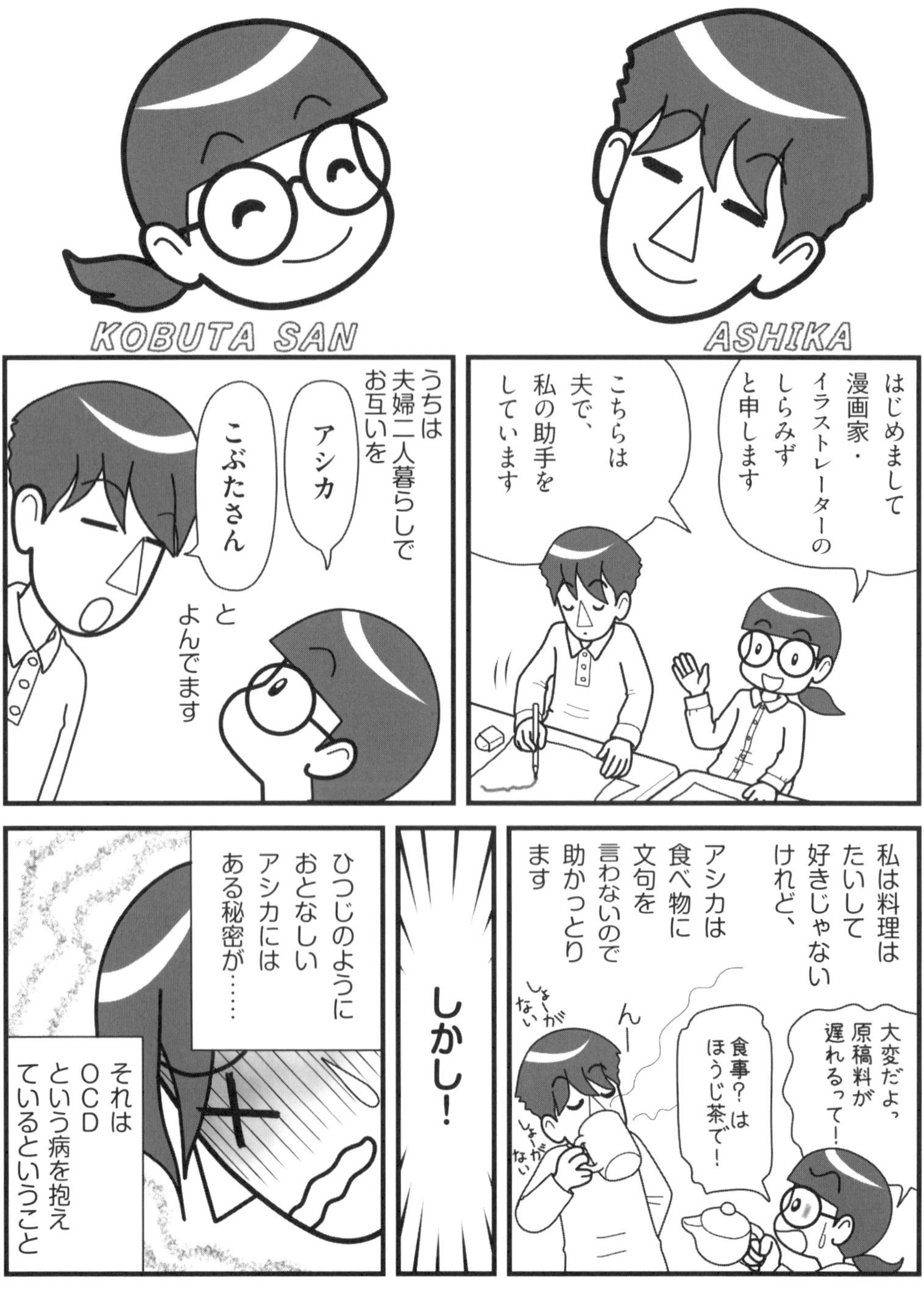
ASHIKA
KOBUTA SAN
はじめまして漫画家・イラストレーターのしらみずと申します
こちらは夫で、私の助手をしています
うちは夫婦二人暮らしでお互いを
アシカ
こぶたさん
とよんでます
私は料理はたいして好きじゃないけれど、
アシカは食べ物に文句を言わないので助かっとります
大変だよっ原稿料が遅れるって―!
食事? はほうじ茶で―!
ん―
しょーがない
しょーがない
しかし!
ひつじのようにおとなしいアシカにはある秘密が……
それはOCDという病を抱えているということ

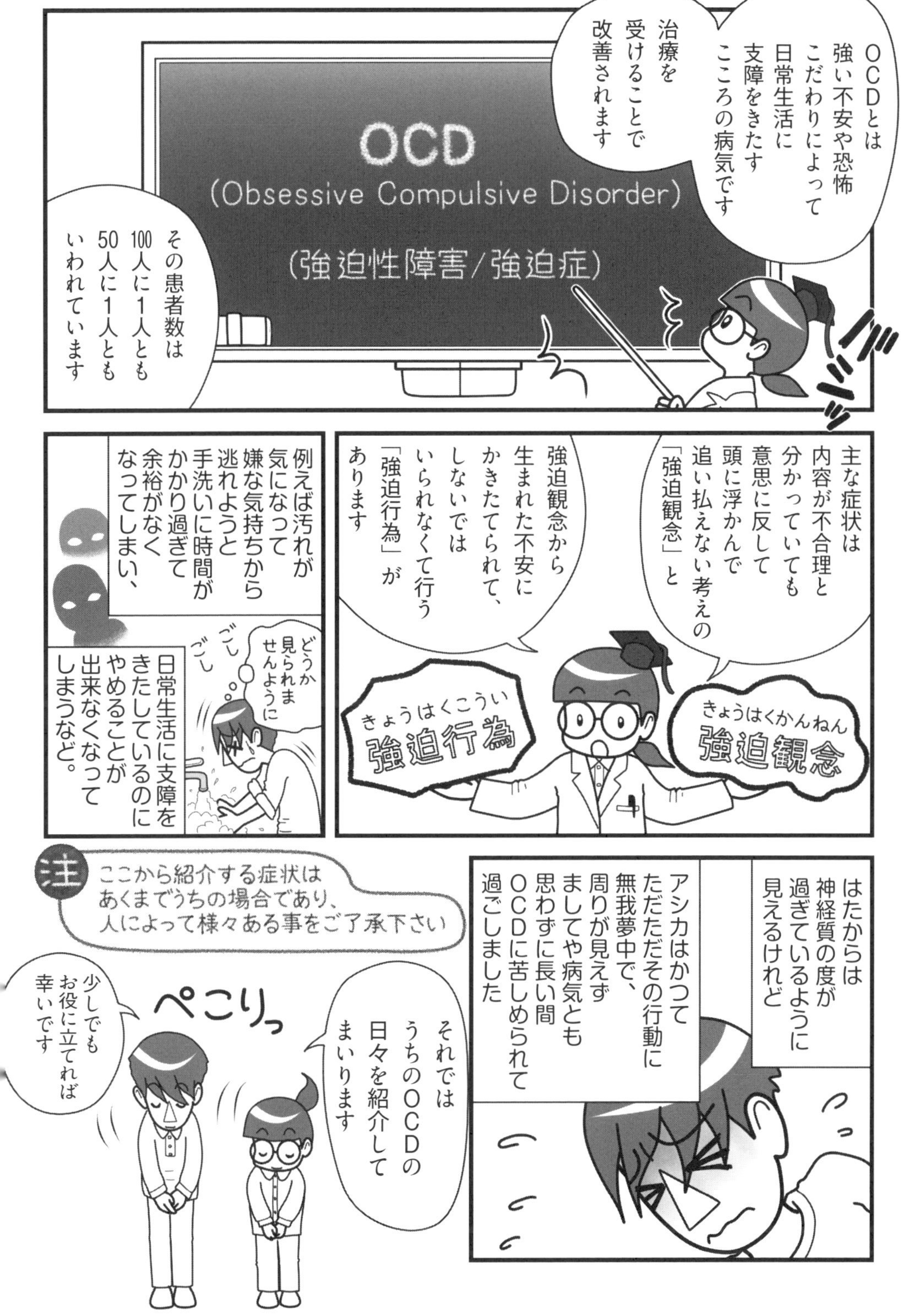
OCDとは強い不安や恐怖こだわりによって日常生活に支障をきたすこころの病気です
治療を受けることで改善されます
OCD
(Obsessive Compulsive Disorder)
(強迫性障害/強迫症)
その患者数は100人に1人とも50人に1人ともいわれています
主な症状は内容が不合理と分かっていても意思に反して頭に浮かんで追い払えない考えの「強迫観念」と
強迫観念から生まれた不安にかきたてられて、しないではいられなくて行う「強迫行為」があります
強迫観念《きょうはくかんねん》
強迫行為《きょうはくこうい》
例えば汚れが気になって嫌な気持ちから逃れようと手洗いに時間がかかり過ぎて余裕がなくなってしまい、
どうか見られませんように
ごしごし
日常生活に支障をきたしているのにやめることが出来なくなってしまうなど。
はたからは神経質の度が過ぎているように見えるけれど
アシカはかつてただただその行動に無我夢中で、周りが見えずましてや病気とも思わずに長い間OCDに苦しめられて過ごしました
注 ここから紹介する症状はあくまでうちの場合であり、人によって様々ある事をご了承下さい
それではうちのOCDの日々を紹介してまいります
ぺこりっ
少しでもお役に立てれば幸いです

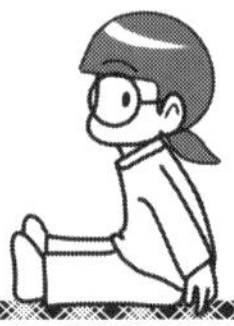

もくじ

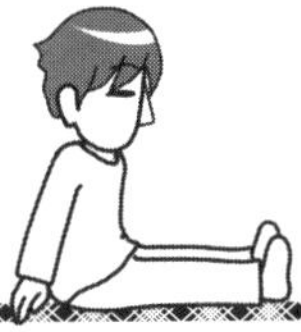

第1章　OCDって、どんな日々？

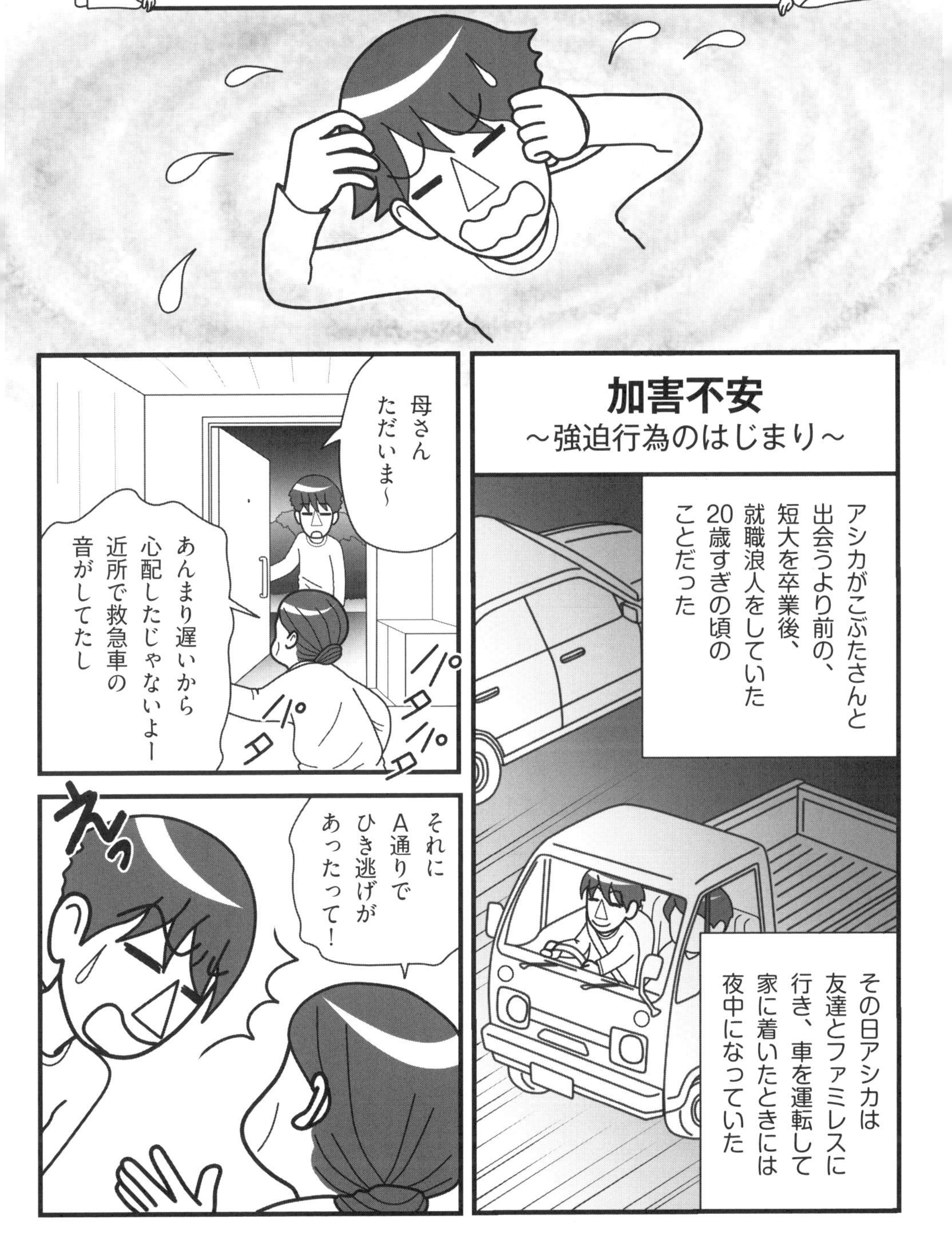
加害不安
～強迫行為のはじまり～
アシカがこぶたさんと出会うより前の、短大を卒業後、就職浪人をしていた20歳すぎの頃のことだった
その日アシカは友達とファミレスに行き、車を運転して家に着いたときには夜中になっていた
母さんただいま～
あんまり遅いから心配したじゃないよー近所で救急車の音がしてたし
パタ
パタ
パタ
それにA通りでひき逃げがあったって！
んっ

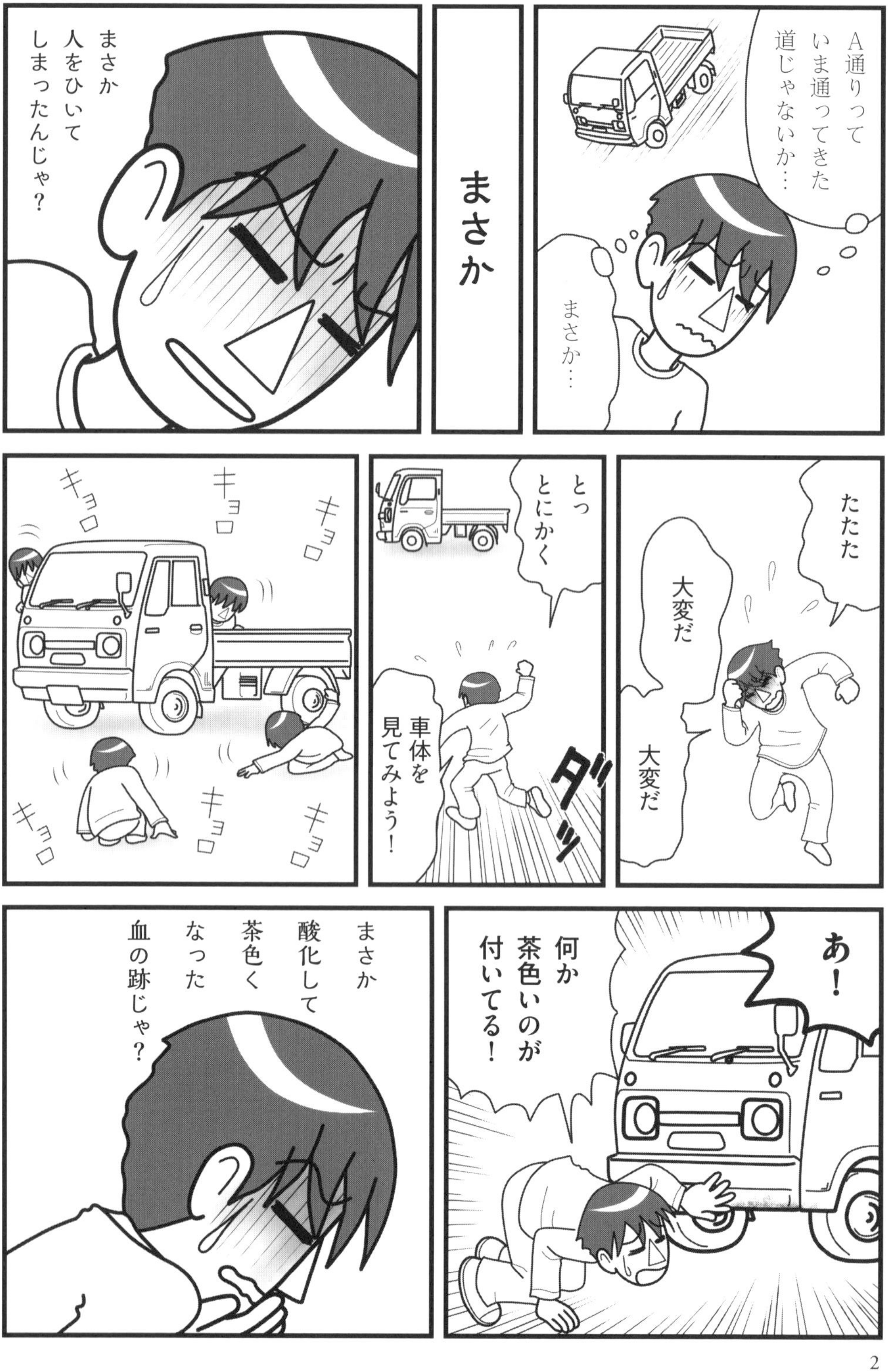
A通りって いま通ってきた 道じゃないか…
まさか…
まさか
まさか 人をひいて しまったんじゃ？
たたた
大変だ
大変だ
とっ とにかく
車体を 見てみよう！
ダッ
キョロ
キョロ
キョロ
キョロ
キョロ
キョロ
あ！
何か 茶色いのが 付いてる！
まさか 酸化して 茶色く なった 血の跡じゃ？

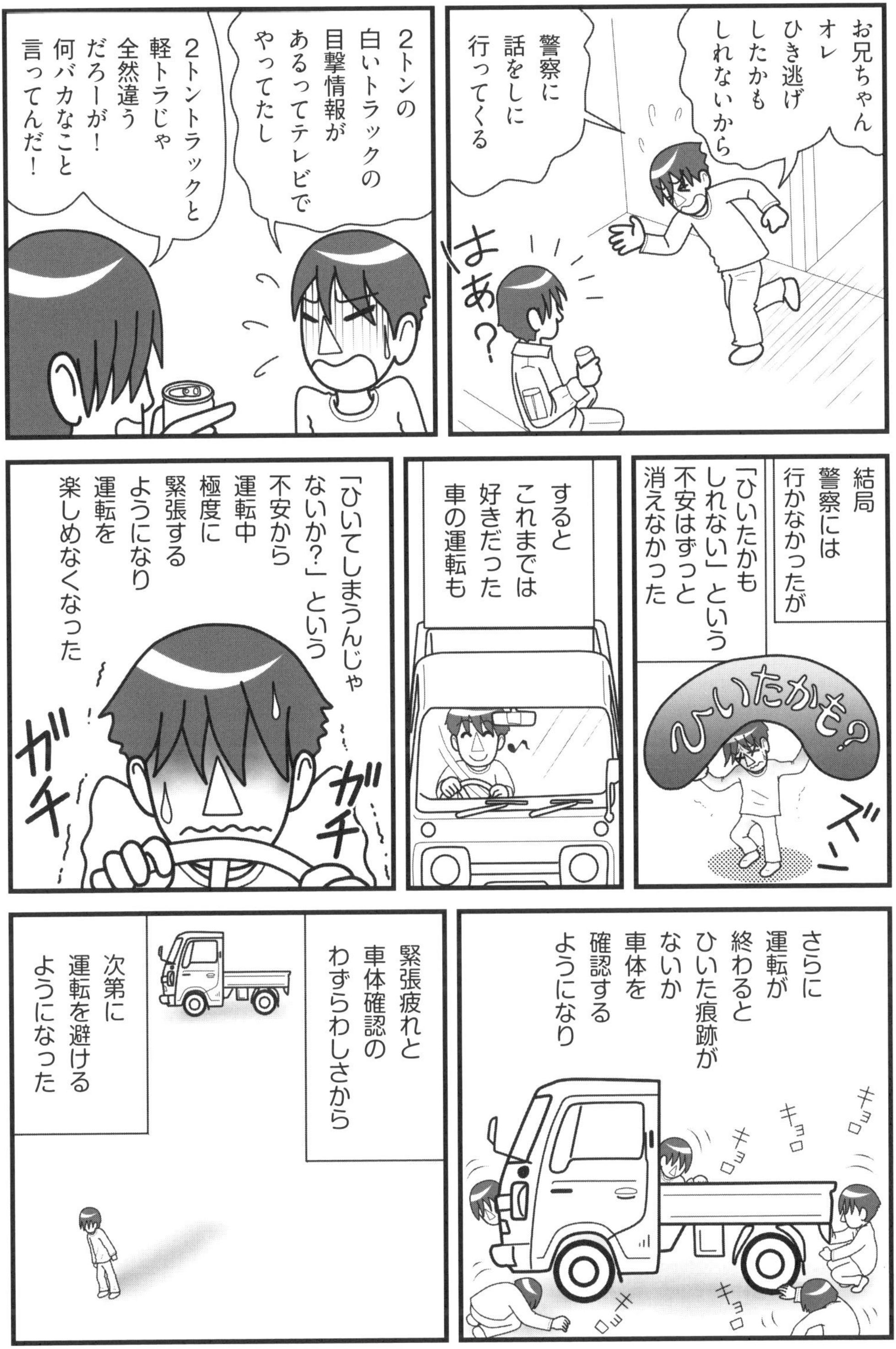
お兄ちゃん
オレ
ひき逃げ
したかも
しれないから
警察に
話をしに
行ってくる
はあ？
2トンの
白いトラックの
目撃情報が
あるってテレビで
やってたし
2トントラックと
軽トラじゃ
全然違う
だろーが！
何バカなこと
言ってんだ！
結局
警察には
行かなかったが
「ひいたかも
しれない」という
不安はずっと
消えなかった
ひいたかも？
ズン
すると
これまでは
好きだった
車の運転も
「ひいてしまうんじゃ
ないか？」という
不安から
運転中
極度に
緊張する
ようになり
運転を
楽しめなくなった
ガチ
ガチ
さらに
運転が
終わると
ひいた痕跡が
ないか
車体を
確認する
ようになり
キョロ
キョロ
キョロ
キョロ
キョロ
緊張疲れと
車体確認の
わずらわしさから
次第に
運転を避ける
ようになった

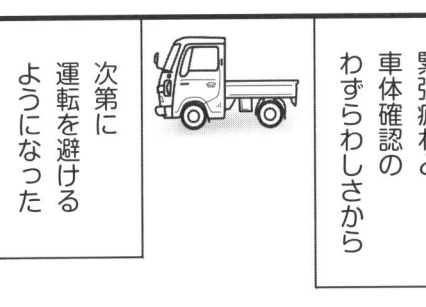

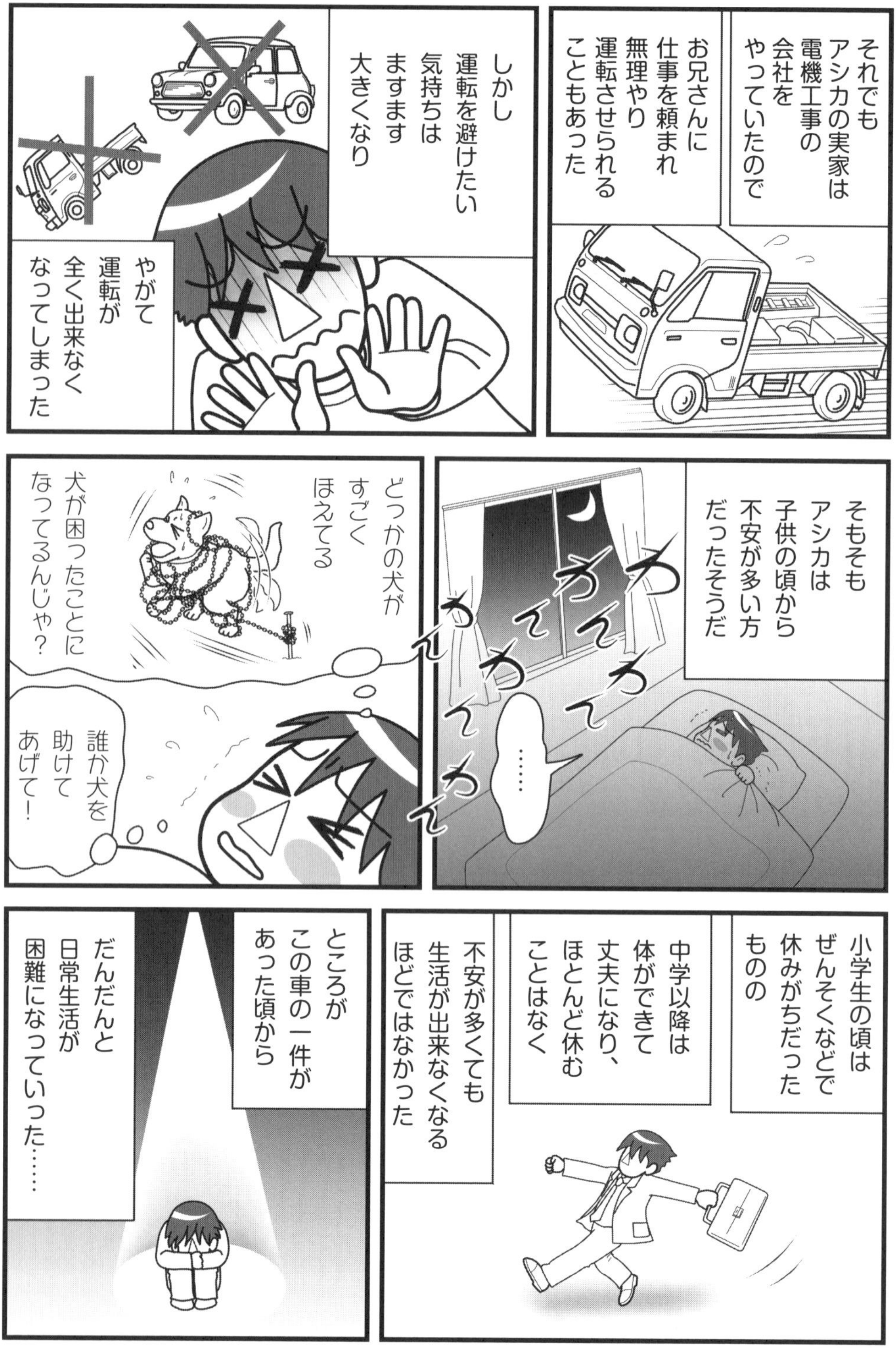
それでもアシカの実家は電機工事の会社をやっていたので
お兄さんに仕事を頼まれ無理やり運転させられることもあった
しかし運転を避けたい気持ちはますます大きくなり
やがて運転が全く出来なくなってしまった
そもそもアシカは子供の頃から不安が多い方だったそうだ
……
どっかの犬がすごくほえてる
犬が困ったことになってるんじゃ？
誰か犬を助けてあげて！
小学生の頃はぜんそくなどで休みがちだったものの
中学以降は体ができて丈夫になり、ほとんど休むことはなく
不安が多くても生活が出来なくなるほどではなかった
ところがこの車の一件があった頃から
だんだんと日常生活が困難になっていった……

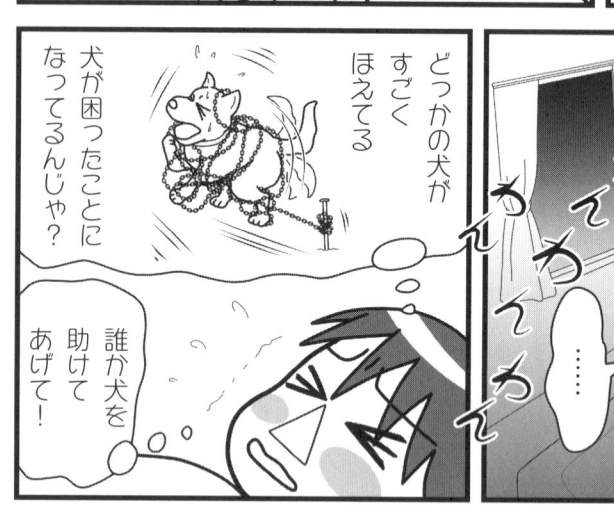

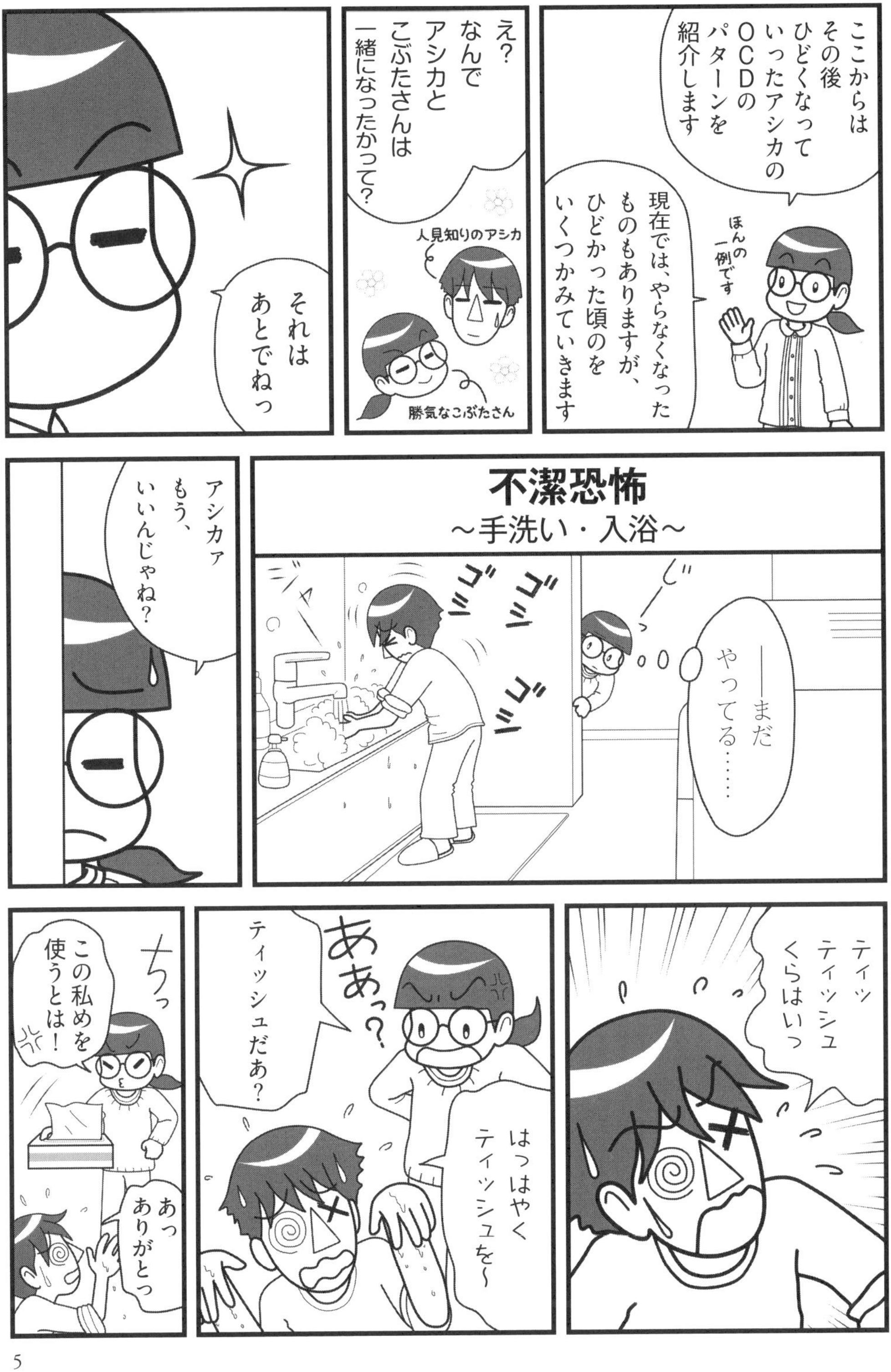

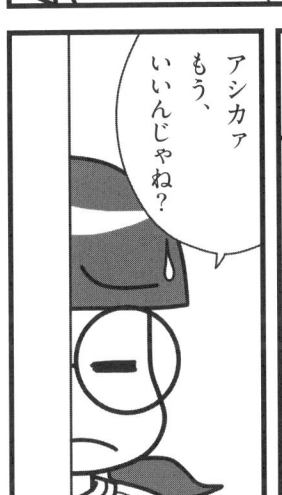

ここからは その後 ひどくなって いったアシカの OCDの パターンを 紹介します
ほんの一例です
現在では、やらなくなったものもありますが、ひどかった頃のをいくつかみていきます
え？ なんで アシカと こぶたさんは 一緒になったかって？
人見知りのアシカ
勝気なこぶたさん
それは あとでねっ
不潔恐怖
～手洗い・入浴～
ジャ
ゴシ
ゴシ
ゴシ
ゴシ
じー
――まだ やってる……
アシカァ もう、いいんじゃね？
ティッ ティッシュ くらはいっ
ああっ？
ティッシュだぁ？
はっはやく ティッシュを～
ちっ
この私めを 使うとは！
あっ ありがとっ

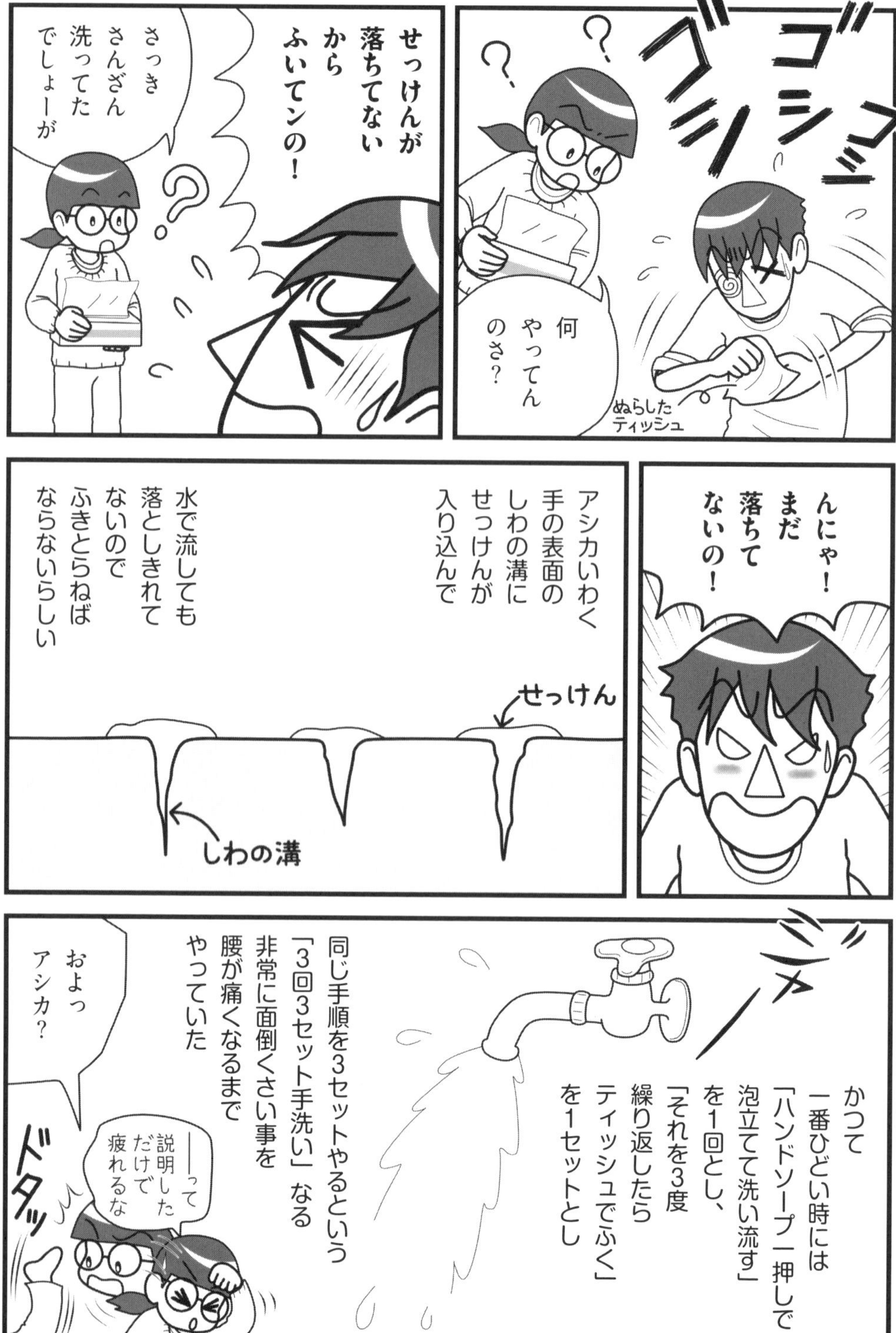

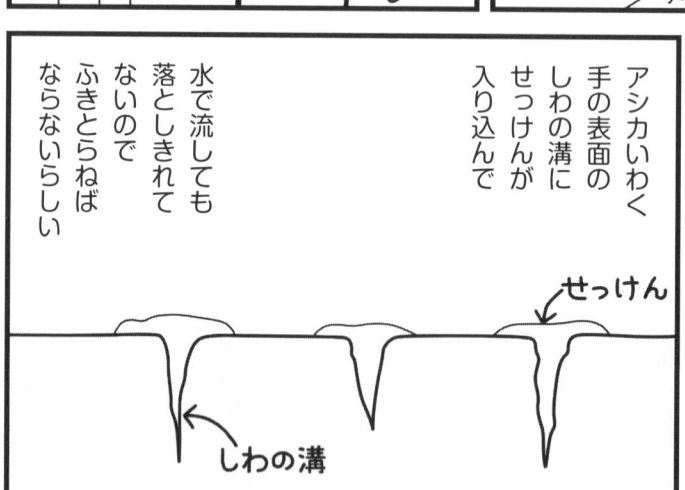

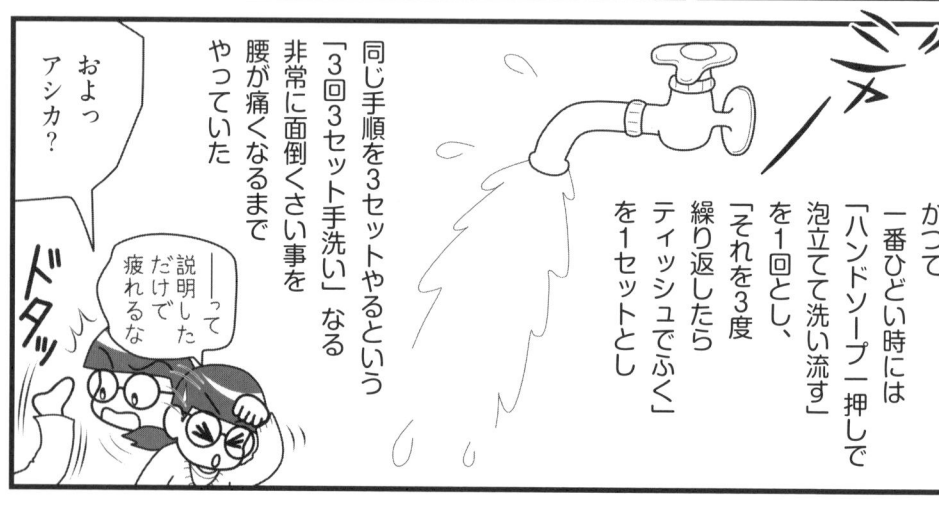

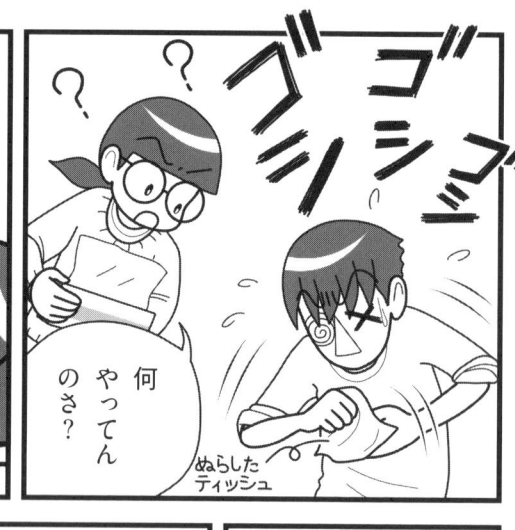

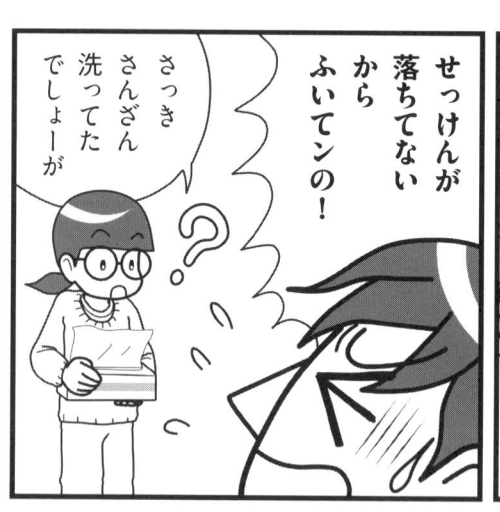

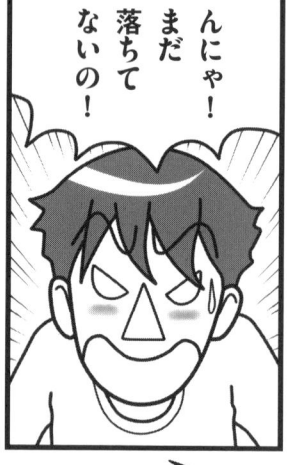

ゴシゴシ
ゴシ
ぬらしたティッシュ
何やってんのさ?
せっけんが落ちてないからふいてンの!
さっきさんざん洗ってたでしょーが
んにゃ! まだ落ちてないの!
アシカいわく手の表面のしわの溝にせっけんが入り込んで
水で流しても落としきれてないのでふきとらねばならないらしい
せっけん
しわの溝
ジャー
かつて一番ひどい時には「ハンドソープ一押しで泡立てて洗い流す」を1回とし、「それを3度繰り返したらティッシュでふく」を1セットとし
同じ手順を3セットやるという「3回3セット手洗い」なる非常に面倒くさい事を腰が痛くなるまでやっていた
およっアシカ?
――って説明しただけで疲れるな
ドタッ

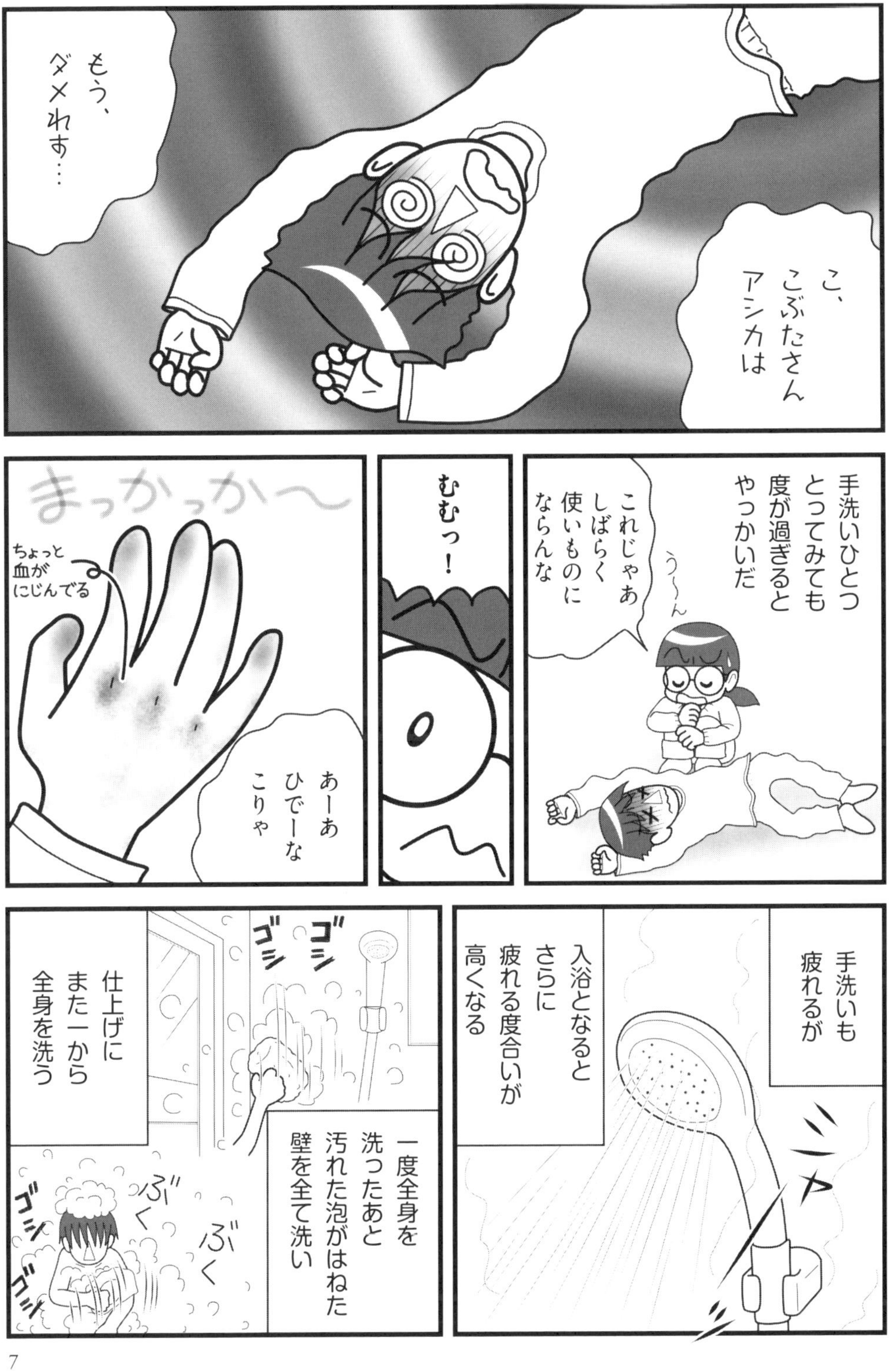
こ、
こぶたさん
アシカは
もう、
ダメれす…
手洗いひとつ
とってみても
度が過ぎると
やっかいだ
う〜ん
これじゃあ
しばらく
使いものに
ならんな
むむっ！
まっかっか〜
ちょっと
血が
にじんでる
あーあ
ひでーな
こりゃ
手洗いも
疲れるが
入浴となると
さらに
疲れる度合いが
高くなる
シャ
仕上げに
また一から
全身を洗う
ゴシ
ゴシ
一度全身を
洗ったあと
汚れた泡がはねた
壁を全て洗い
ぶく
ぶく
ゴシ
ゴシ

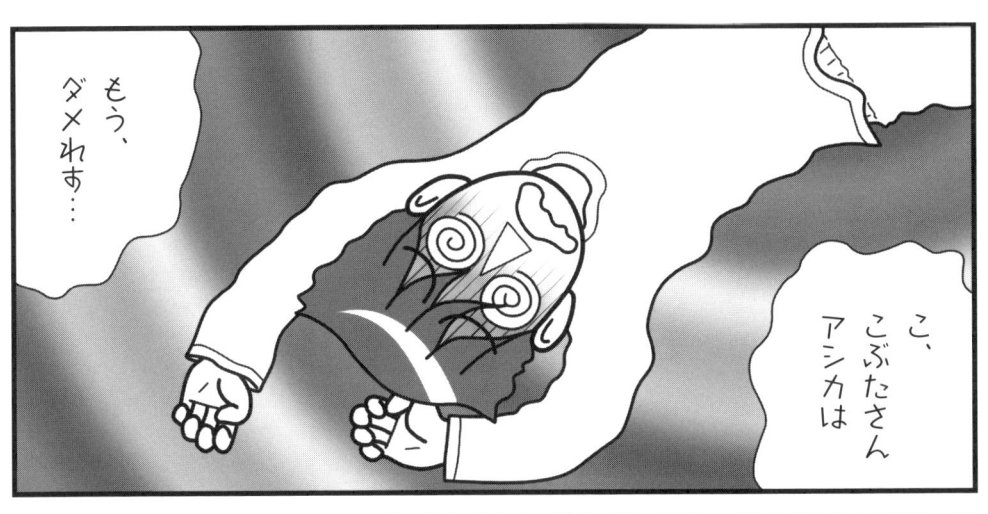

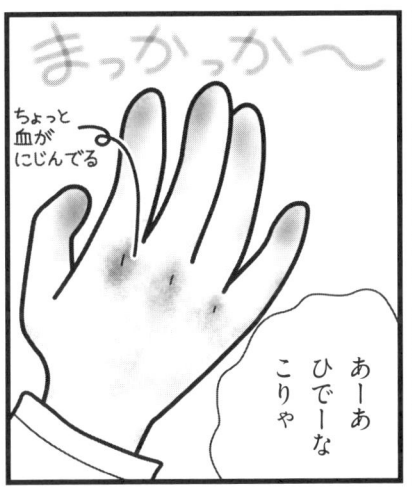

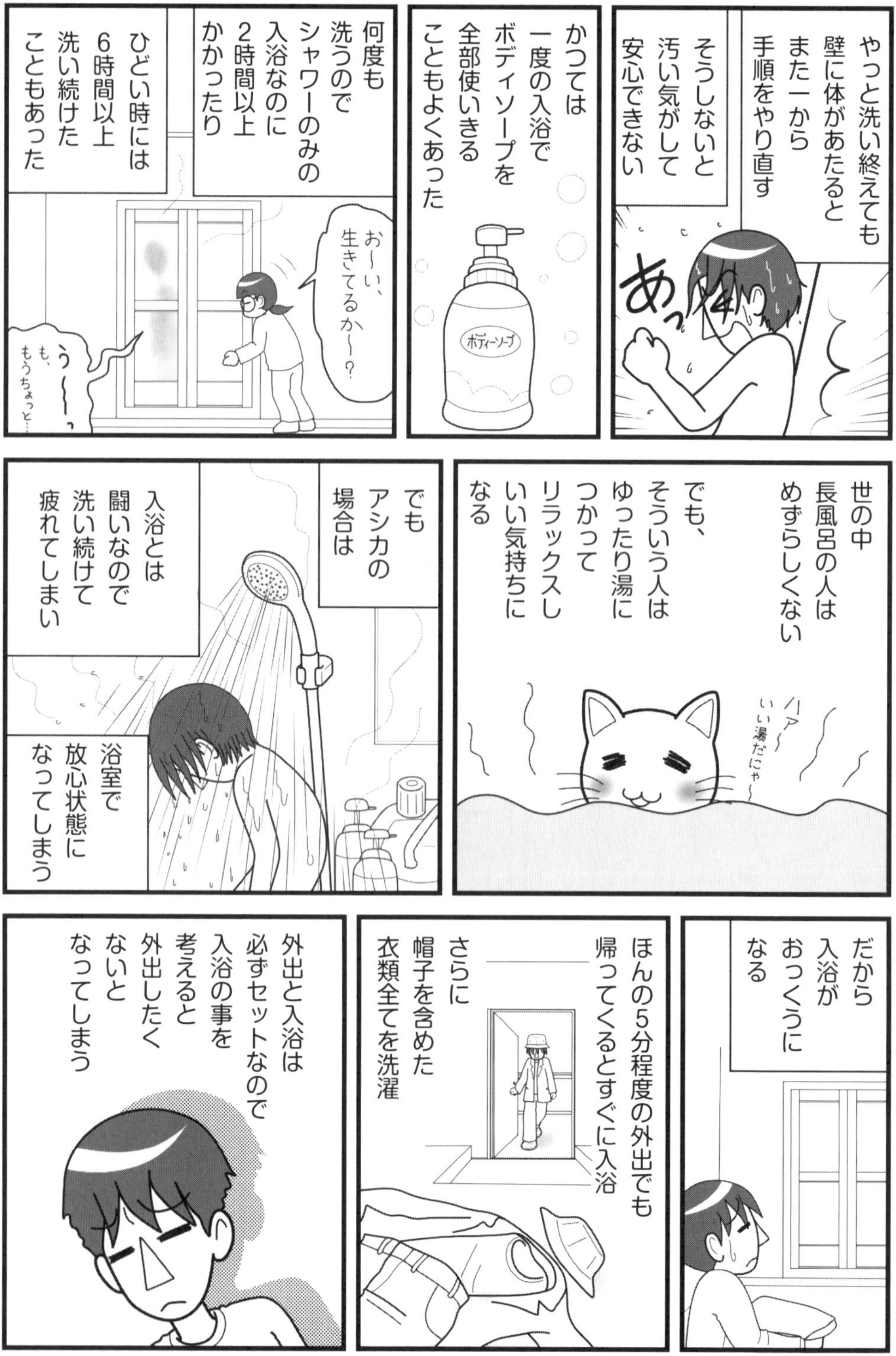
やっと洗い終えても
壁に体があたると
また一から
手順をやり直す
そうしないと
汚い気がして
安心できない
あっ
かつては
一度の入浴で
ボディソープを
全部使いきる
こともよくあった
ボディーソープ
何度も
洗うので
シャワーのみの
入浴なのに
2時間以上
かかったり
ひどい時には
6時間以上
洗い続けた
こともあった
おーい、生きてるか〜?
う〜〜っ
も、もうちょっと…
世の中
長風呂の人は
めずらしくない
でも、
そういう人は
ゆったり湯に
つかって
リラックスし
いい気持ちに
なる
ハア〜 いい湯だにゃ〜
でも
アシカの
場合は
入浴とは
闘いなので
洗い続けて
疲れてしまい
浴室で
放心状態に
なってしまう
だから
入浴が
おっくうに
なる
ほんの5分程度の外出でも
帰ってくるとすぐに入浴
さらに
帽子を含めた
衣類全てを洗濯
外出と入浴は
必ずセットなので
入浴の事を
考えると
外出したく
ないと
なってしまう

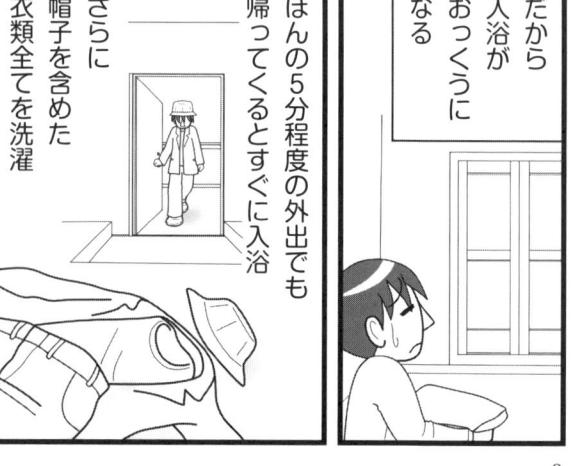

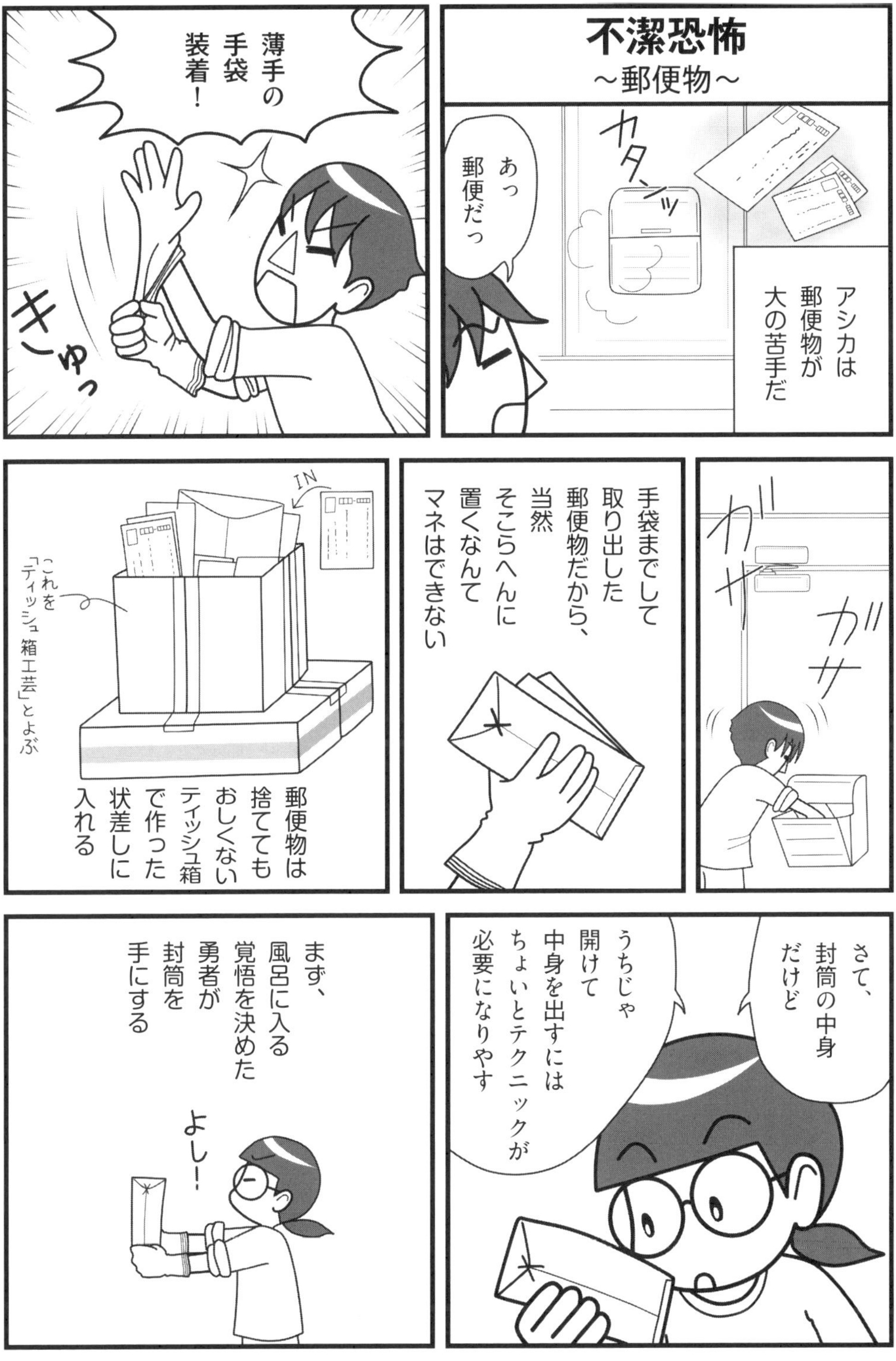

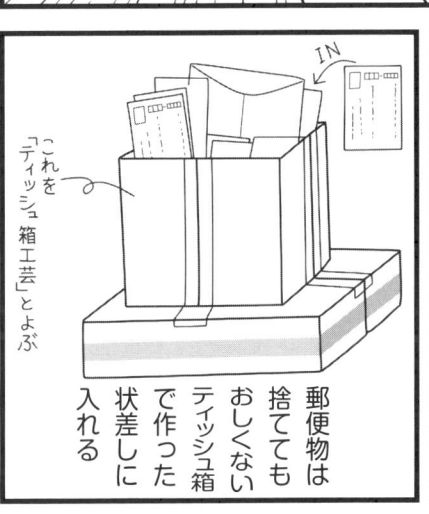

不潔恐怖
〜郵便物〜
カタッ
あっ郵便だっ
アシカは郵便物が大の苦手だ
薄手の手袋装着！
きゅっ
ガサ
ガサ
手袋までして取り出した郵便物だから、当然そこらへんに置くなんてマネはできない
郵便物は捨ててもおしくないティッシュ箱で作った状差しに入れる
IN
これを「ティッシュ箱工芸」とよぶ
さて、封筒の中身だけど
うちじゃ開けて中身を出すにはちょいとテクニックが必要になりやす
まず、風呂に入る覚悟を決めた勇者が封筒を手にする
よし！

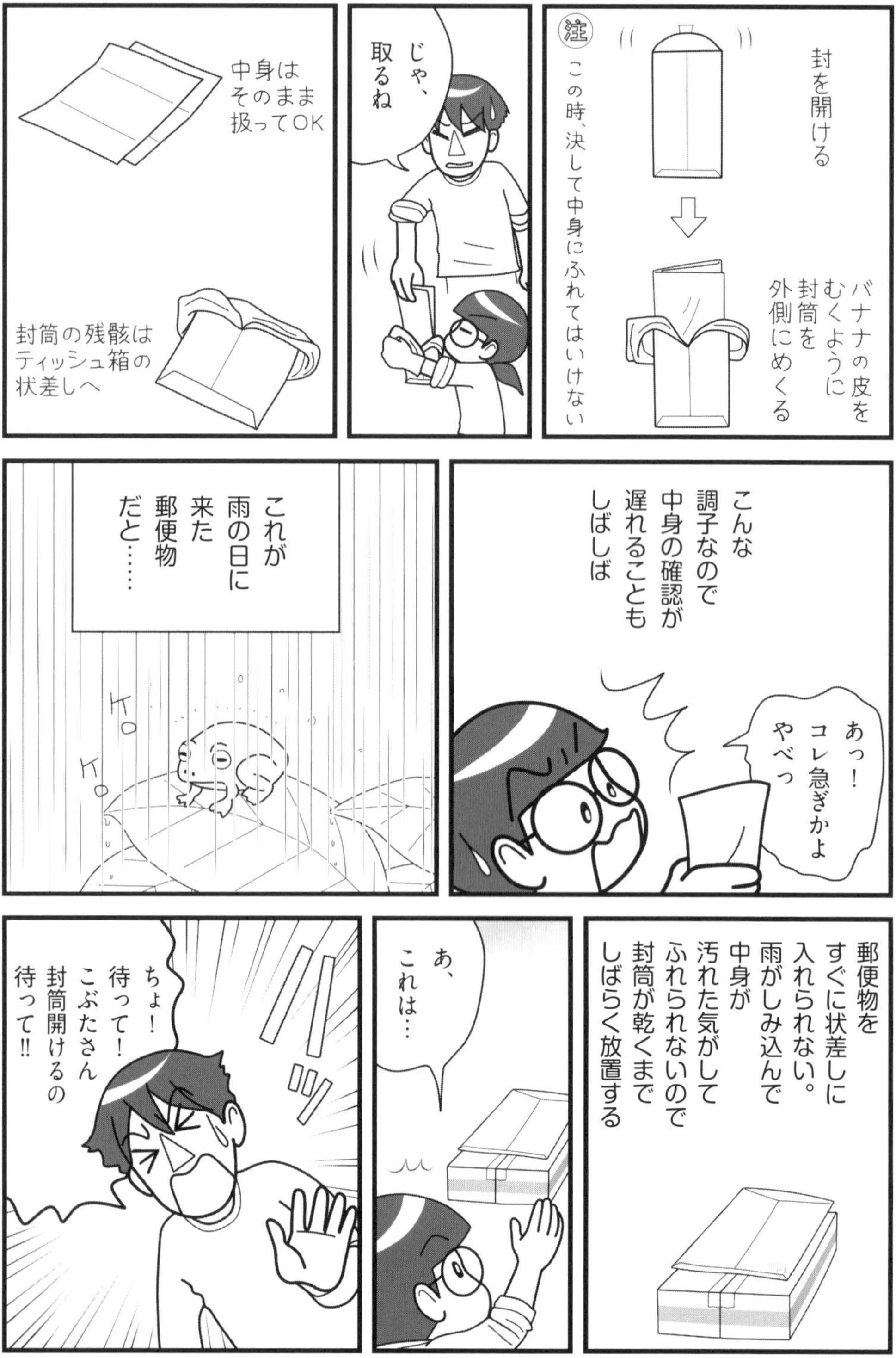

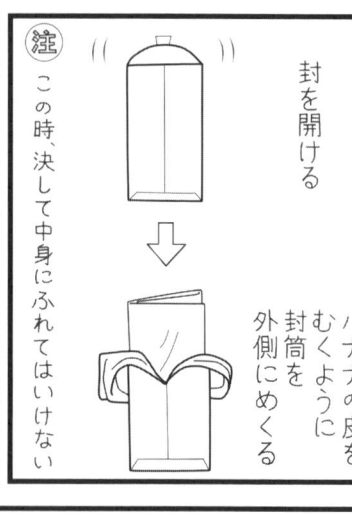

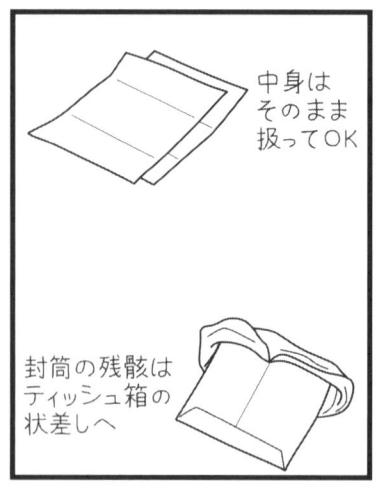

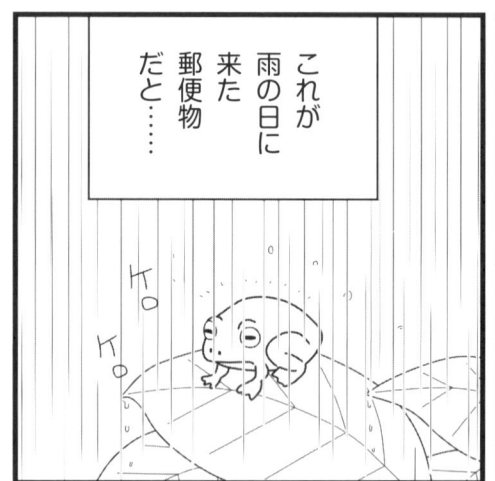

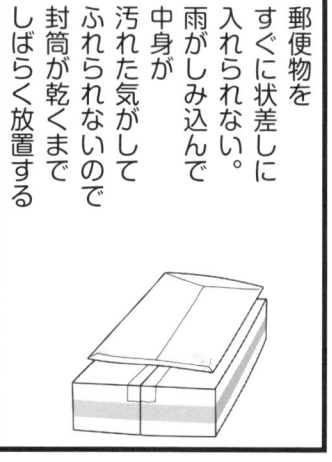

封を開ける
バナナの皮をむくように封筒を外側にめくる
注 この時、決して中身にふれてはいけない
じゃ、取るね
中身はそのまま扱ってOK
封筒の残骸はティッシュ箱の状差しへ
こんな調子なので中身の確認が遅れることもしばしば
あっ！コレ急ぎかよやべっ
これが雨の日に来た郵便物だと……
ケロ
ケロ
郵便物をすぐに状差しに入れられない。雨がしみ込んで中身が汚れた気がしてふれられないので封筒が乾くまでしばらく放置する
あ、これは…
ちょ！待って！こぶたさん封筒開けるの待って!!

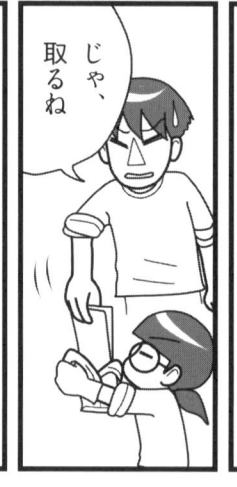

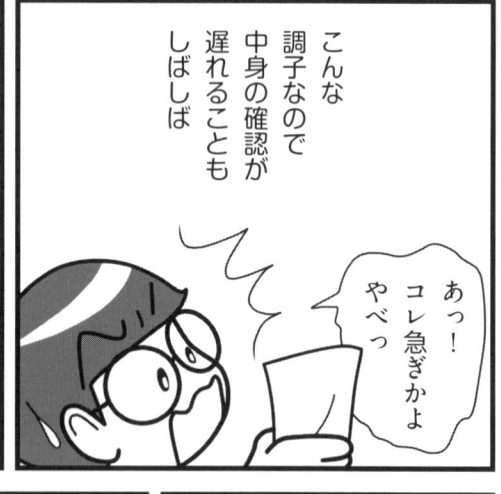

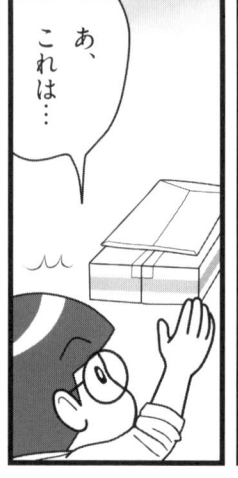

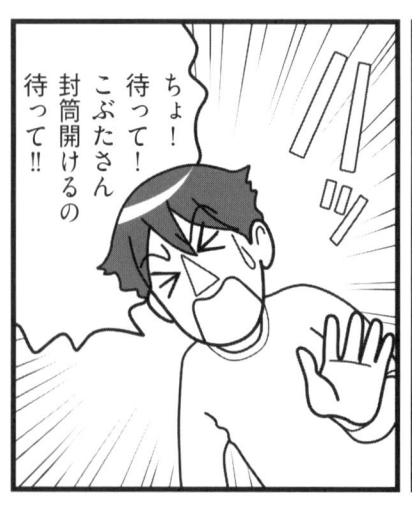

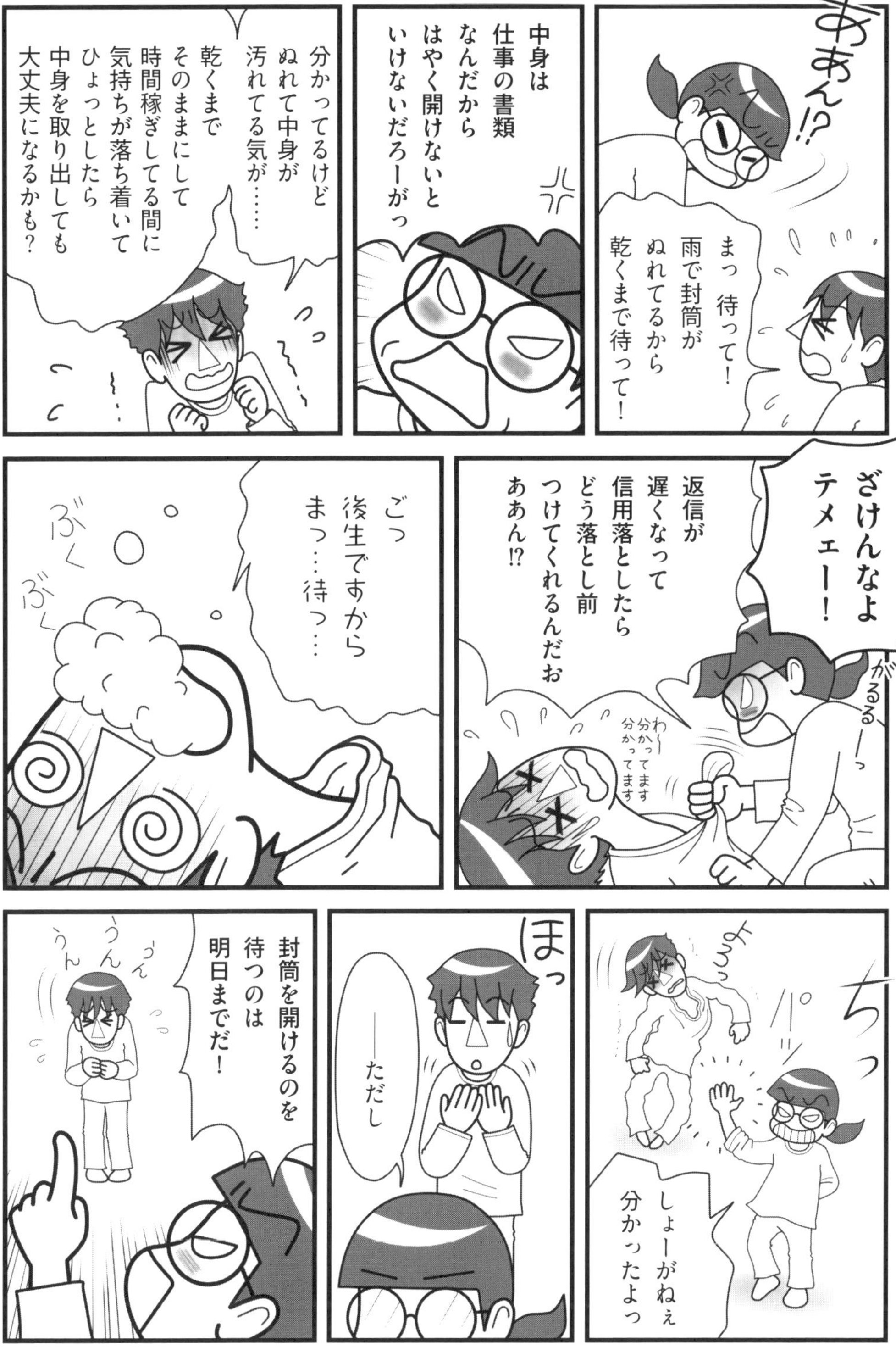
ああん!?
まっ 待って! 雨で封筒がぬれてるから乾くまで待って!
中身は仕事の書類なんだからはやく開けないといけないだろーがっ
分かってるけどぬれて中身が汚れてる気が……
乾くまでそのままにして時間稼ぎしてる間に気持ちが落ち着いてひょっとしたら中身を取り出しても大丈夫になるかも?
ざけんなよテメェー!
返信が遅くなって信用落としたらどう落とし前つけてくれるんだおああん!?
がるるーっ
わ~ 分かってます 分かってます
ごっ 後生ですから まっ…待っ…
ぶくぶく
ちっ
パ
よろっ
しょーがねぇ 分かったよっ
ほっ
——ただし
封筒を開けるのを待つのは明日までだ!
うんうんうん

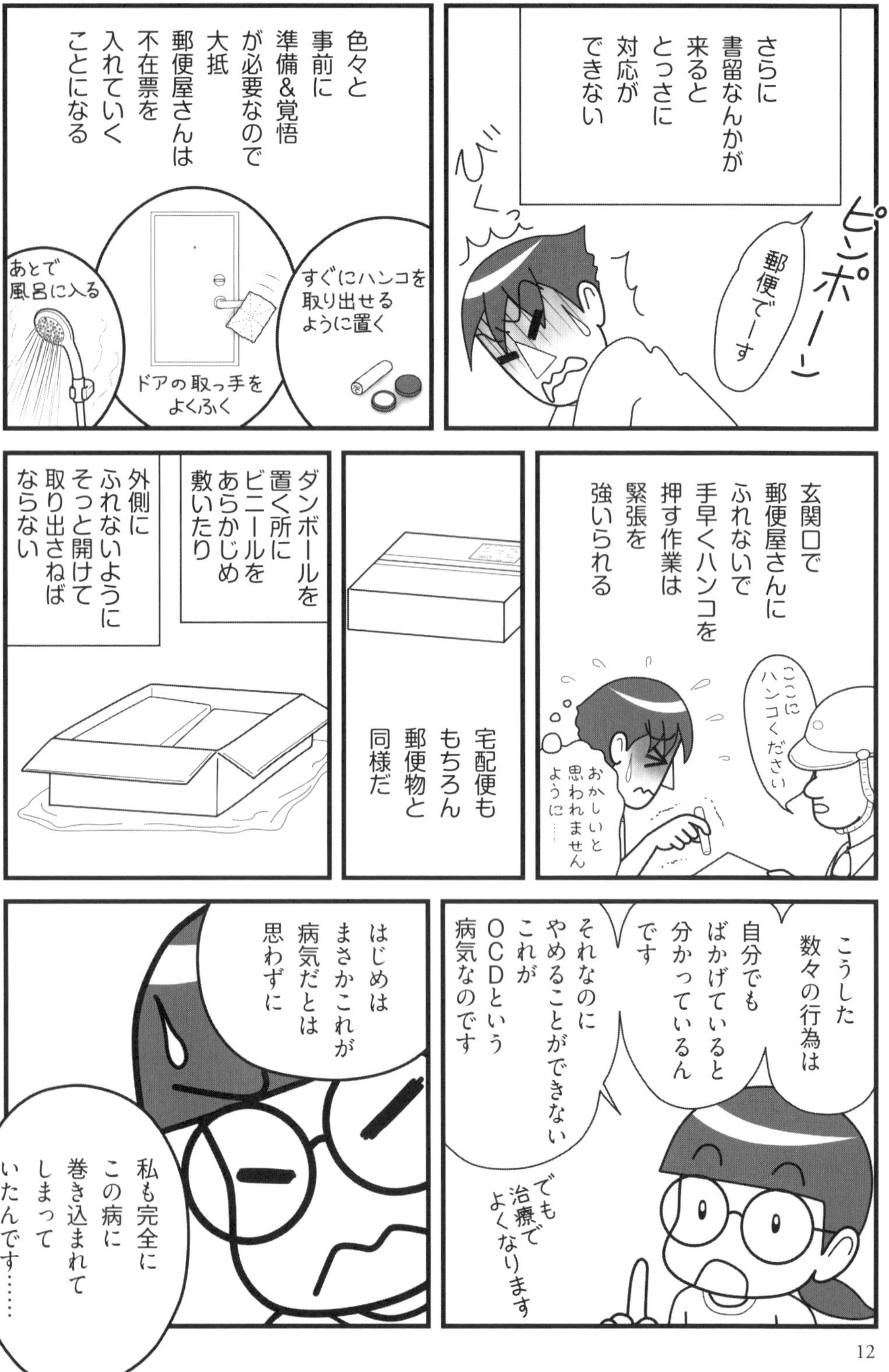
さらに書留なんかが来るととっさに対応ができない
ピンポーン
郵便でーす
びくっ
色々と事前に準備&覚悟が必要なので大抵郵便屋さんは不在票を入れていくことになる
すぐにハンコを取り出せるように置く
ドアの取っ手をよくふく
あとで風呂に入る
玄関口で郵便屋さんにふれないで手早くハンコを押す作業は緊張を強いられる
ここにハンコください
おかしいと思われませんように……
宅配便ももちろん郵便物と同様だ
ダンボールを置く所にビニールをあらかじめ敷いたり
外側にふれないようにそっと開けて取り出さねばならない
こうした数々の行為は自分でもばかげていると分かっているんです
それなのにやめることができないこれがOCDという病気なのです
でも治療でよくなります
はじめはまさかこれが病気だとは思わずに
私も完全にこの病に巻き込まれてしまっていたんです……

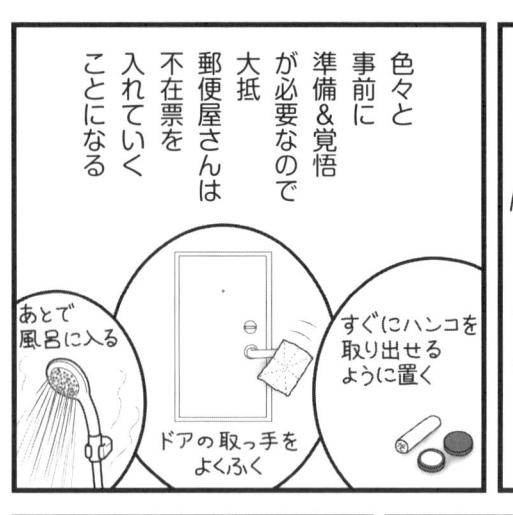

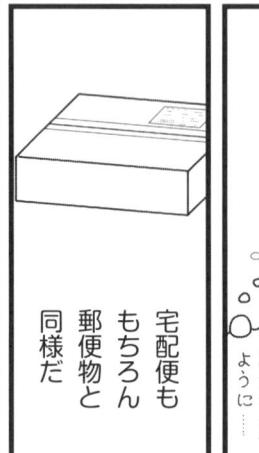

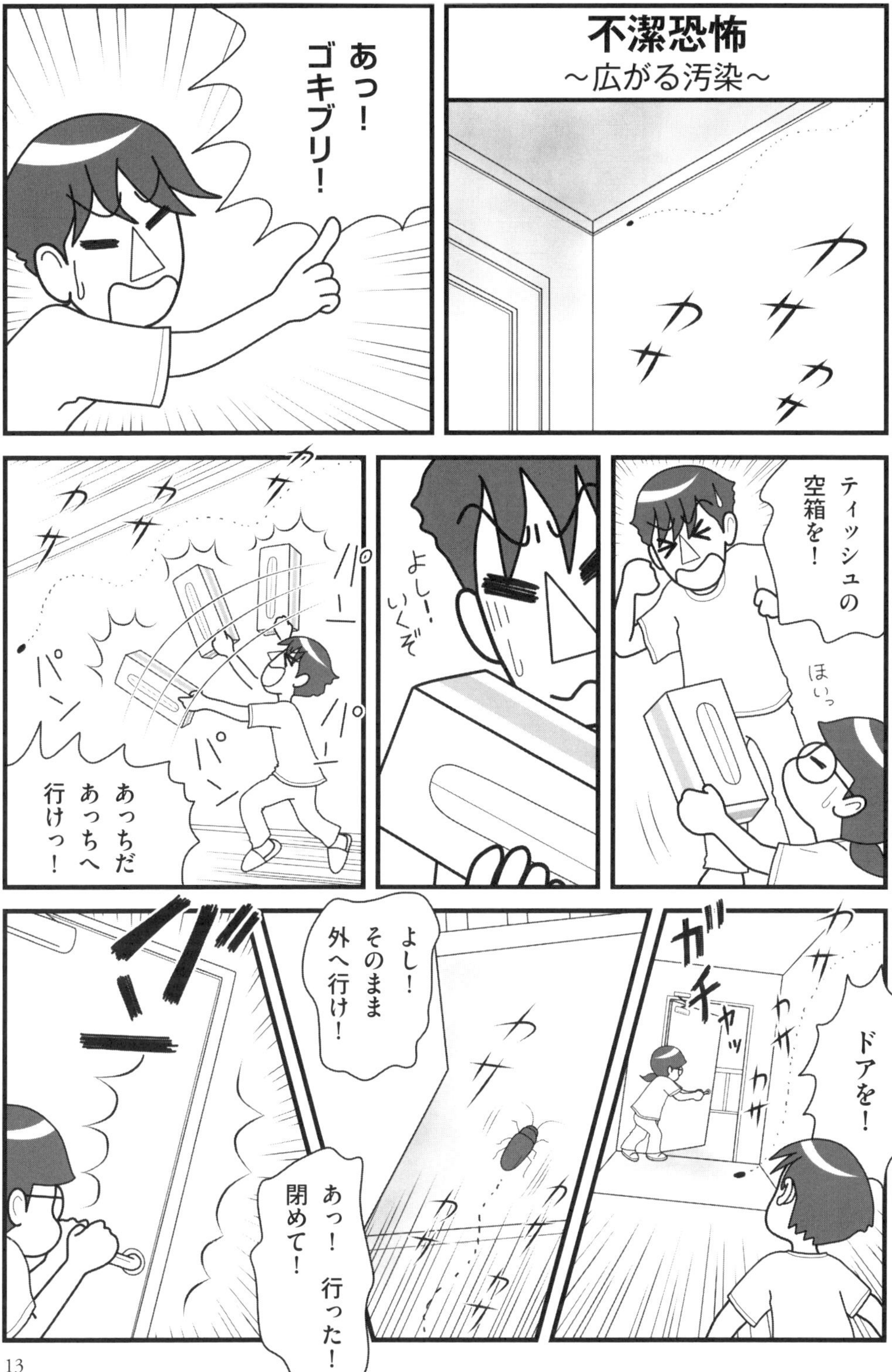
不潔恐怖
～広がる汚染～
カサカサ
カサカサ
カサカサ
あっ！ゴキブリ！
ティッシュの空箱を！
ほいっ
よし！いくぞ
カサカサ
カサカサ
パーン
パン
パーン
パン
あっちだ あっちへ 行けっ！
ドアを！
ガチャッ
カサカサ
カサカサ
よし！そのまま外へ行け！
カサカサ
カサカサ
あっ！行った！閉めて！

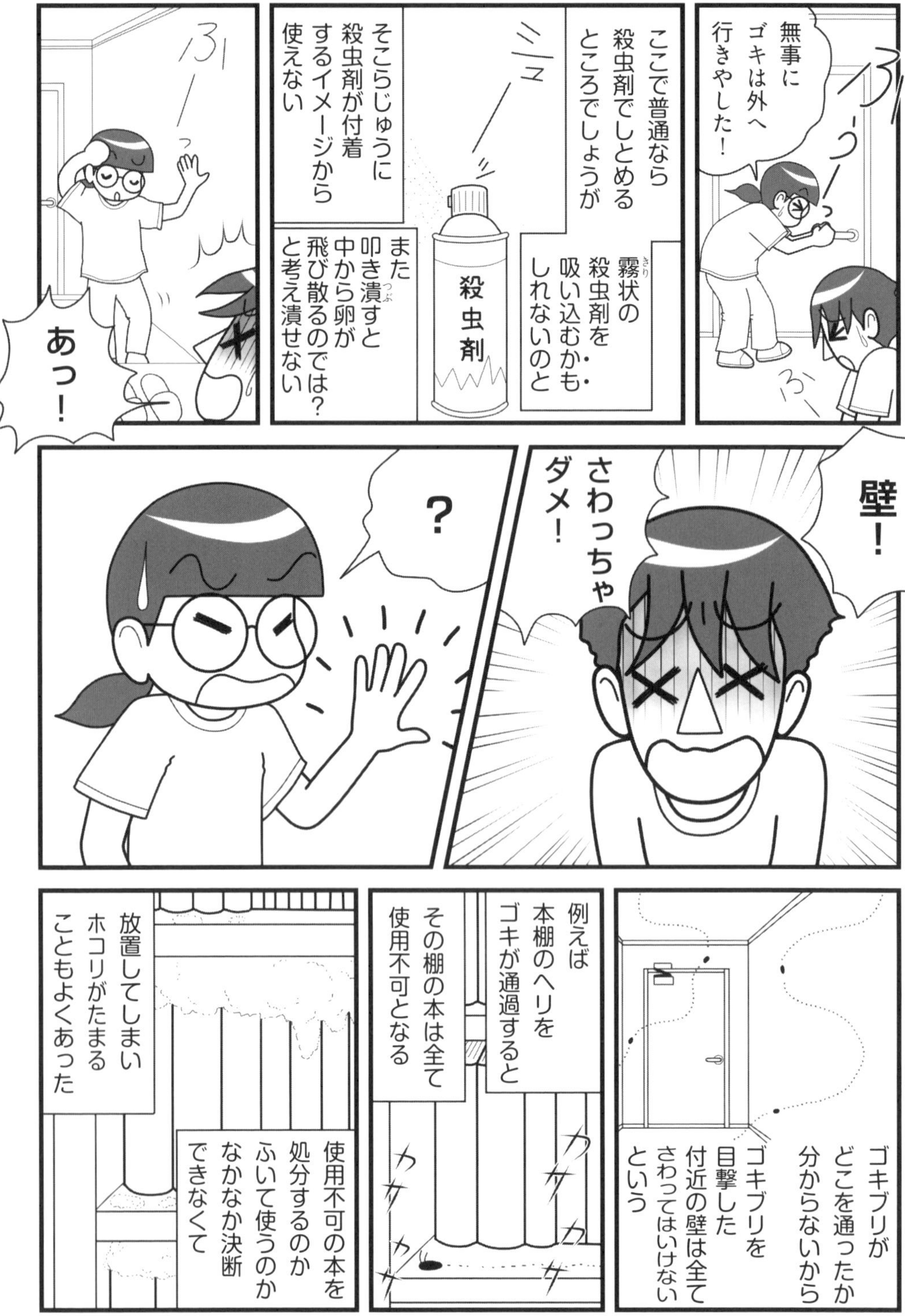

無事にゴキは外へ行きやした！
ここで普通なら殺虫剤でしとめるところでしょうが
霧《きり》状の殺虫剤を吸い込むかも・・しれないのと
そこらじゅうに殺虫剤が付着するイメージから使えない
また叩き潰《つぶ》すと中から卵が飛び散るのでは？と考え潰せない
殺虫剤
あっ！
壁！
さわっちゃダメ！
？
ゴキブリがどこを通ったか分からないから
ゴキブリを目撃した付近の壁は全てさわってはいけないという
例えば本棚のヘリをゴキが通過すると
その棚の本は全て使用不可となる
使用不可の本を処分するのかふいて使うのかなかなか決断できなくて
放置してしまいホコリがたまることもよくあった

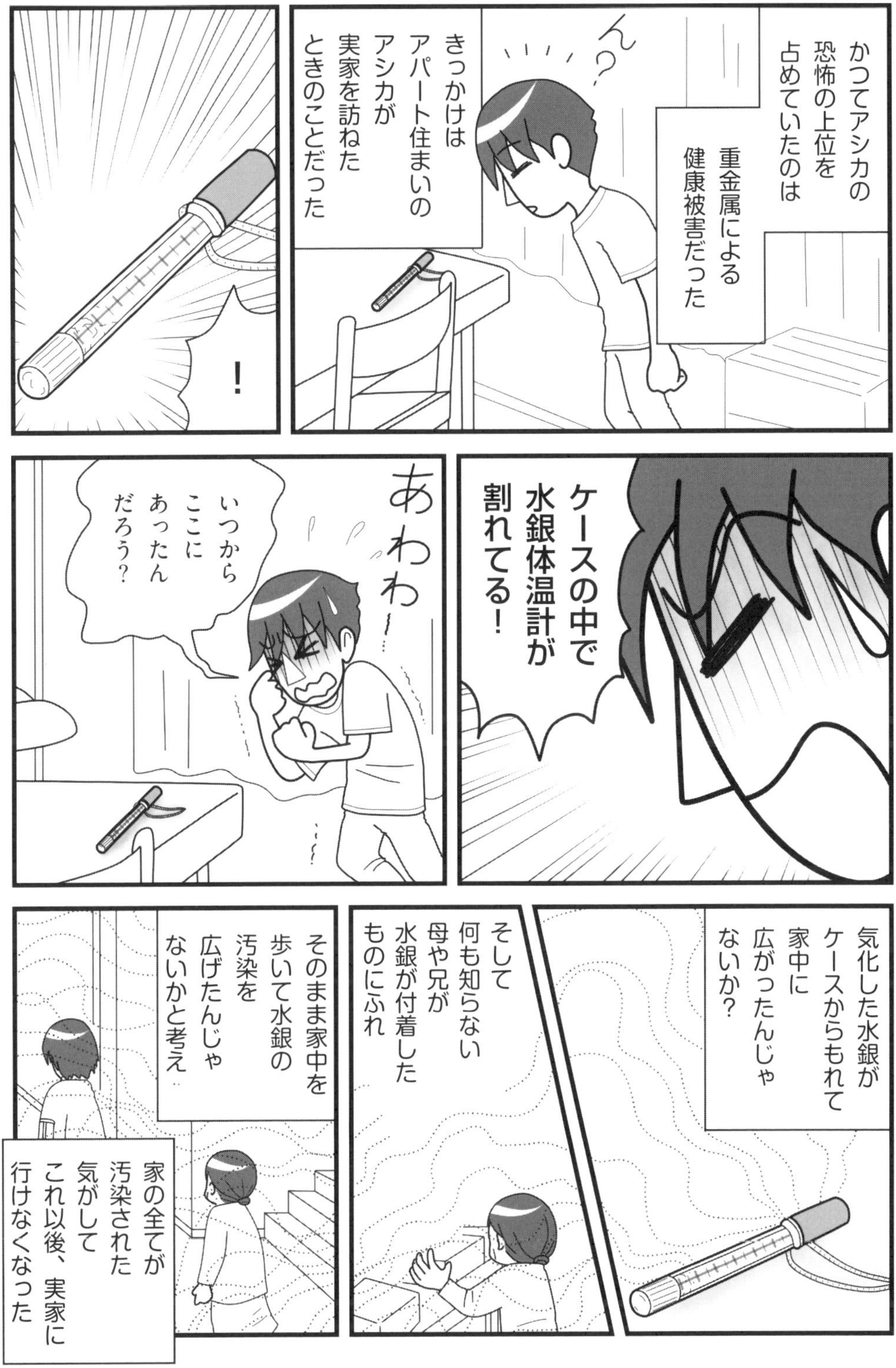
かつてアシカの恐怖の上位を占めていたのは
重金属による健康被害だった
ん?
きっかけはアパート住まいのアシカが実家を訪ねたときのことだった
!
ケースの中で水銀体温計が割れてる!
あわわ…
いつからここにあったんだろう?
気化した水銀がケースからもれて家中に広がったんじゃないか?
そして何も知らない母や兄が水銀が付着したものにふれ
そのまま家中を歩いて水銀の汚染を広げたんじゃないかと考え…
家の全てが汚染された気がしてこれ以後、実家に行けなくなった

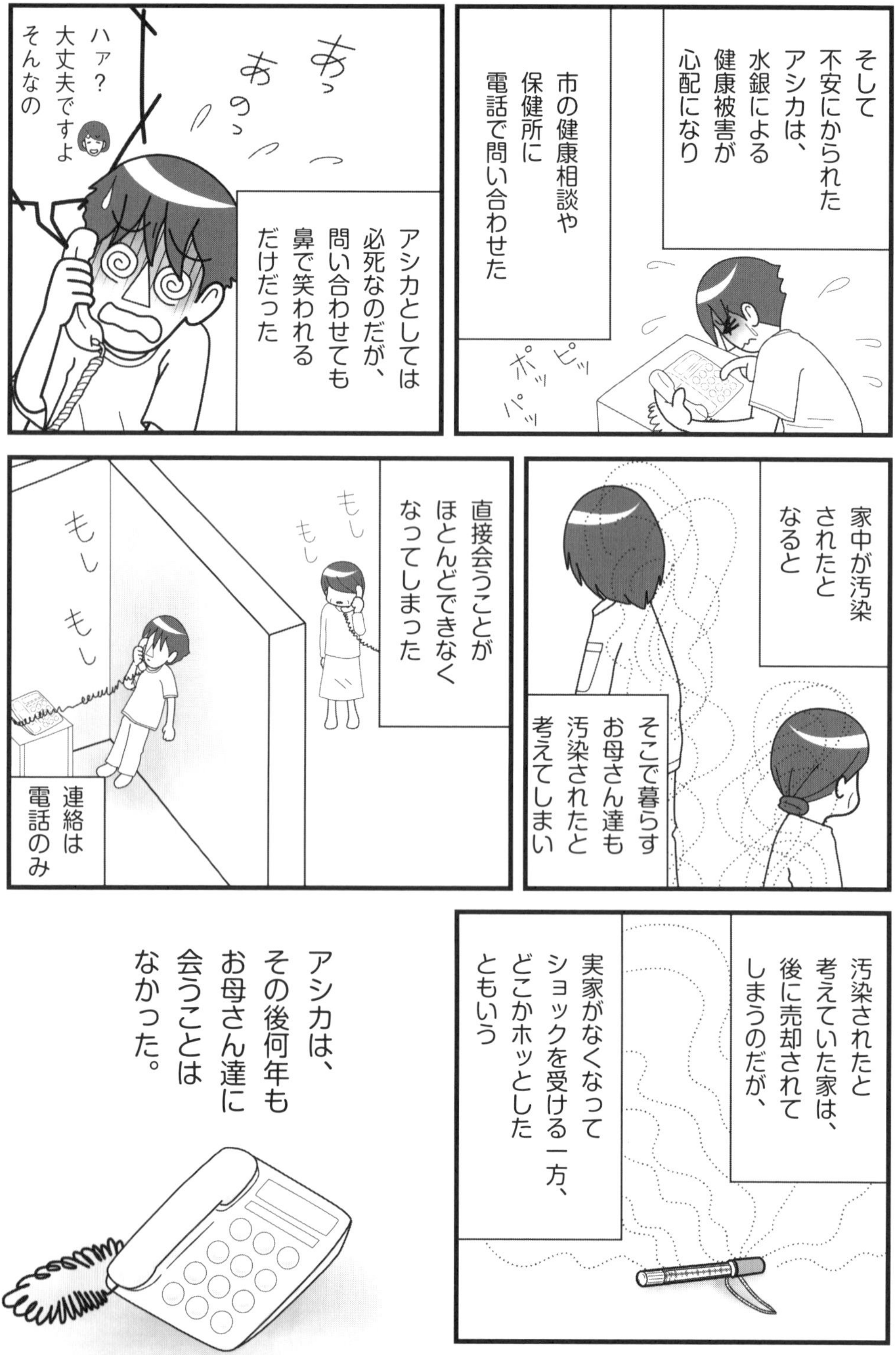

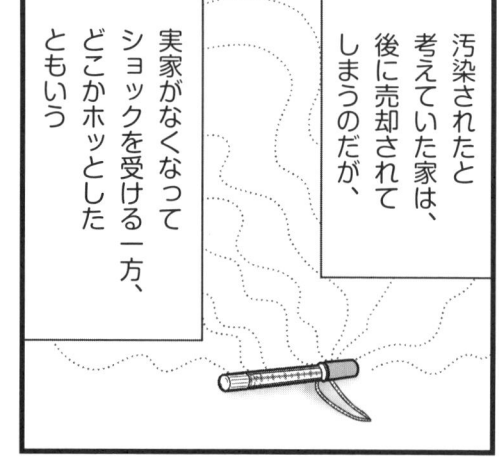

そして不安にかられたアシカは、水銀による健康被害が心配になり
市の健康相談や保健所に電話で問い合わせた
ピッ
ポッ
パッ
あっ
あのっ
ハァ？大丈夫ですよそんなの
アシカとしては必死なのだが、問い合わせても鼻で笑われるだけだった
家中が汚染されたとなると
そこで暮らすお母さん達も汚染されたと考えてしまい
直接会うことがほとんどできなくなってしまった
もしもし
もしもし
連絡は電話のみ
汚染されたと考えていた家は、後に売却されてしまうのだが、
実家がなくなってショックを受ける一方、どこかホッとしたともいう
アシカは、その後何年もお母さん達に会うことはなかった。

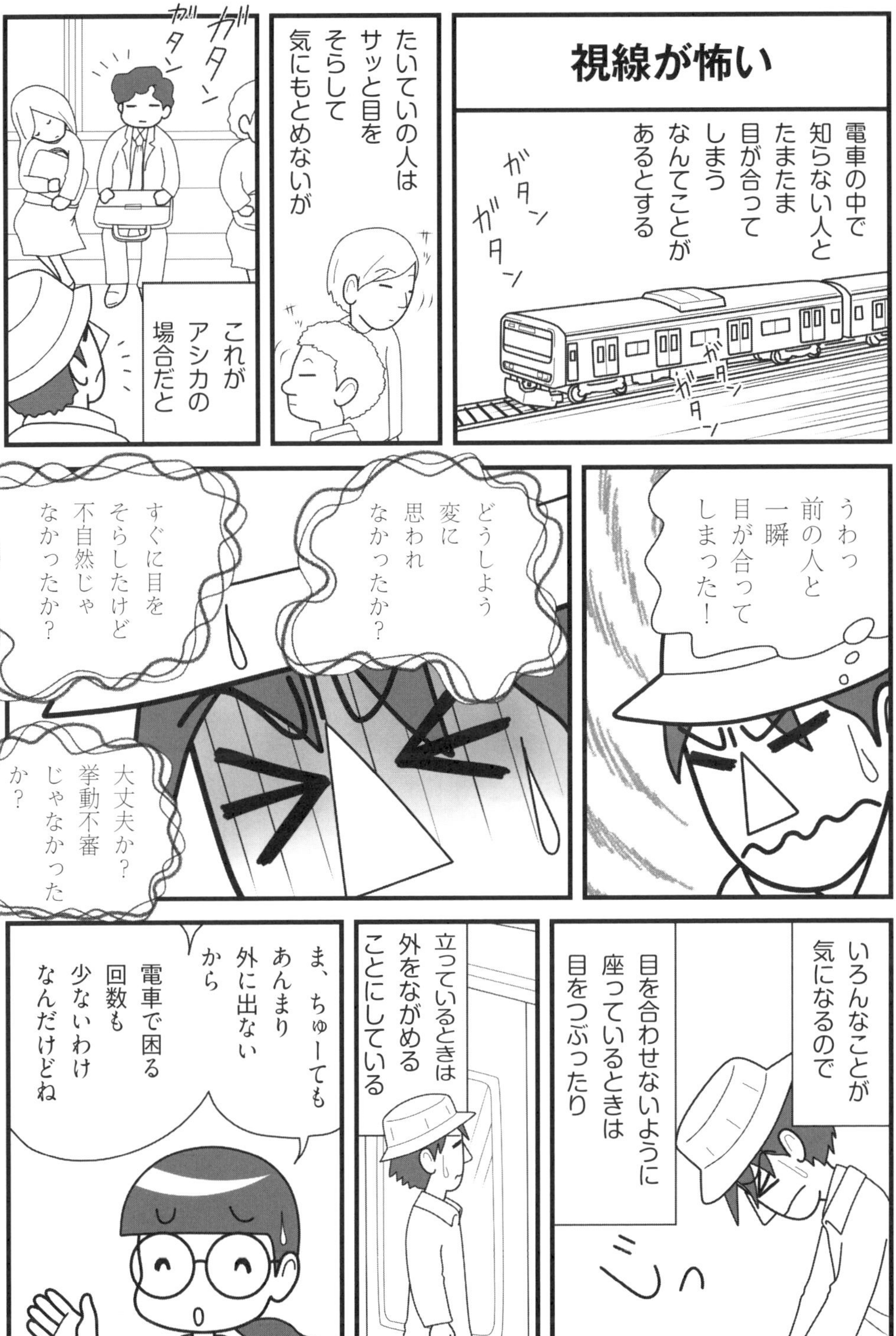
視線が怖い
電車の中で知らない人とたまたま目が合ってしまうなんてことがあるとする
ガタン ガタン
ガタン ガタン
たいていの人はサッと目をそらして気にもとめないが
サッ
サッ
ガタン ガタン
これがアシカの場合だと
うわっ前の人と一瞬目が合ってしまった!
どうしよう変に思われなかったか?
すぐに目をそらしたけど不自然じゃなかったか?
大丈夫か?挙動不審じゃなかったか?
いろんなことが気になるので
目を合わせないように座っているときは目をつぶったり
立っているときは外をながめることにしている
ま、ちゅーてもあんまり外に出ないから
電車で困る回数も少ないわけなんだけどね

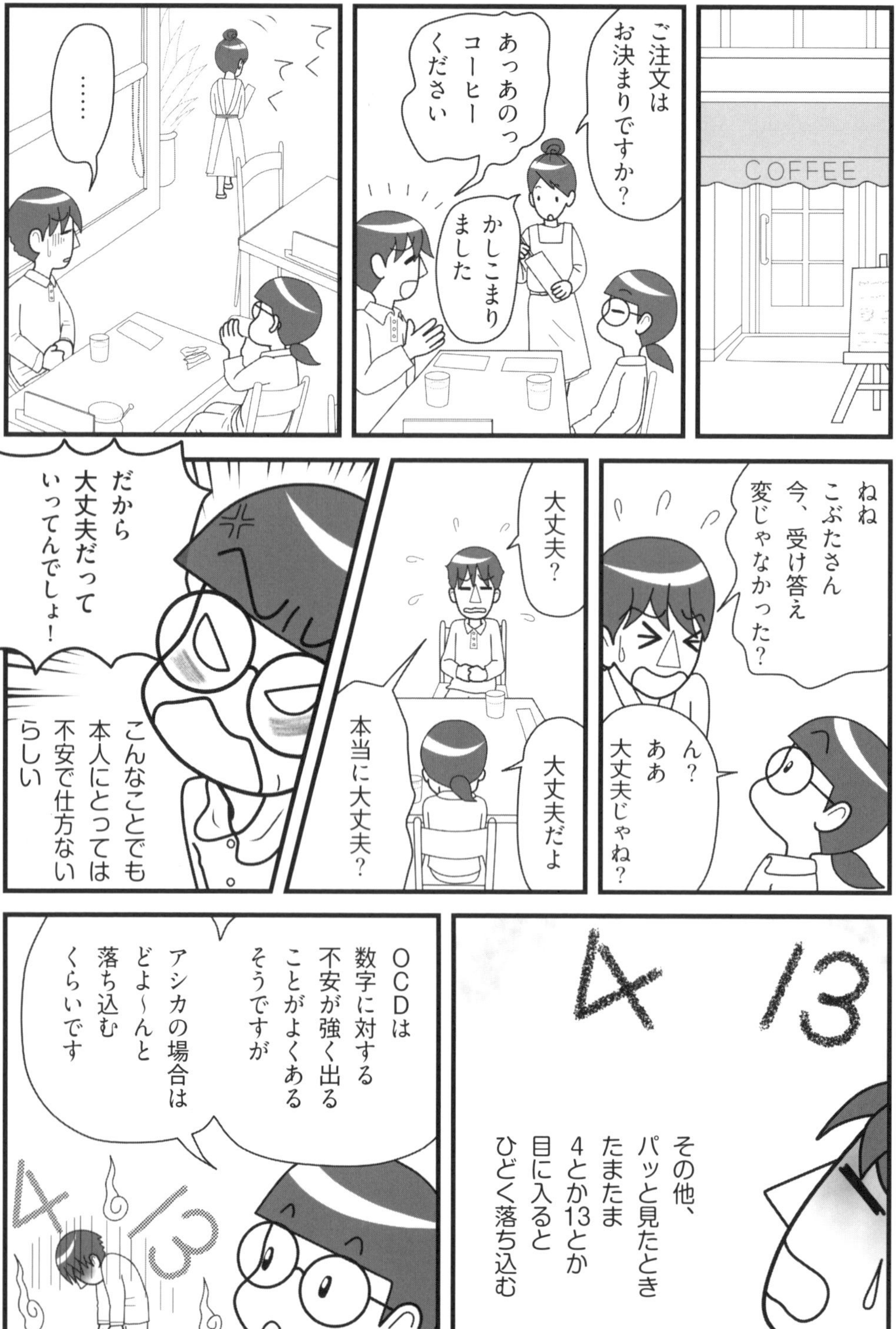
COFFEE
ご注文はお決まりですか?
あっあのっ コーヒーください
かしこまりました
てくてく
……
ねね こぶたさん 今、受け答え変じゃなかった?
ん? ああ 大丈夫じゃね?
大丈夫?
大丈夫だよ
本当に大丈夫?
だから大丈夫だっていってんでしょ!
こんなことでも本人にとっては不安で仕方ないらしい
4 13
その他、パッと見たときたまたま4とか13とか目に入るとひどく落ち込む
OCDは数字に対する不安が強く出ることがよくあるそうですがアシカの場合はどよ~んと落ち込むくらいです
4 13

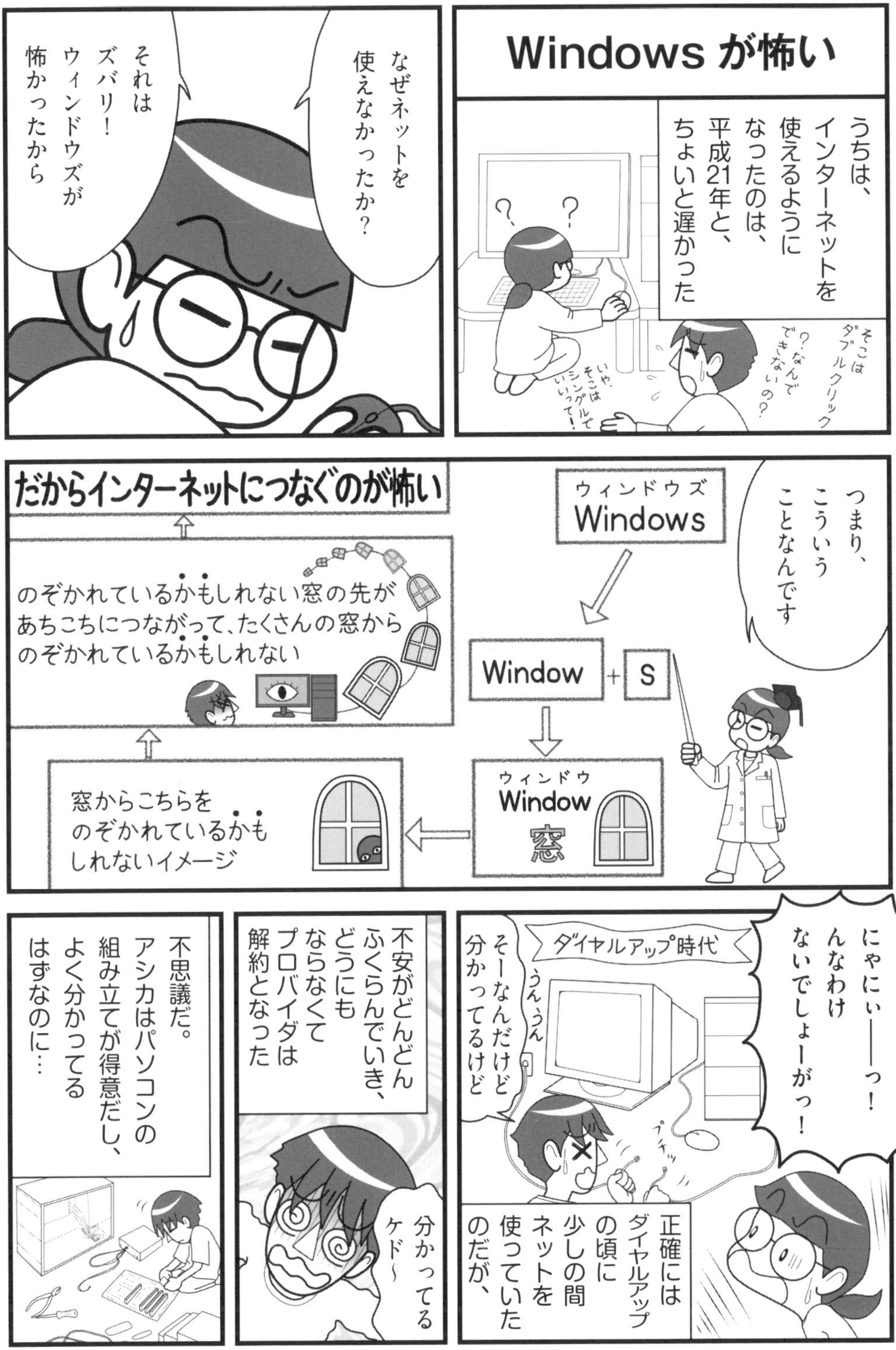
Windowsが怖い
うちは、インターネットを使えるようになったのは、平成21年と、ちょいと遅かった
そこはダブルクリック
？なんでできないの？
いや、そこはシングルでいいって！
なぜネットを使えなかったか？
それはズバリ！ウィンドウズが怖かったから
つまり、こういうことなんです
ウィンドウズ
Windows
Window + S
ウィンドウ
Window
窓
窓からこちらをのぞかれているかもしれないイメージ
のぞかれているかもしれない窓の先があちこちにつながって、たくさんの窓からのぞかれているかもしれない
だからインターネットにつなぐのが怖い
にゃにぃ――っ！んなわけないでしょーがっ！
ダイヤルアップ時代
そーなんだけど分かってるけど
うん、うん
プチッ
正確にはダイヤルアップの頃に少しの間ネットを使っていたのだが、
不安がどんどんふくらんでいき、どうにもならなくてプロバイダは解約となった
分かってるケド〜
不思議だ。アシカはパソコンの組み立てが得意だし、よく分かってるはずなのに…

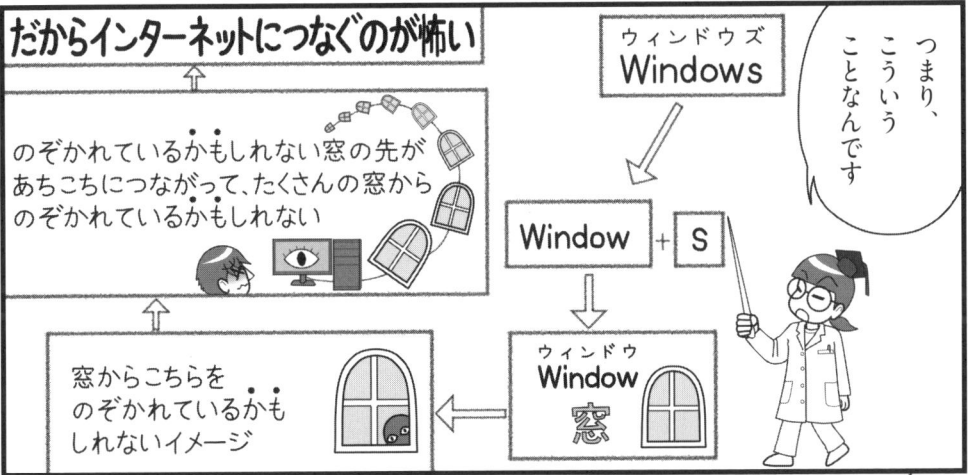

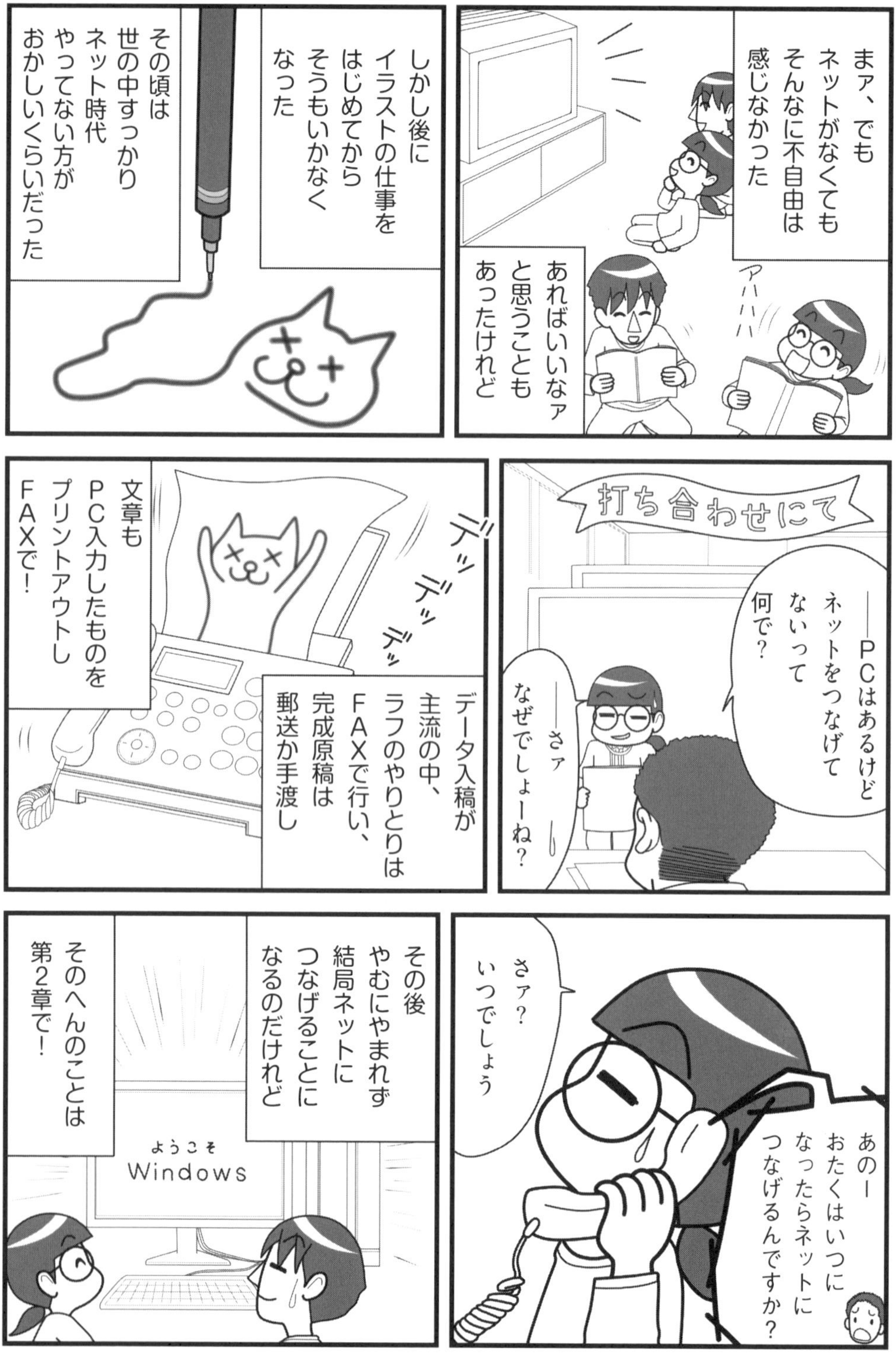
まァ、でも
ネットがなくても
そんなに不自由は
感じなかった
アハハハ
あればいいなァ
と思うことも
あったけれど
しかし後に
イラストの仕事を
はじめてから
そうもいかなく
なった
その頃は
世の中すっかり
ネット時代
やってない方が
おかしいくらいだった
打ち合わせにて
——PCはあるけど
ネットをつなげて
ないって
何で？
——さァ
なぜでしょーね？
データ入稿が
主流の中、
ラフのやりとりは
FAXで行い、
完成原稿は
郵送か手渡し
デッ
デッ
デッ
文章も
PC入力したものを
プリントアウトし
FAXで！
あのー
おたくはいつに
なったらネットに
つなげるんですか？
さァ？
いつでしょう
その後
やむにやまれず
結局ネットに
つなげることに
なるのだけれど
そのへんのことは
第2章で！
ようこそ
Windows

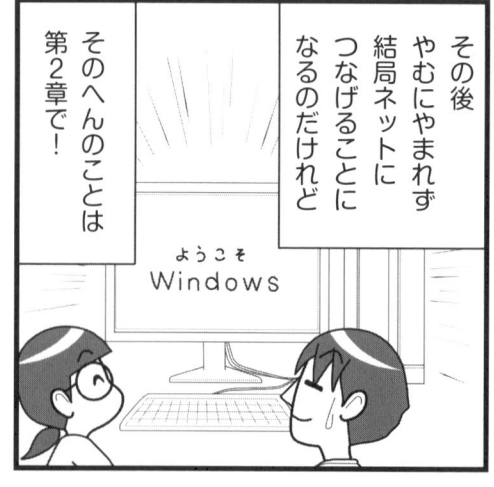

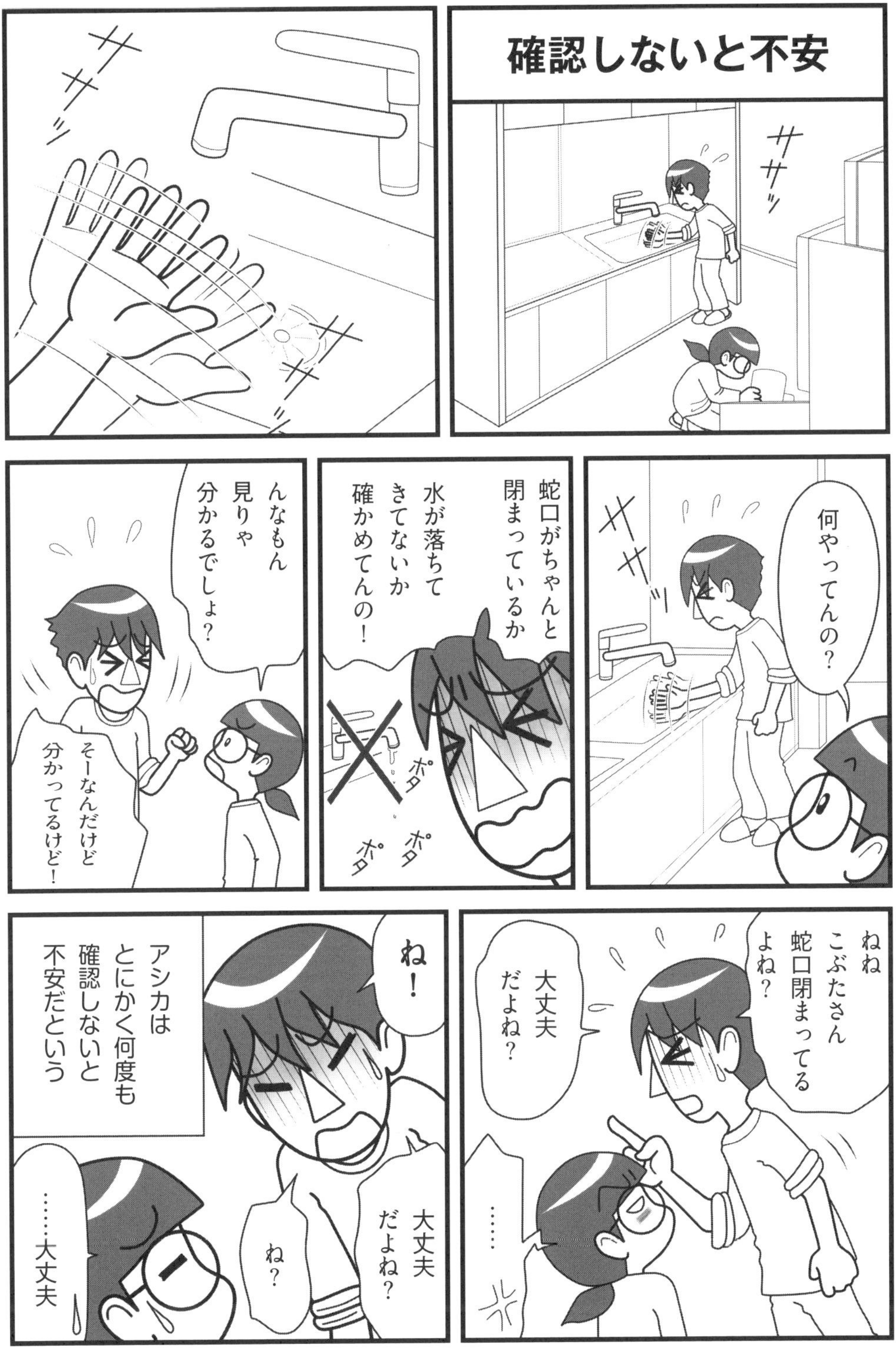
確認しないと不安
サササッ
ササササッ
サササッ
何やってんの？
ササッ
蛇口がちゃんと閉まっているか
水が落ちてきてないか確かめてんの！
ポタ
ポタ
ポタ
んなもん見りゃ分かるでしょ？
そーなんだけど分かってるけど！
ねね こぶたさん蛇口閉まってるよね？
大丈夫だよね？
……
ね！
アシカはとにかく何度も確認しないと不安だという
大丈夫だよね？
ね？
……大丈夫

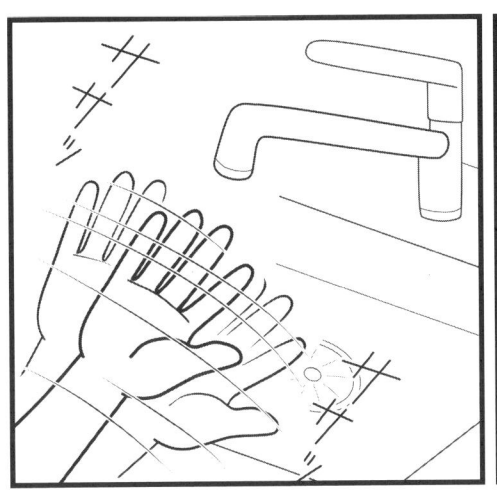

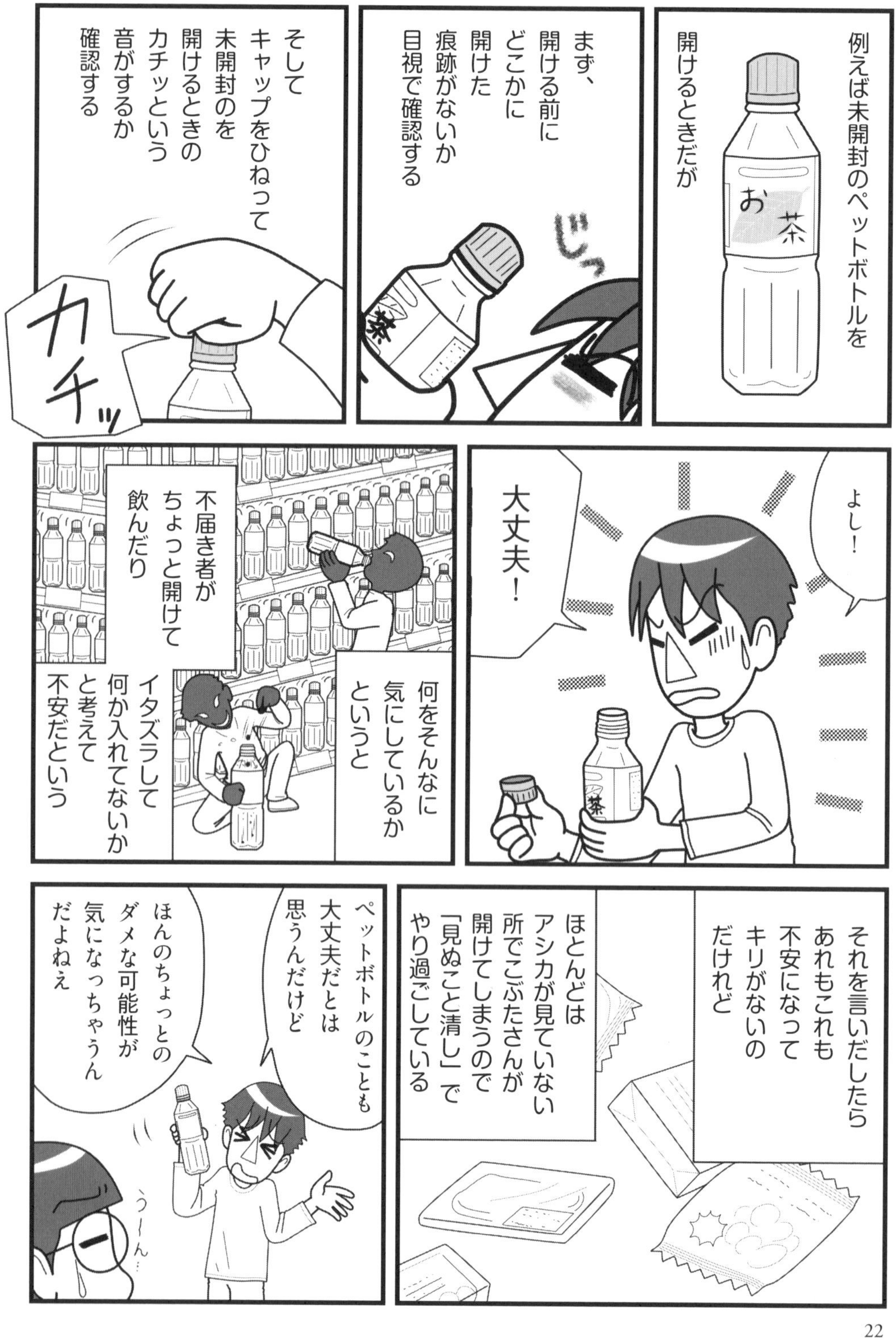
例えば未開封のペットボトルを
開けるときだが
お茶
まず、開ける前にどこかに開けた痕跡がないか目視で確認する
じっ
そしてキャップをひねって未開封のを開けるときのカチッという音がするか確認する
カチッ
よし!
大丈夫!
何をそんなに気にしているかというと
不届き者がちょっと開けて飲んだり
イタズラして何か入れてないかと考えて不安だという
それを言いだしたらあれもこれも不安になってキリがないのだけれど
ほとんどはアシカが見ていない所でこぶたさんが開けてしまうので「見ぬこと清し」でやり過ごしている
ペットボトルのことも大丈夫だとは思うんだけど
ほんのちょっとのダメな可能性が気になっちゃうんだよねぇ
う～ん…

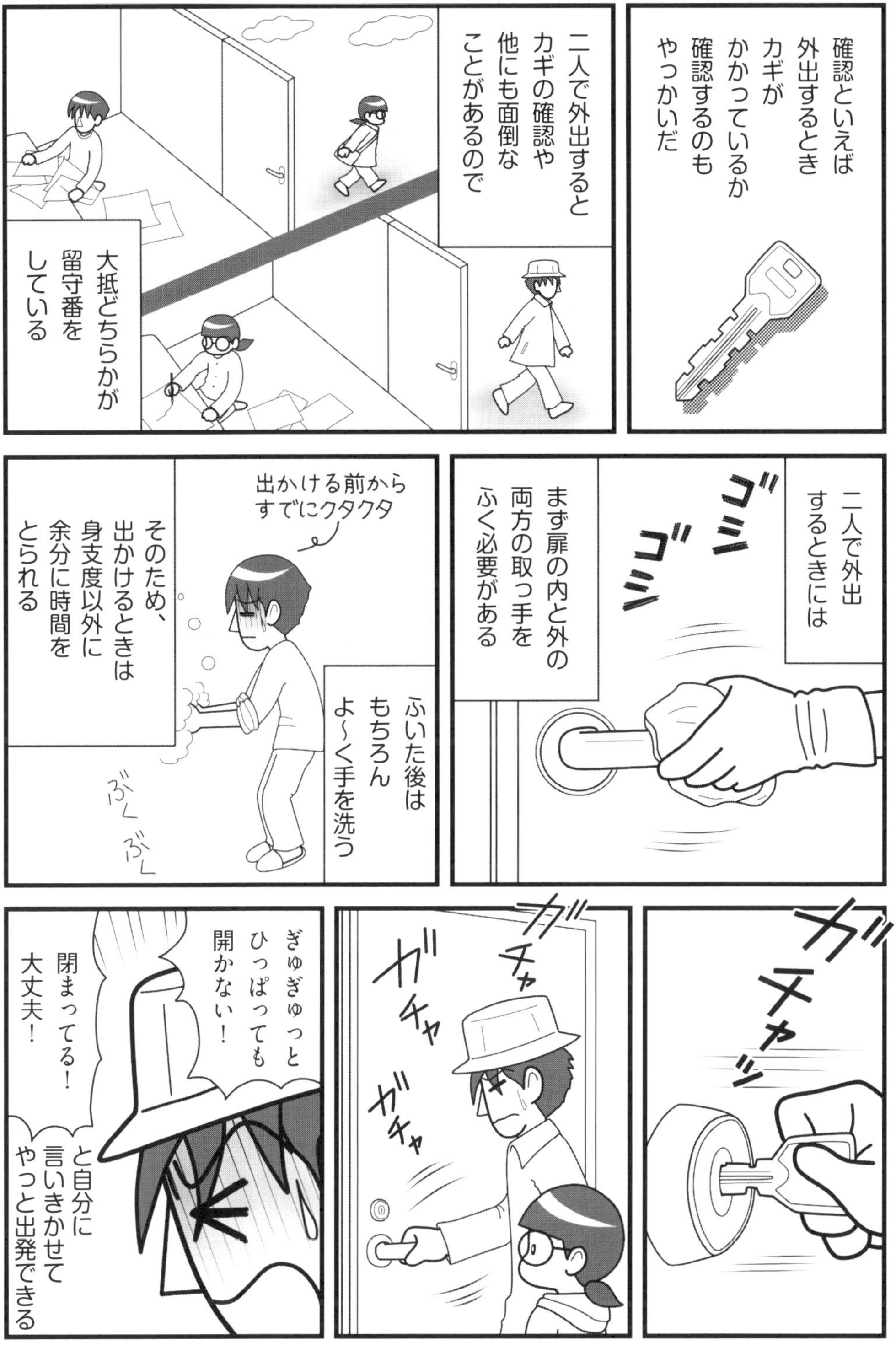
確認といえば外出するときカギがかかっているか確認するのもやっかいだ
二人で外出するとカギの確認や他にも面倒なことがあるので
大抵どちらかが留守番をしている
二人で外出するときには
ゴシ
ゴシ
まず扉の内と外の両方の取っ手をふく必要がある
出かける前からすでにクタクタ
そのため、出かけるときは身支度以外に余分に時間をとられる
ふいた後はもちろんよ～く手を洗う
ぶく
ぶく
ガチャッ
ガチャ
ガチャ
ガチャ
ぎゅぎゅっとひっぱっても開かない！
閉まってる！大丈夫！
と自分に言いきかせてやっと出発できる

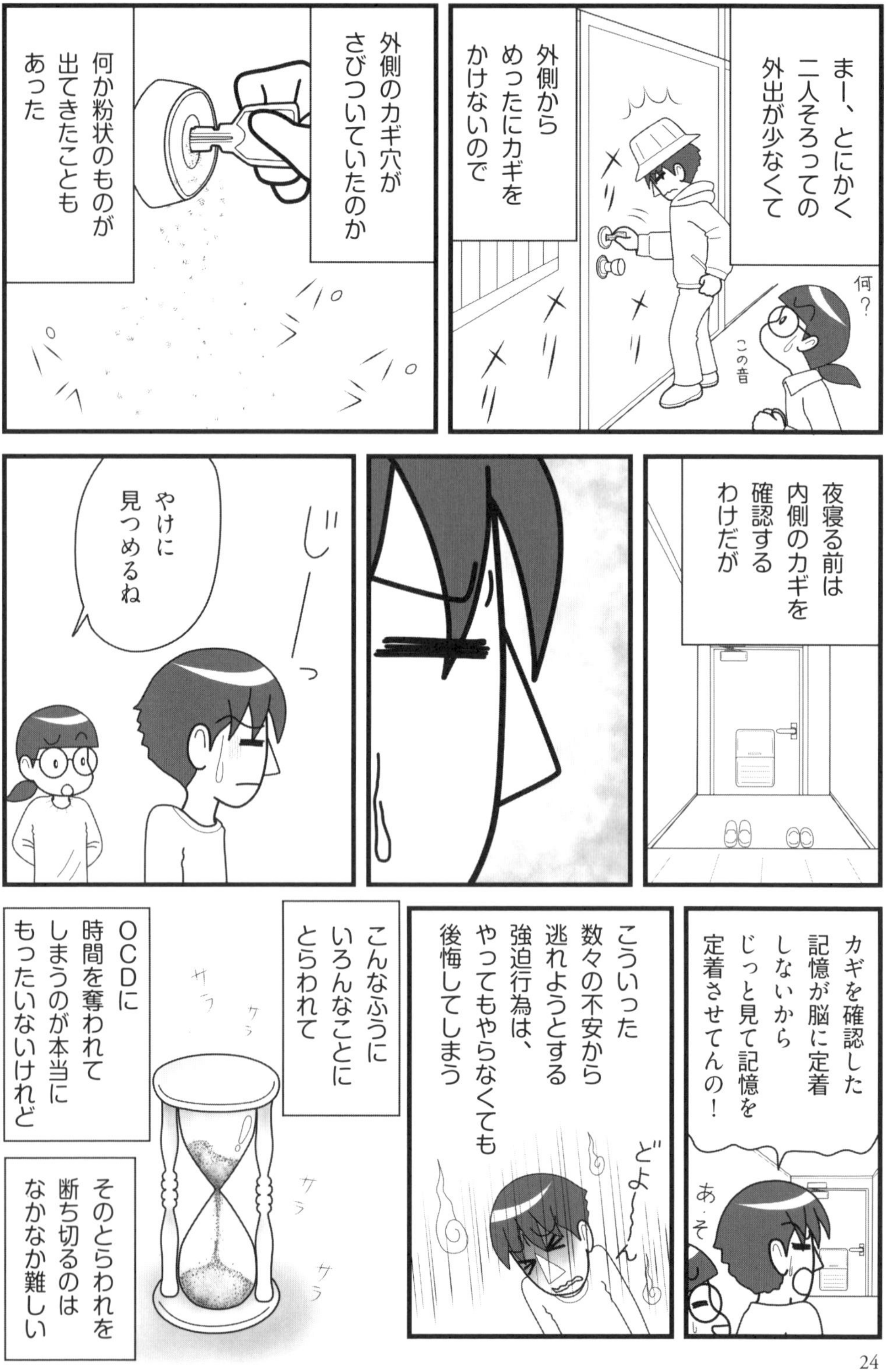

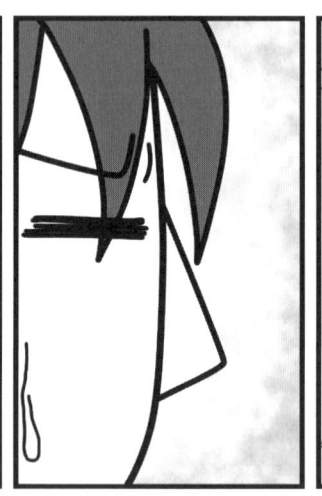

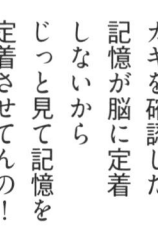

まー、とにかく二人そろっての外出が少なくて
外側からめったにカギをかけないので
何？
この音
外側のカギ穴がさびついていたのか
何か粉状のものが出てきたこともあった
夜寝る前は内側のカギを確認するわけだが
じーっ
やけに見つめるね
カギを確認した記憶が脳に定着しないからじっと見て記憶を定着させてんの！
あ、そ
こういった数々の不安から逃れようとする強迫行為は、やってもやらなくても後悔してしまう
どよ～ん
こんなふうにいろんなことにとらわれて
OCDに時間を奪われてしまうのが本当にもったいないけれど
そのとらわれを断ち切るのはなかなか難しい

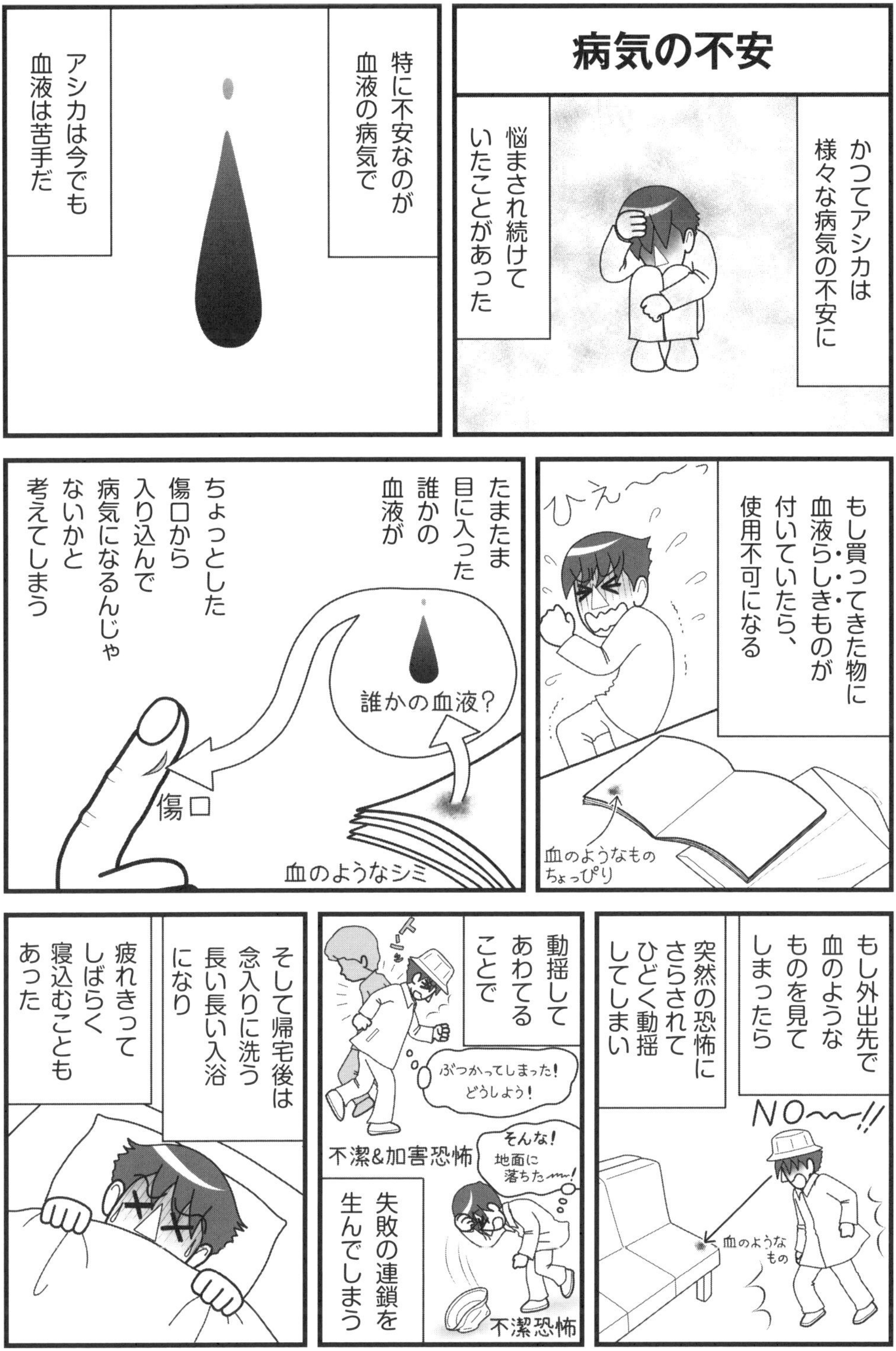
病気の不安
かつてアシカは様々な病気の不安に
悩まされ続けていたことがあった
特に不安なのが血液の病気で
アシカは今でも血液は苦手だ
もし買ってきた物に血液らしきものが付いていたら、使用不可になる
ひえ〜っ
血のようなものちょっぴり
たまたま目に入った誰かの血液が
ちょっとした傷口から入り込んで病気になるんじゃないかと考えてしまう
誰かの血液？
傷口
血のようなシミ
もし外出先で血のようなものを見てしまったら
突然の恐怖にさらされてひどく動揺してしまい
NO〜〜!!
血のようなもの
動揺してあわてることで
ぶつかってしまった！どうしよう！
不潔&加害恐怖
失敗の連鎖を生んでしまう
そんな！地面に落ちた〜〜！
不潔恐怖
そして帰宅後は念入りに洗う長い長い入浴になり
疲れきってしばらく寝込むこともあった

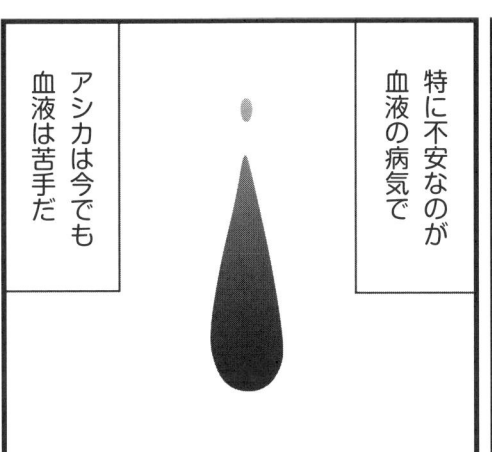

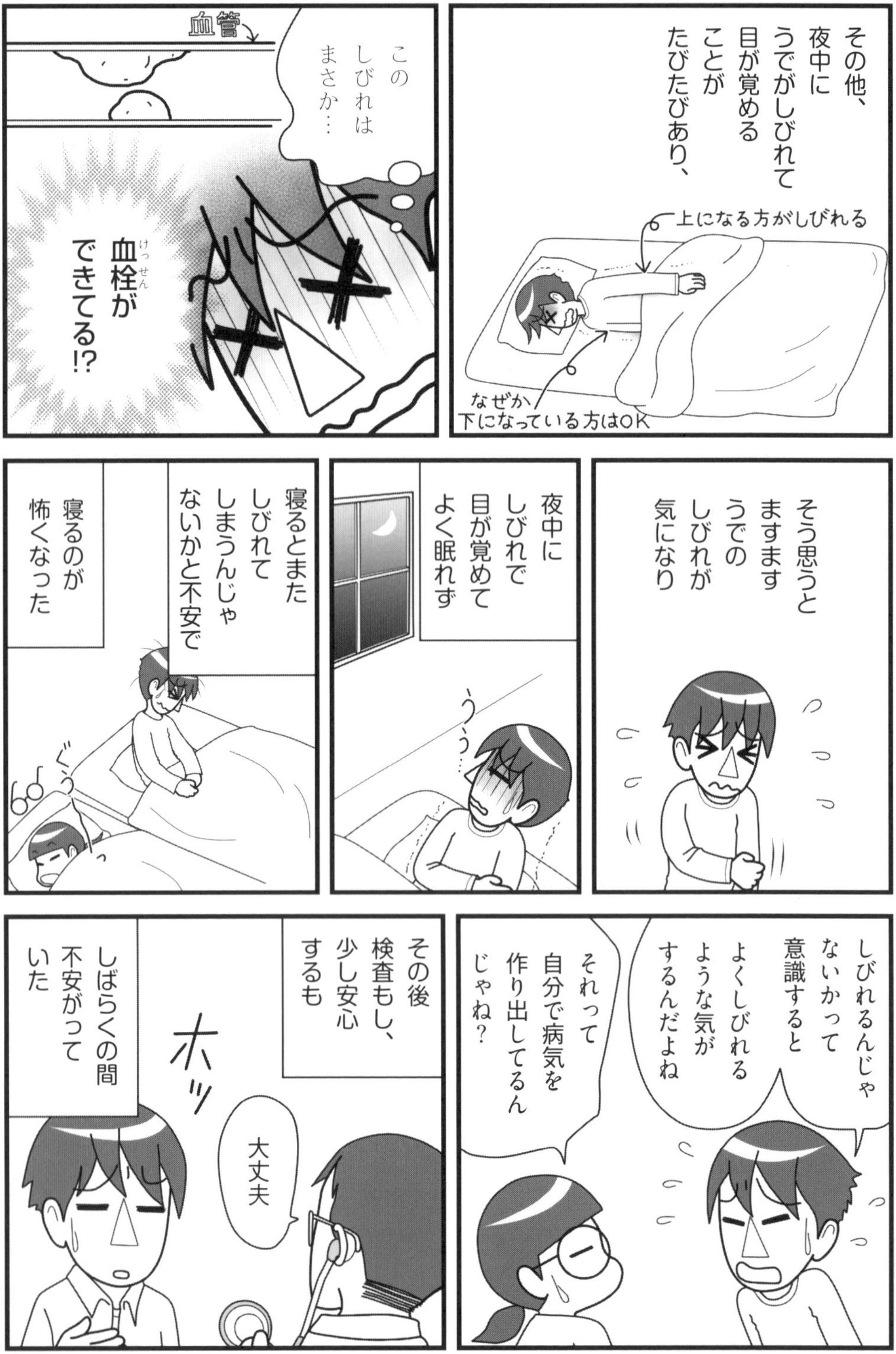
その他、夜中にうでがしびれて目が覚めることがたびたびあり、
上になる方がしびれる
なぜか下になっている方はOK
このしびれはまさか…
血管
血栓《けっせん》ができてる!?
そう思うとますますうでのしびれが気になり
夜中にしびれで目が覚めてよく眠れず
うう…
寝るとまたしびれてしまうんじゃないかと不安で
寝るのが怖くなった
ぐう
しびれるんじゃないかって意識するとよくしびれるような気がするんだよね
それって自分で病気を作り出してるんじゃね？
その後検査もし、少し安心するも
大丈夫
ホッ
しばらくの間不安がっていた

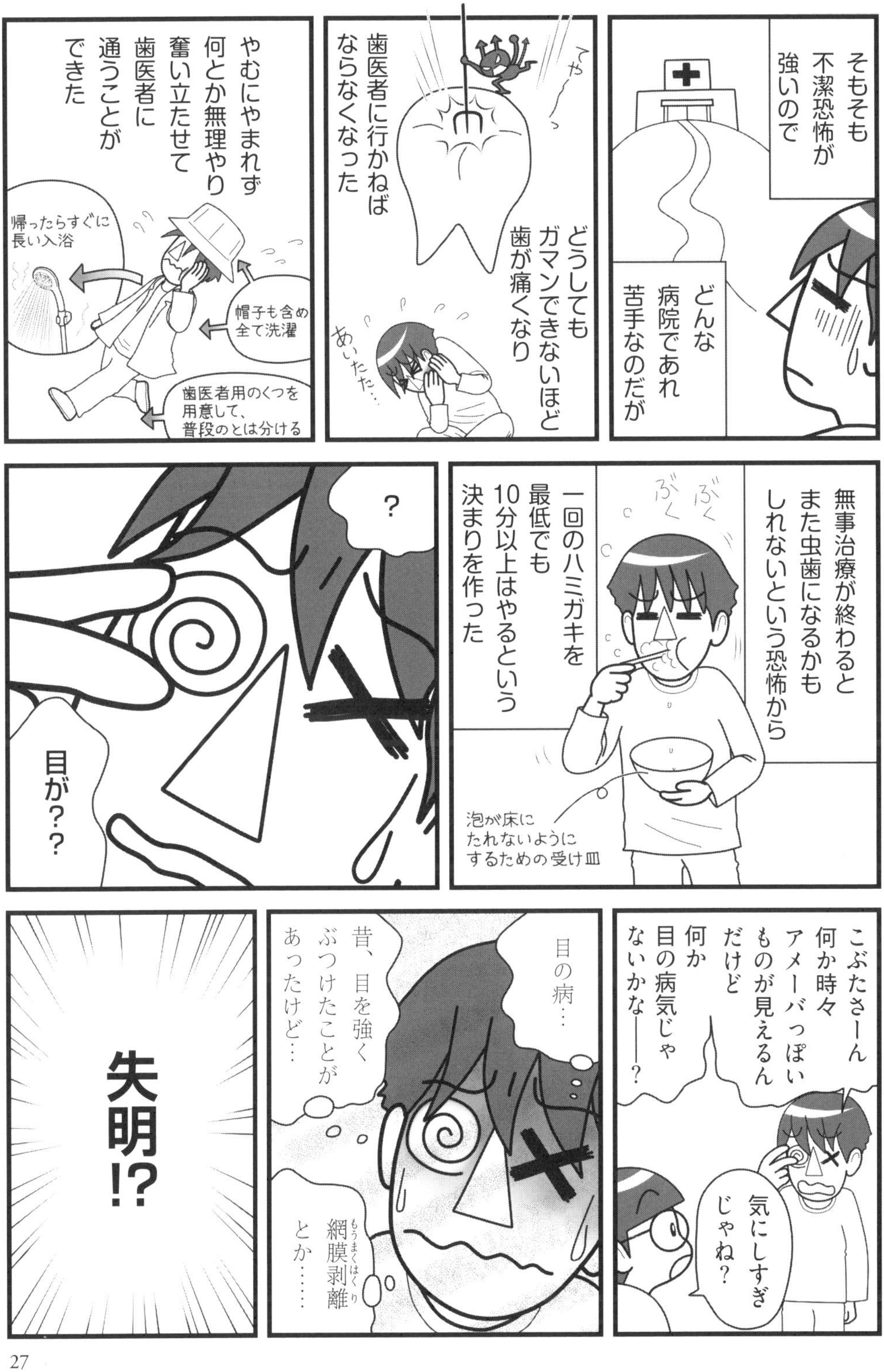
そもそも不潔恐怖が強いので
どんな病院であれ苦手なのだが
どうしてもガマンできないほど歯が痛くなり
てや～～っ
あいたた…
歯医者に行かねばならなくなった
やむにやまれず何とか無理やり奮い立たせて歯医者に通うことができた
帰ったらすぐに長い入浴
帽子も含め全て洗濯
歯医者用のくつを用意して、普段のとは分ける
無事治療が終わるとまた虫歯になるかもしれないという恐怖から
ぶくぶく
一回のハミガキを最低でも10分以上はやるという決まりを作った
泡が床にたれないようにするための受け皿
？
目が？？
こぶたさーん何か時々アメーバっぽいものが見えるんだけど何か目の病気じゃないかなーー？
気にしすぎじゃね？
目の病…
昔、目を強くぶつけたことがあったけど…
網膜剥離《もうまくはくり》とか……
失明!?

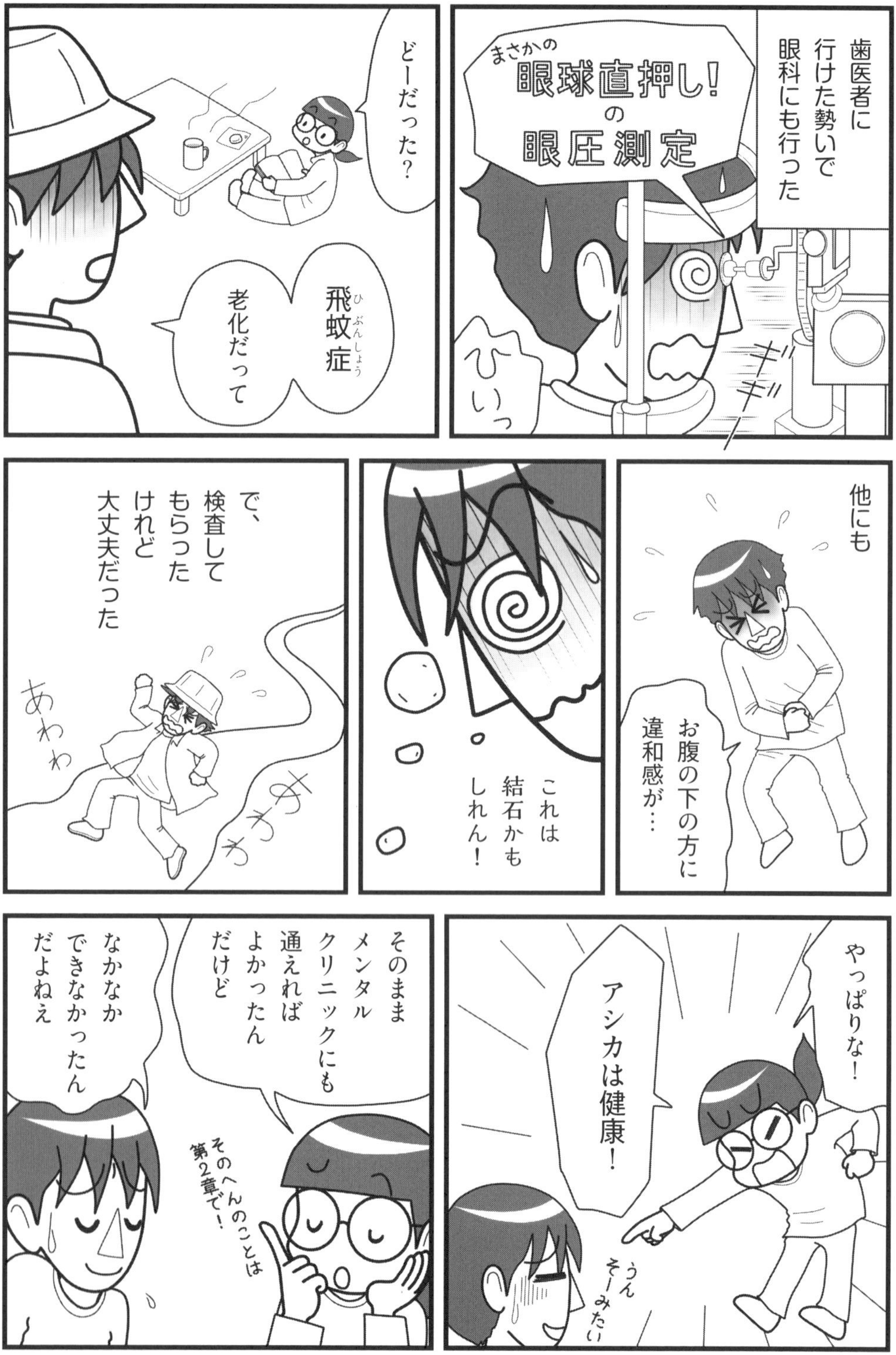
歯医者に行けた勢いで眼科にも行った
まさかの眼球直押し！の眼圧測定
ギギ
ひぃっ
どーだった？
飛蚊症《ひぶんしょう》
老化だって
他にも
お腹の下の方に違和感が…
これは結石かもしれん！
で、検査してもらったけれど大丈夫だった
あわわ
やっぱりな！
アシカは健康！
うん そーみたい
そのままメンタルクリニックにも通えればよかったんだけど
なかなかできなかったんだよねえ
そのへんのことは第2章で！

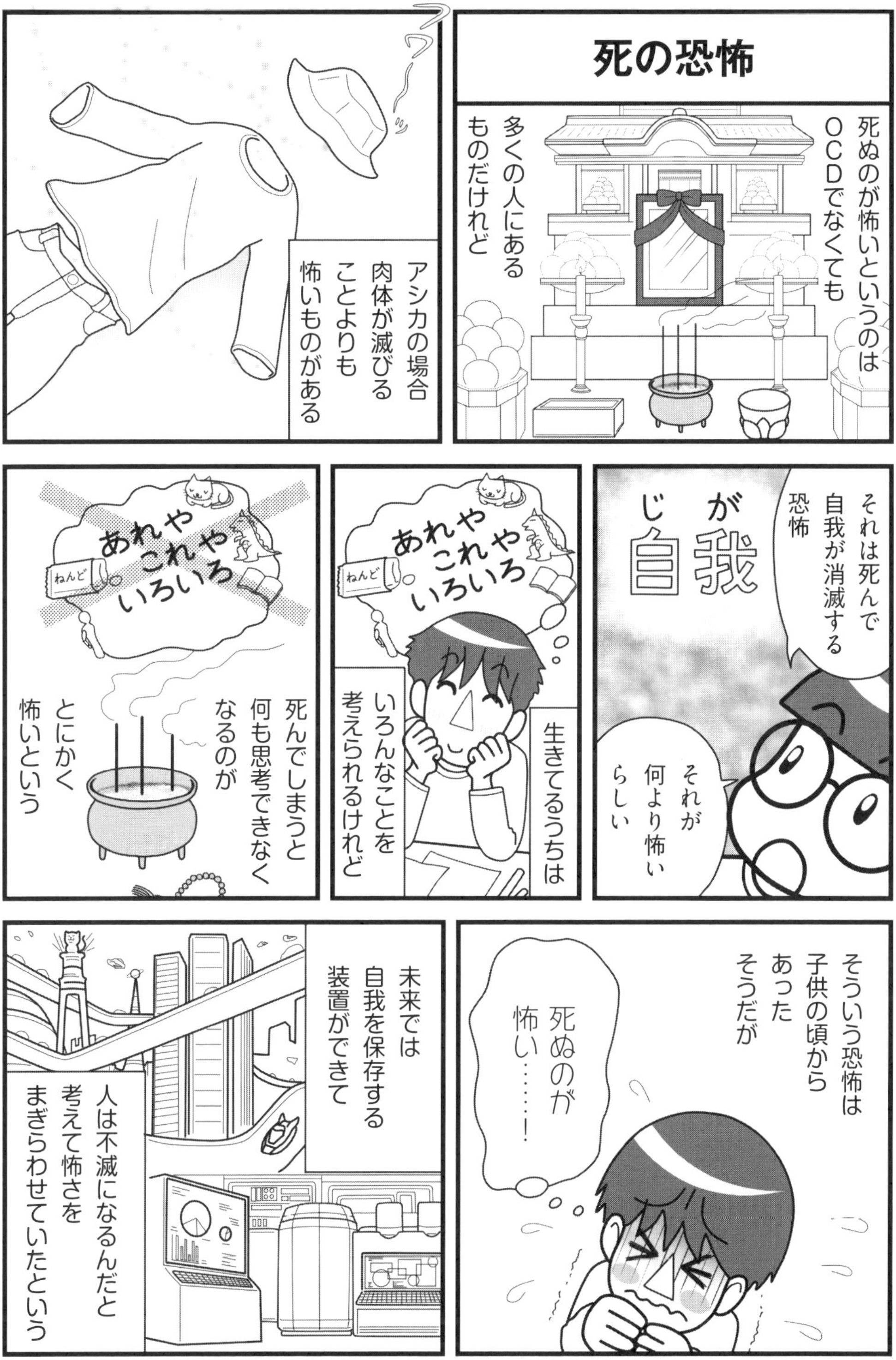
死の恐怖
死ぬのが怖いというのはOCDでなくても
多くの人にあるものだけれど
アシカの場合肉体が滅びることよりも怖いものがある
それは死んで自我が消滅する恐怖
自《じ》我《が》
それが何より怖いらしい
生きてるうちは
いろんなことを考えられるけれど
あれやこれやいろいろ
ねんど
死んでしまうと何も思考できなくなるのが
とにかく怖いという
あれやこれやいろいろ
ねんど
そういう恐怖は子供の頃からあったそうだが
死ぬのが怖い……!
未来では自我を保存する装置ができて
人は不滅になるんだと考えて怖さをまぎらわせていたという

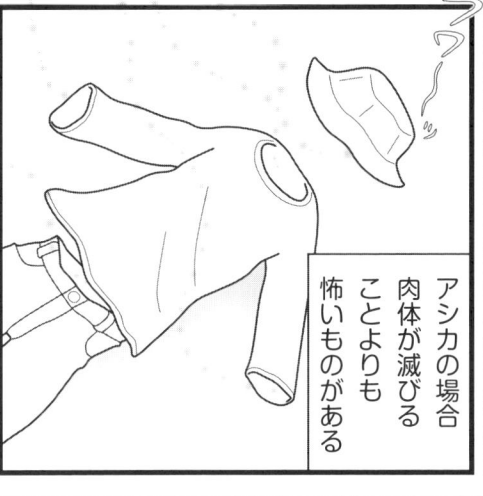

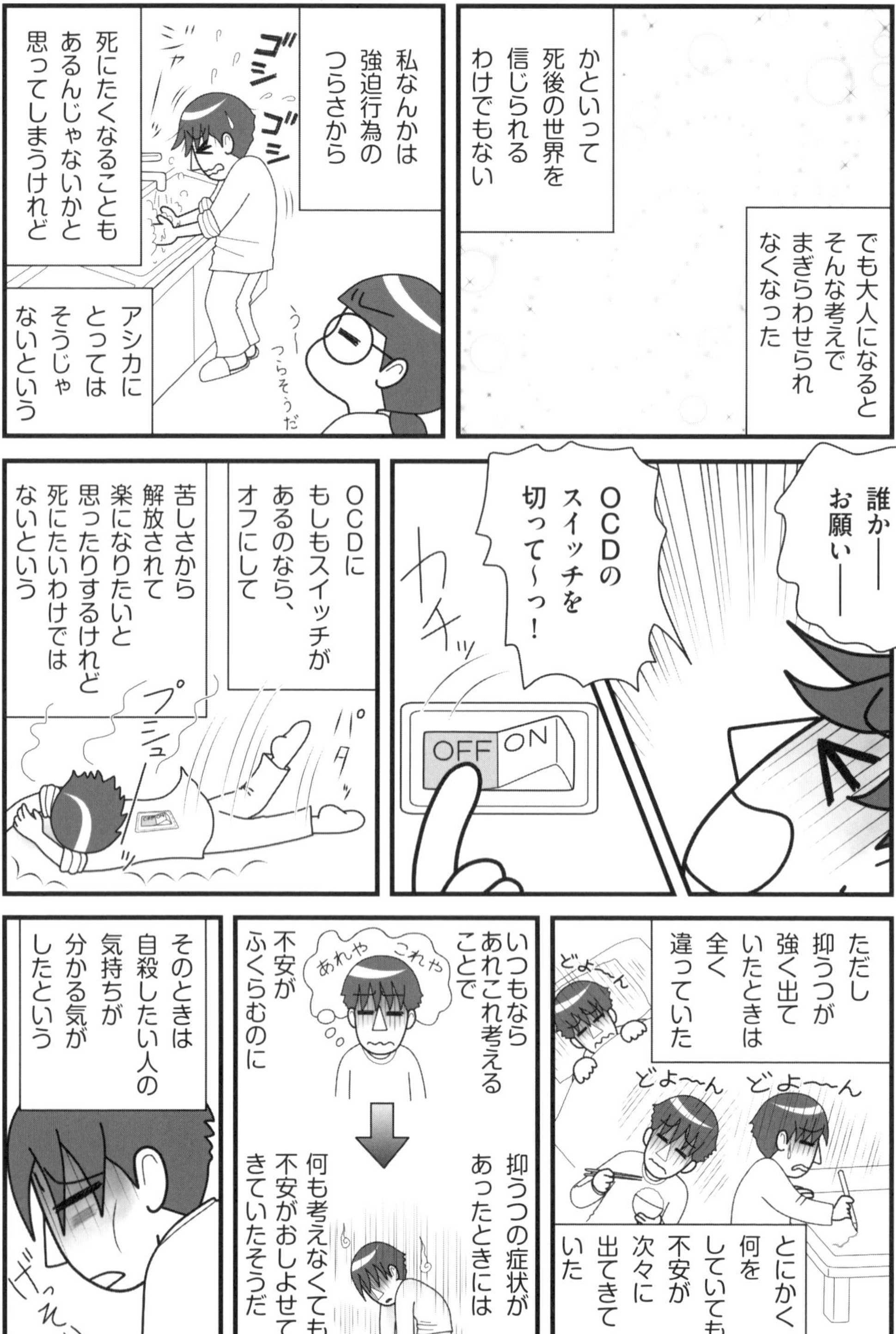
かといって
死後の世界を
信じられる
わけでもない
でも大人になると
そんな考えで
まぎらわせられ
なくなった
私なんかは
強迫行為の
つらさから
ゴシ ゴシ
ジャ
死にたくなることも
あるんじゃないかと
思ってしまうけれど
うー
つらそうだ
アシカに
とっては
そうじゃ
ないという
誰か――
お願い――
OCDの
スイッチを
切って〜っ!
カチッ
OFF ON
OCDに
もしもスイッチが
あるのなら、
オフにして
苦しさから
解放されて
楽になりたいと
思ったりするけれど
死にたいわけでは
ないという
プシュ
パタッ
ただし
抑うつが
強く出て
いたときは
全く
違っていた
どよ〜ん
どよ〜ん
どよ〜ん
とにかく
何を
していても
不安が
次々に
出てきて
いた
いつもなら
あれこれ考える
ことで
不安が
ふくらむのに
あれや これや
抑うつの症状が
あったときには
何も考えなくても
不安がおしよせて
きていたそうだ
そのときは
自殺したい人の
気持ちが
分かる気が
したという

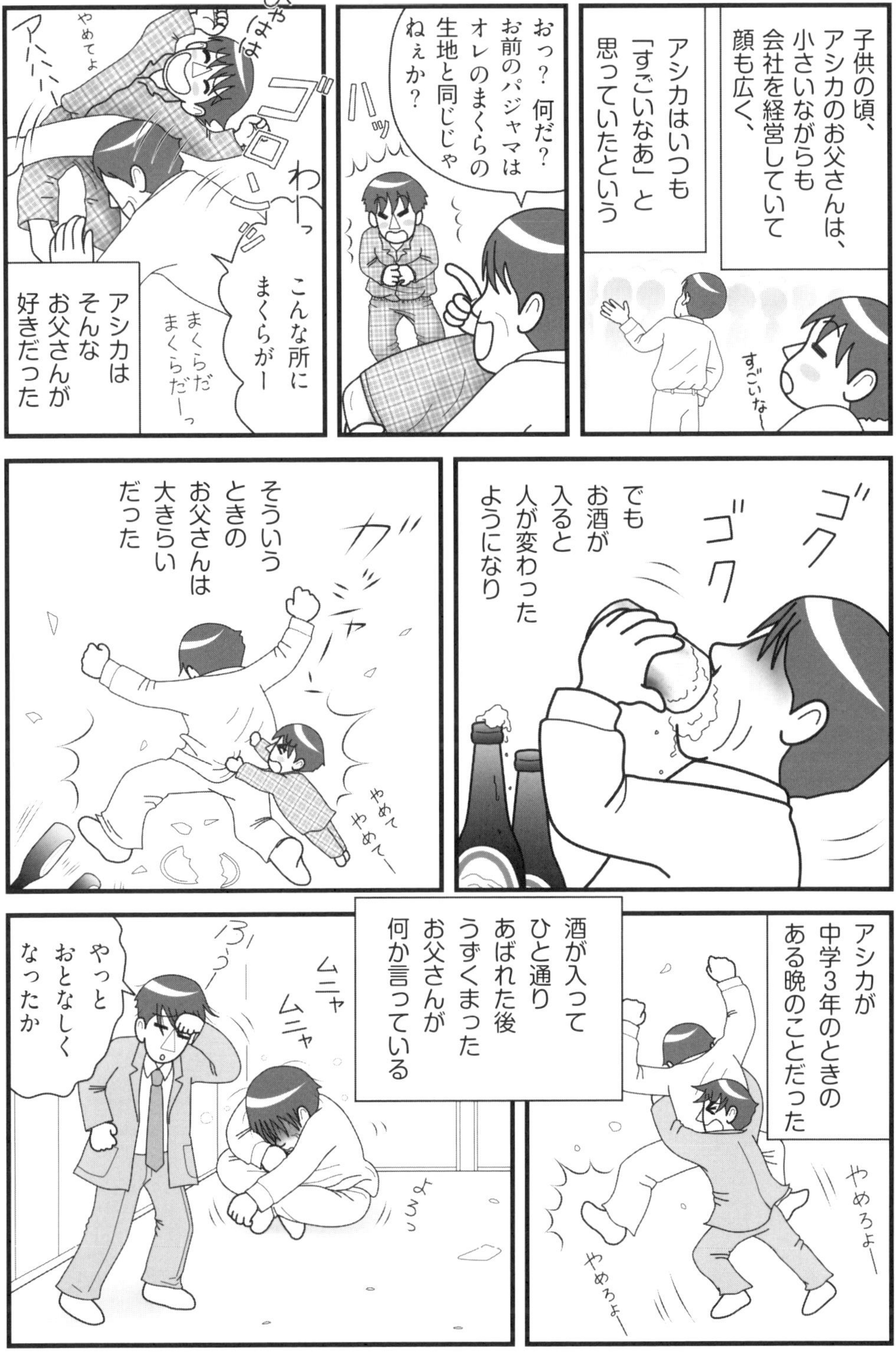
子供の頃、アシカのお父さんは、小さいながらも会社を経営していて顔も広く、
アシカはいつも「すごいなあ」と思っていたという
すごいな～
ハッ
おっ？何だ？お前のパジャマはオレのまくらの生地と同じじゃねぇか？
ひゃはは
やめてょ
アハハハー
ゴロゴロ
わーっ
こんな所にまくらがー
まくらだまくらだーっ
アシカはそんなお父さんが好きだった
ゴクゴク
でもお酒が入ると人が変わったようになり
ガシャ
そういうときのお父さんは大きらいだった
やめてやめてー
アシカが中学3年のときのある晩のことだった
やめろょー
やめろょー
酒が入ってひと通りあばれた後うずくまったお父さんが何か言っている
ふぅー
ムニャムニャ
やっとおとなしくなったか
よろっ

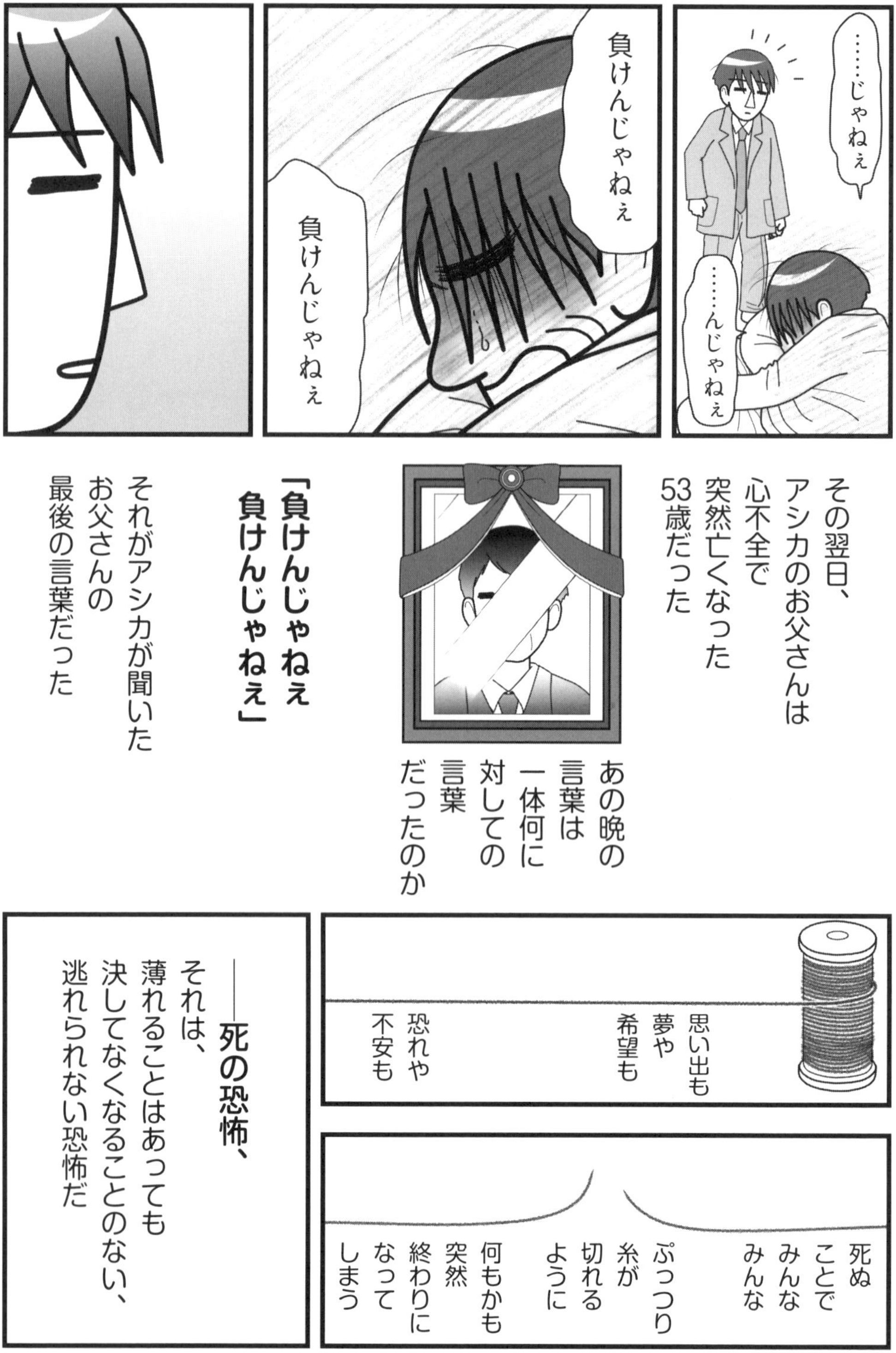

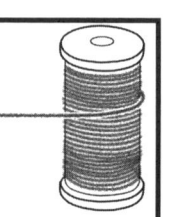

……じゃねぇ
……んじゃねぇ
負けんじゃねぇ
負けんじゃねぇ
その翌日、
アシカのお父さんは
心不全で
突然亡くなった
53歳だった
あの晩の
言葉は
一体何に
対しての
言葉
だったのか
「負けんじゃねぇ
負けんじゃねぇ」
それがアシカが聞いた
お父さんの
最後の言葉だった
思い出も
夢や
希望も
恐れや
不安も
死ぬ
ことで
みんな
みんな
ぷっつり
糸が
切れる
ように
何もかも
突然
終わりに
なって
しまう
――死の恐怖、
それは、
薄れることはあっても
決してなくなることのない、
逃れられない恐怖だ

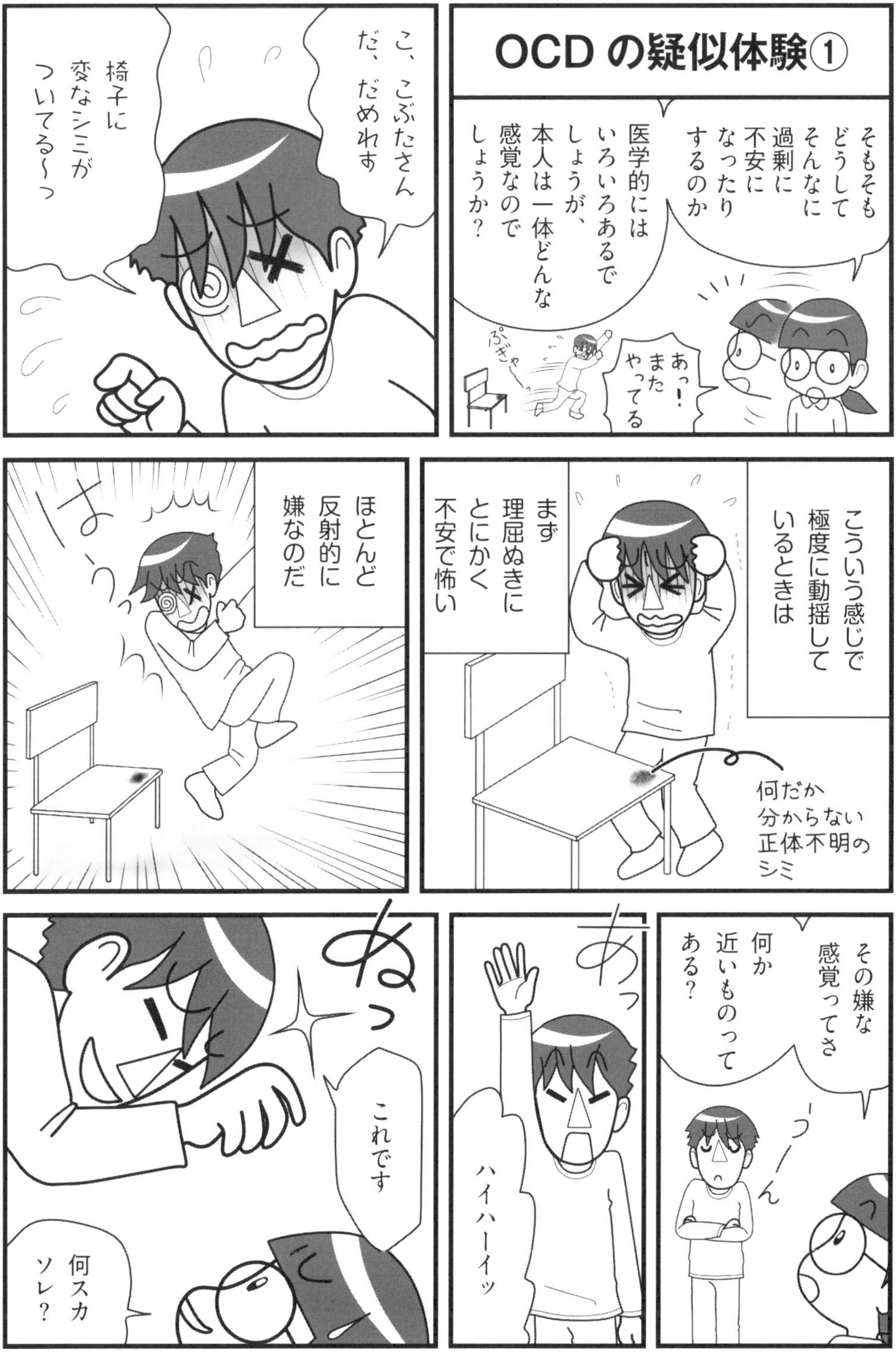
OCD の疑似体験①
そもそもどうしてそんなに過剰に不安になったりするのか
医学的にはいろいろあるでしょうが、本人は一体どんな感覚なのでしょうか？
あっ！またやってる
ぷぎゃ～
こ、こぶたさんだ、だめれす
椅子に変なシミがついてる～っ
こういう感じで極度に動揺しているときは
まず理屈ぬきにとにかく不安で怖い
何だか分からない正体不明のシミ
ほとんど反射的に嫌なのだ
はう～っ
その嫌な感覚ってさ何か近いものってある？
う～ん
あっ
ハイハーイッ
ぬっ
これです
何スカソレ？

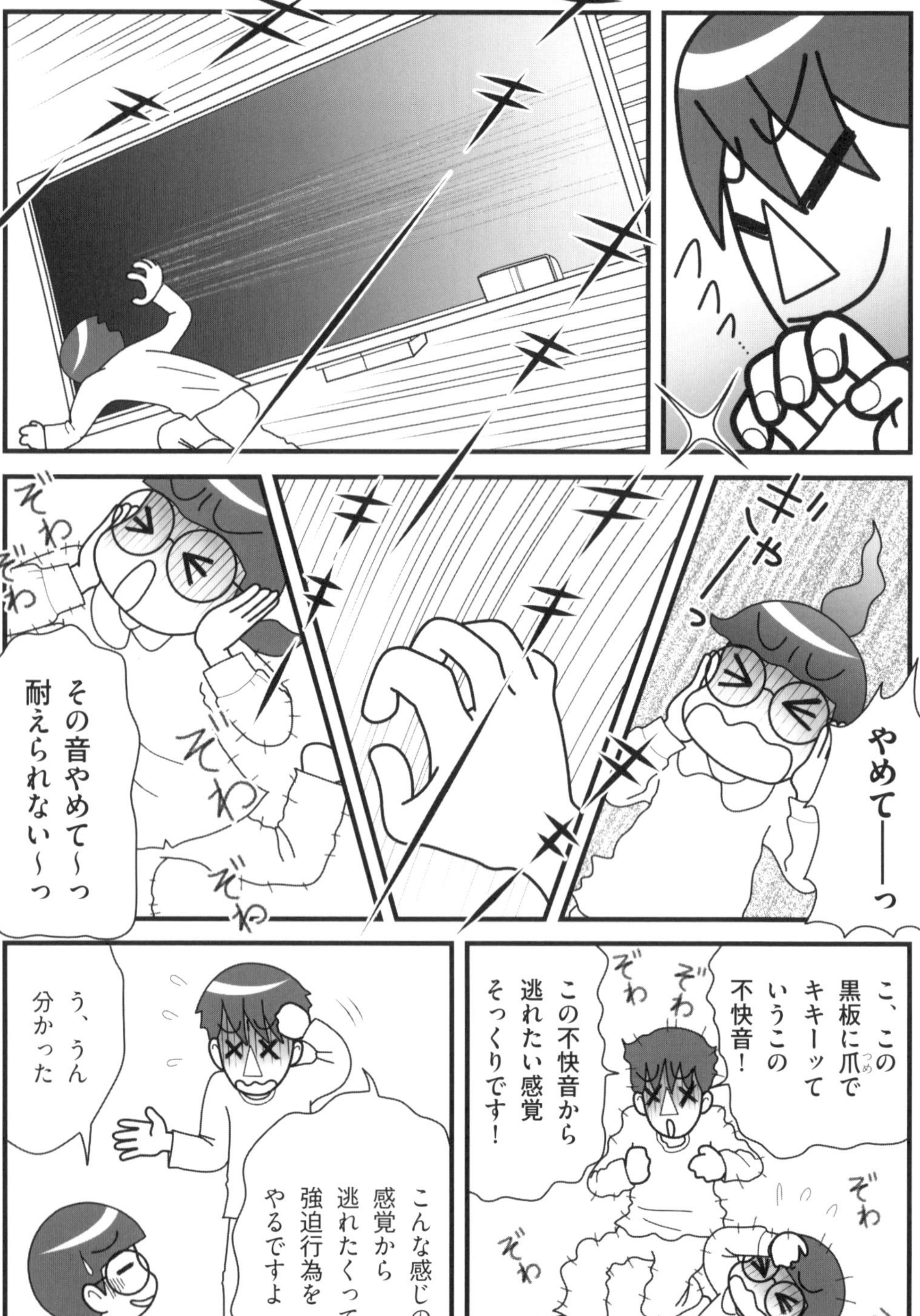
ギャーっ
やめて——っ
ざわ ざわ ざわ
その音やめて〜っ
耐えられない〜っ
ざわ ざわ
ざわ
こ、この黒板に爪《つめ》でキキーッていうこの不快音!
この不快音から逃れたい感覚そっくりです!
ざわ ざわ ざわ ざわ
う、うん分かった
こんな感じの感覚から逃れたくって強迫行為をやるですよ

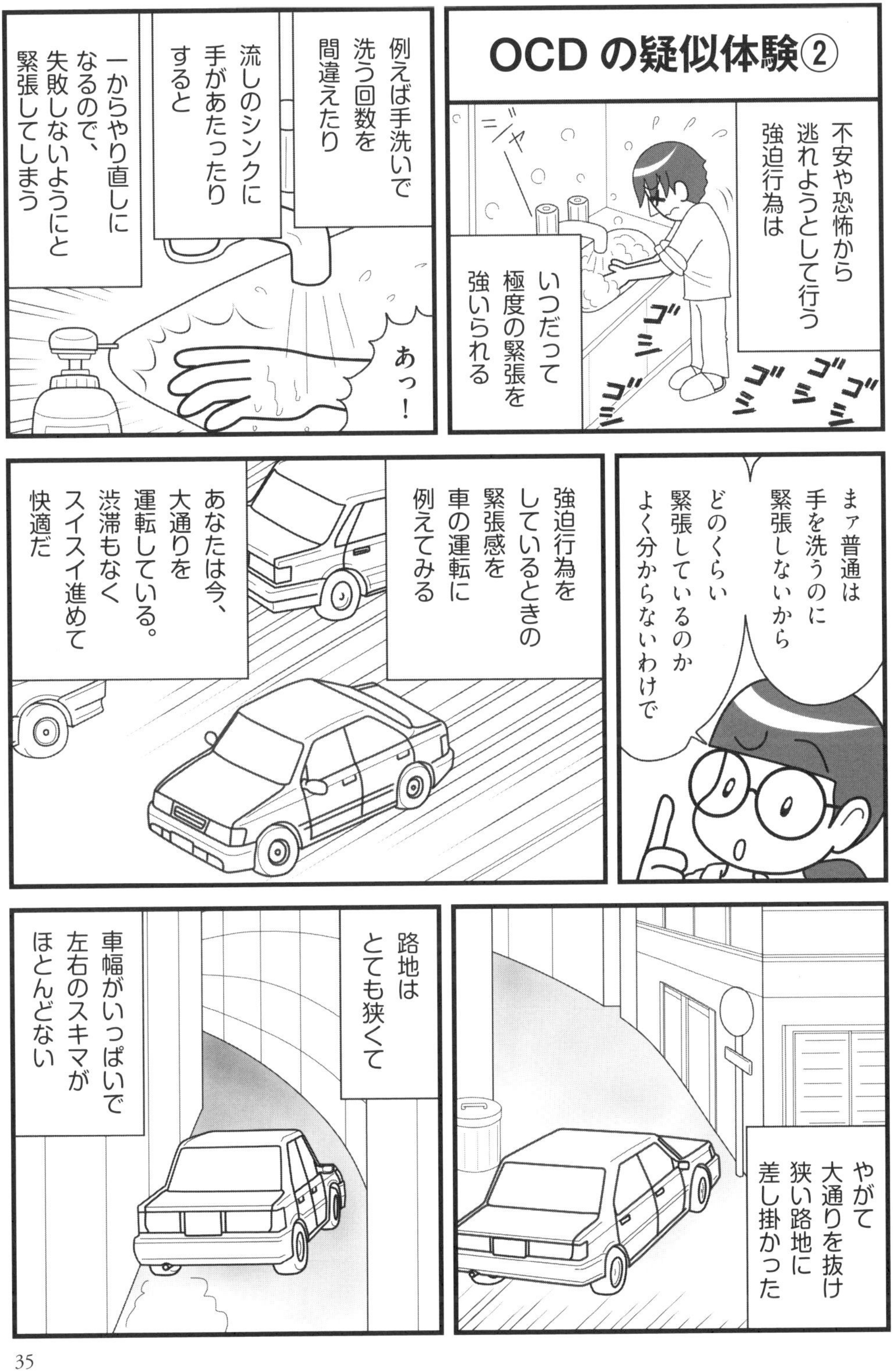
OCDの疑似体験②
不安や恐怖から逃れようとして行う強迫行為は
ジャ
ゴシゴシ
ゴシゴシ
ゴシ
いつだって極度の緊張を強いられる
例えば手洗いで洗う回数を間違えたり
流しのシンクに手があたったりすると
あっ！
一からやり直しになるので、失敗しないようにと緊張してしまう
まァ普通は手を洗うのに緊張しないから
どのくらい緊張しているのかよく分からないわけで
強迫行為をしているときの緊張感を車の運転に例えてみる
あなたは今、大通りを運転している。渋滞もなくスイスイ進めて快適だ
やがて大通りを抜け狭い路地に差し掛かった
路地はとても狭くて
車幅がいっぱいで左右のスキマがほとんどない

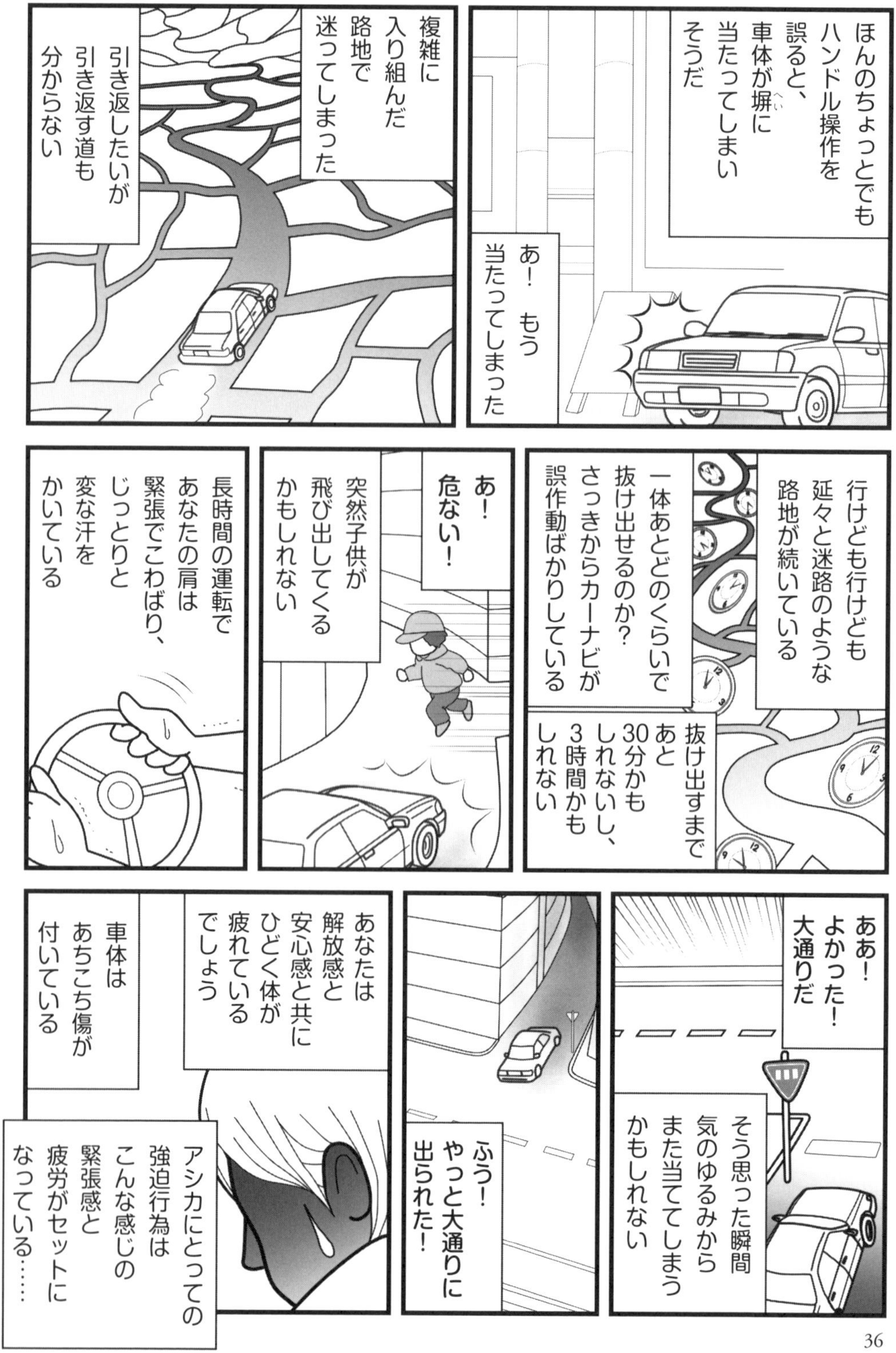

ほんのちょっとでもハンドル操作を誤ると、車体が塀《へい》に当たってしまいそうだ
あ！ もう当たってしまった
複雑に入り組んだ路地で迷ってしまった
引き返したいが引き返す道も分からない
行けども行けども延々と迷路のような路地が続いている
一体あとどのくらいで抜け出せるのか？さっきからカーナビが誤作動ばかりしている
抜け出すまであと30分かもしれないし、3時間かもしれない
あ！危ない！
突然子供が飛び出してくるかもしれない
長時間の運転であなたの肩は緊張でこわばり、じっとりと変な汗をかいている
ああ！よかった！大通りだ
そう思った瞬間気のゆるみからまた当ててしまうかもしれない
ふう！やっと大通りに出られた！
あなたは解放感と安心感と共にひどく体が疲れているでしょう
車体はあちこち傷が付いている
アシカにとっての強迫行為はこんな感じの緊張感と疲労がセットになっている……

第2章 情報にたどりつけない！
～治療に到るまでの道のり～

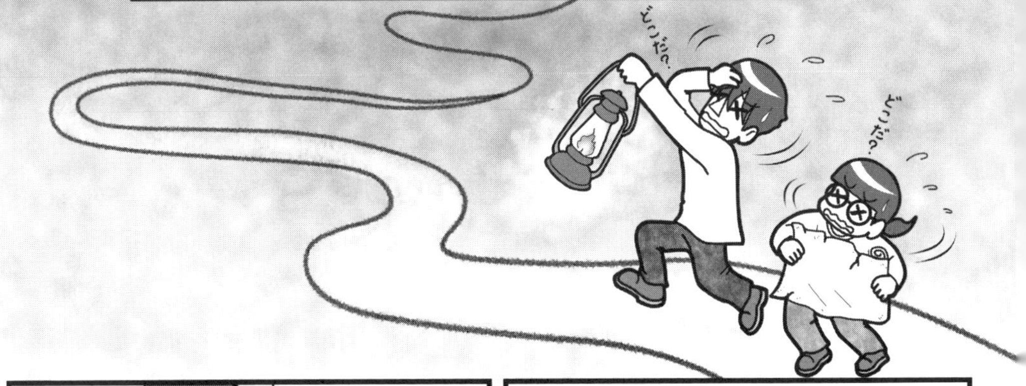
どこだ？
どこだ？

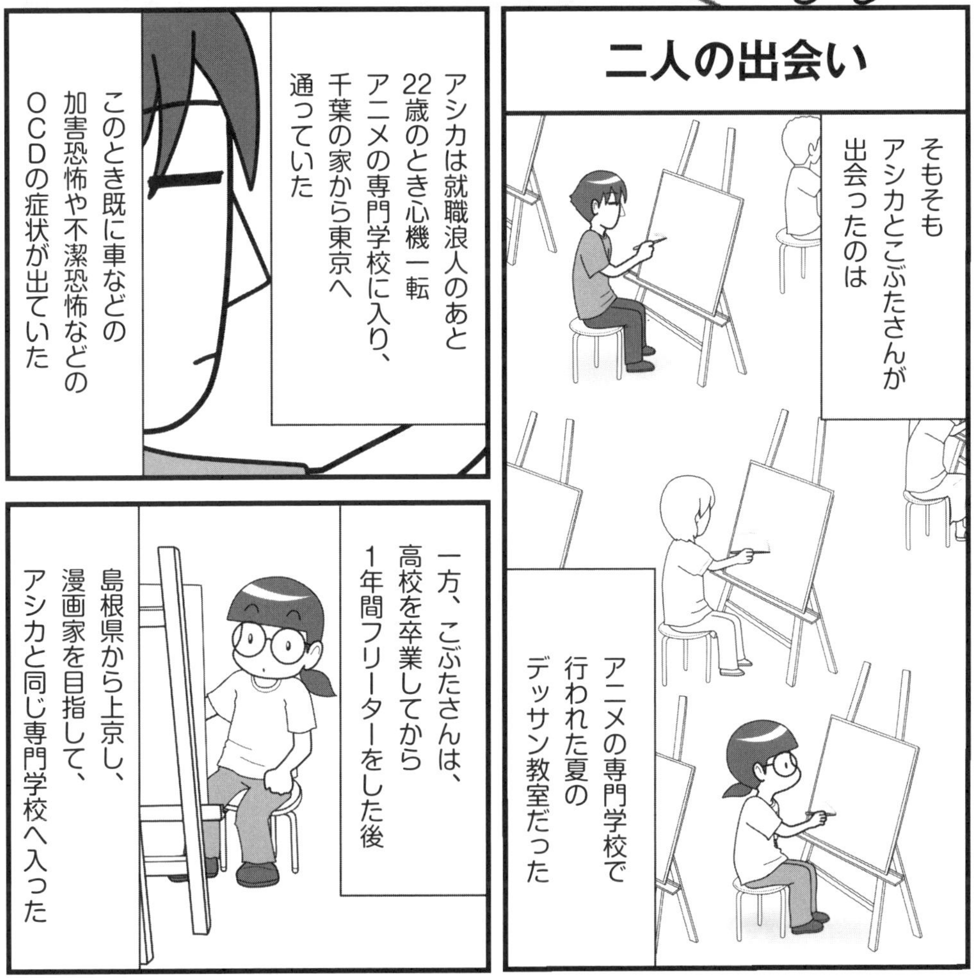
二人の出会い
そもそも
アシカとこぶたさんが
出会ったのは
アニメの専門学校で
行われた夏の
デッサン教室だった
アシカは就職浪人のあと
22歳のとき心機一転
アニメの専門学校に入り、
千葉の家から東京へ
通っていた
このとき既に車などの
加害恐怖や不潔恐怖などの
OCDの症状が出ていた
一方、こぶたさんは、
高校を卒業してから
1年間フリーターをした後
島根県から上京し、
漫画家を目指して、
アシカと同じ専門学校へ入った

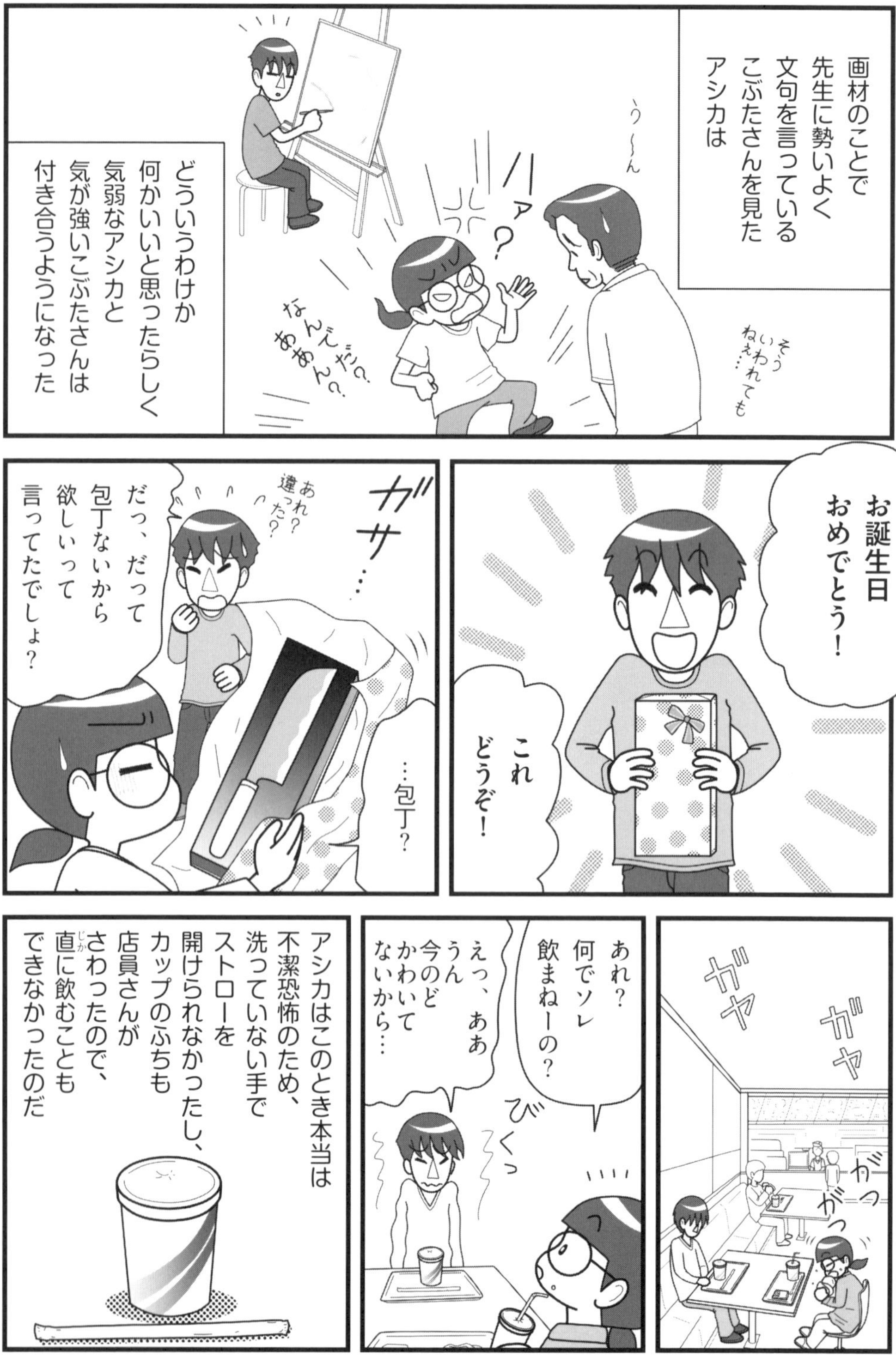
画材のことで
先生に勢いよく
文句を言っている
こぶたさんを見た
アシカは
う～～ん
ハア？
なんでだ？
ああん？
そう
いわれても
ねえ…
どういうわけか
何かいいと思ったらしく
気弱なアシカと
気が強いこぶたさんは
付き合うようになった
お誕生日
おめでとう！
これ
どうぞ！
ガサ…
あれ？
違った？
だっ、だって
包丁ないから
欲しいって
言ってたでしょ？
…包丁？
ガヤ
ガヤ
がっ
がっ
あれ？
何でソレ
飲まねーの？
びくっ
えっ、
ああ
うん
今のど
かわいて
ないから…
アシカはこのとき本当は
不潔恐怖のため、
洗っていない手で
ストローを
開けられなかったし、
カップのふちも
店員さんが
さわったので、
直《じか》に飲むことも
できなかったのだ

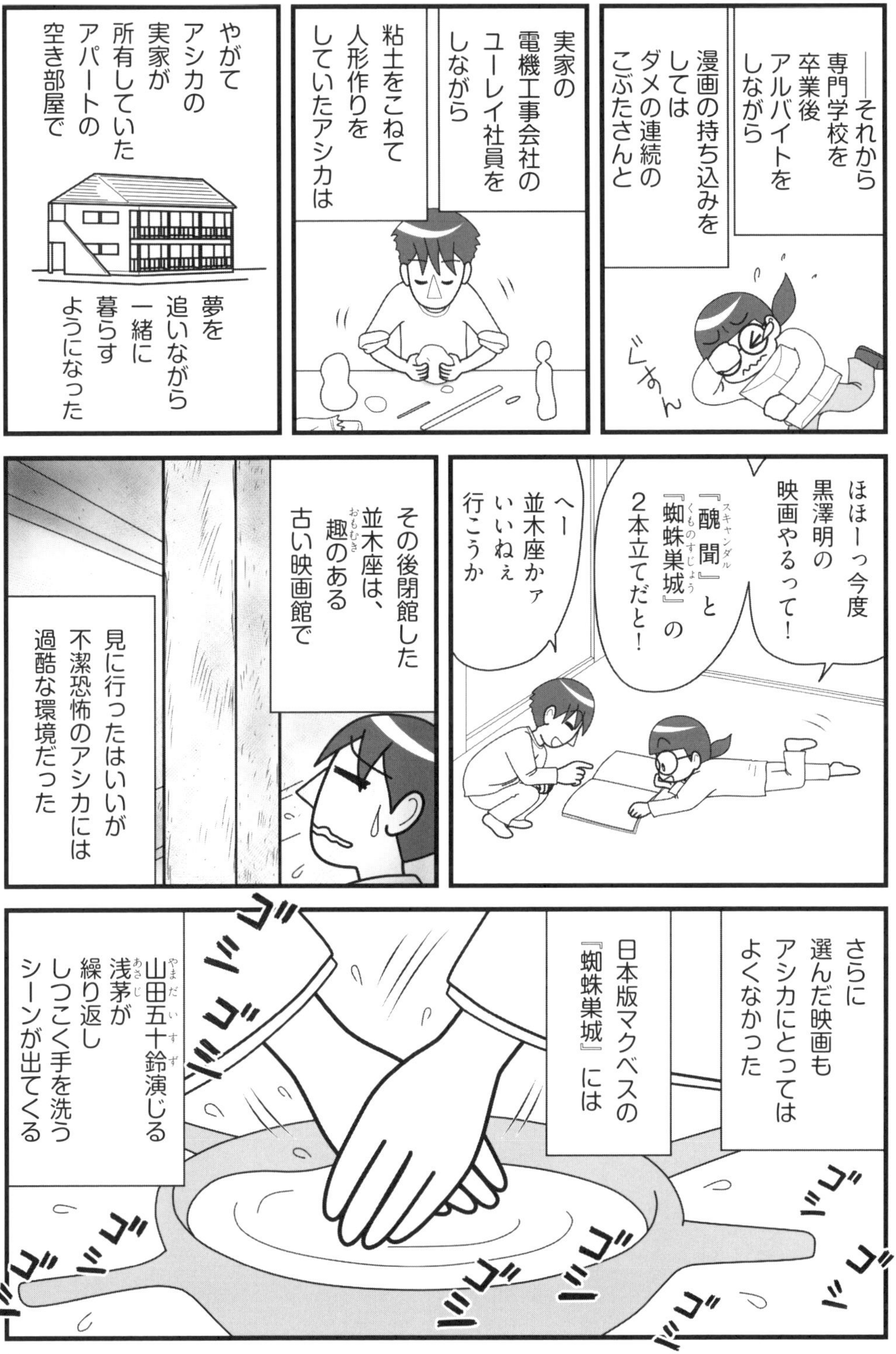

――それから専門学校を卒業後アルバイトをしながら
漫画の持ち込みをしてはダメの連続のこぶたさんと
ぐすん
実家の電機工事会社のユーレイ社員をしながら
粘土をこねて人形作りをしていたアシカは
やがてアシカの実家が所有していたアパートの空き部屋で
夢を追いながら一緒に暮らすようになった
ほほーっ今度黒澤明の映画やるって！
『醜聞《スキャンダル》』と『蜘蛛巣城《くものすじょう》』の２本立てだと！
へー並木座かァいいねぇ行こうか
その後閉館した並木座は、趣《おもむき》のある古い映画館で
見に行ったはいいが不潔恐怖のアシカには過酷な環境だった
さらに選んだ映画もアシカにとってはよくなかった
日本版マクベスの『蜘蛛巣城』には
山田五十鈴《やまだいすず》演じる浅茅《あさじ》が繰り返ししつこく手を洗うシーンが出てくる
ゴシゴシ
ゴシゴシ
ゴシゴシ
ゴシゴシ
ゴシゴシ
ゴシゴシ

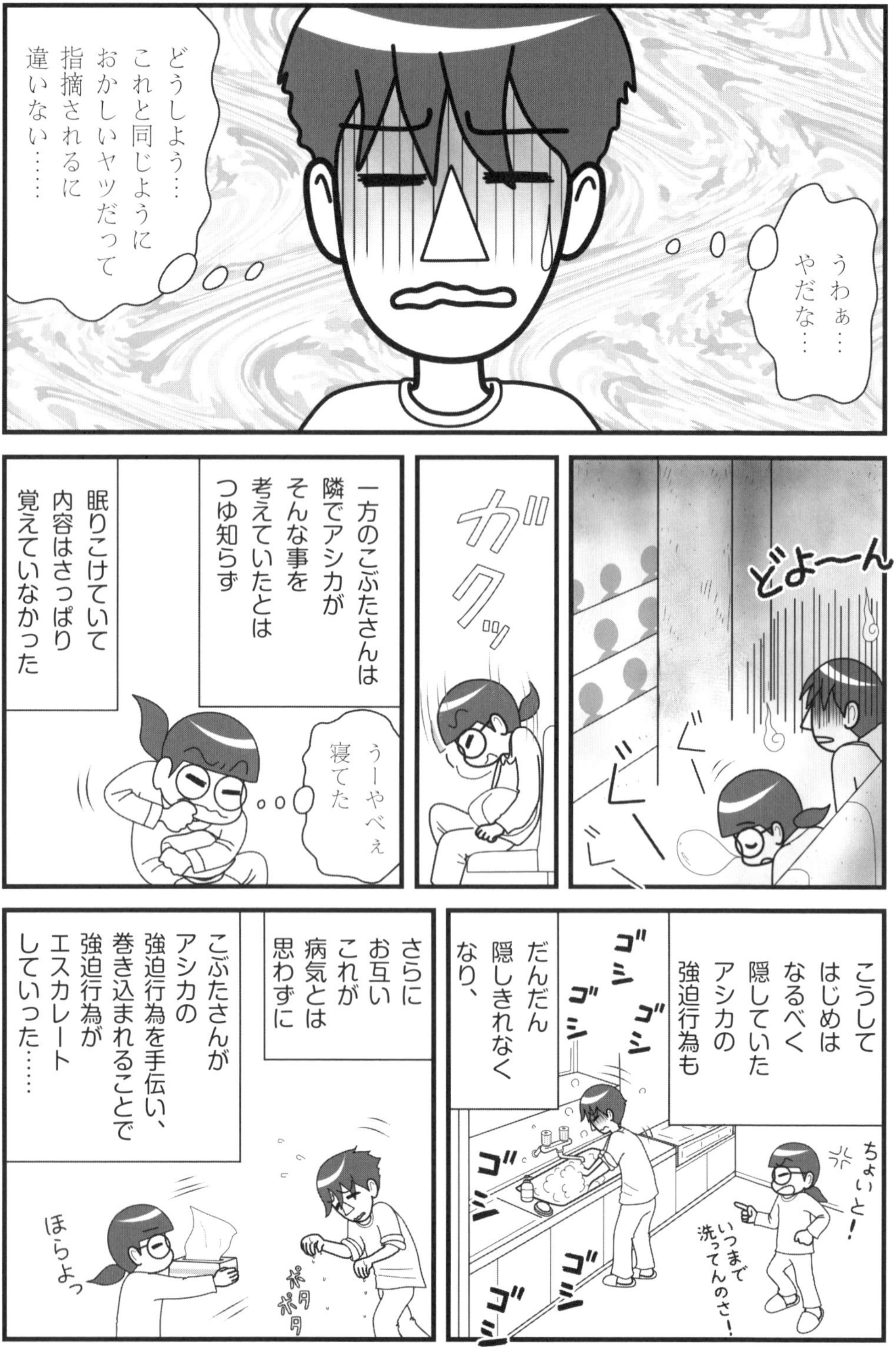

うわぁ…
やだな…
どうしよう…
これと同じように
おかしいヤツだって
指摘されるに
違いない……
どよ〜ん
ガクッ
一方のこぶたさんは
隣でアシカが
そんな事を
考えていたとは
つゆ知らず
眠りこけていて
内容はさっぱり
覚えていなかった
うーやべぇ
寝てた
こうして
はじめは
なるべく
隠していた
アシカの
強迫行為も
だんだん
隠しきれなく
なり、
ゴシ
ゴシ
ゴシ
ゴシ
ゴシ
ゴシ
ゴシ
ちょいと！
いつまで
洗ってんのさ！
さらに
お互い
これが
病気とは
思わずに
こぶたさんが
アシカの
強迫行為を手伝い、
巻き込まれることで
強迫行為が
エスカレート
していった……
ポタ
ポタ
ほらよっ

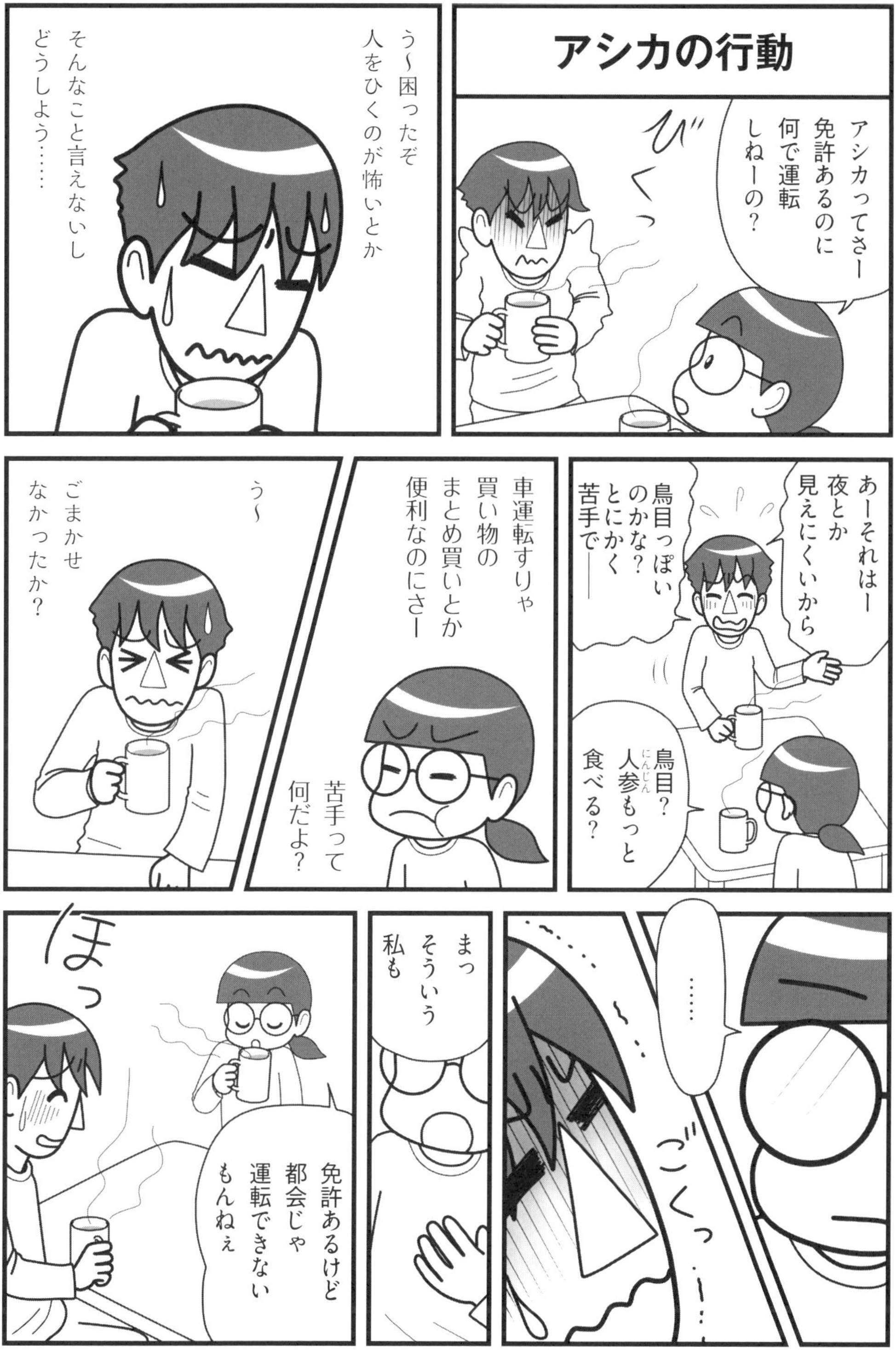
アシカの行動
アシカってさー 免許あるのに 何で運転 しねーの？
びくっ
う～困ったぞ 人をひくのが怖いとか
そんなこと言えないし どうしよう……
あーそれはー 夜とか 見えにくいから
鳥目っぽい のかな？ とにかく 苦手で――
鳥目？ 人参《にんじん》もっと 食べる？
車運転すりゃ 買い物の まとめ買いとか 便利なのにさー
苦手って 何だよ？
う～
ごまかせ なかったか？
……
ごくっ
まっ そういう 私も
免許あるけど 都会じゃ 運転できない もんねぇ
ほっ

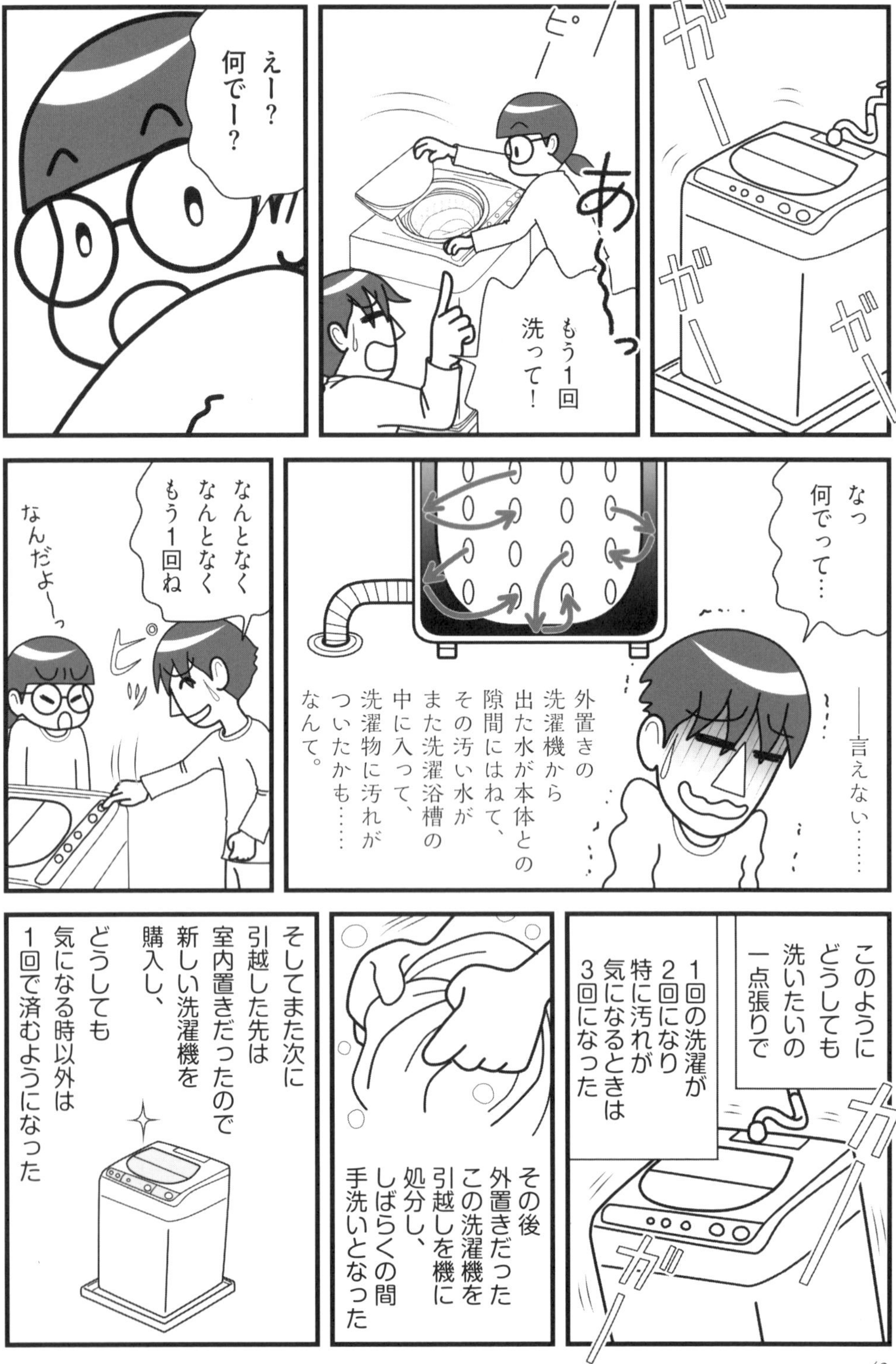
ガーガーガー
ピーピー
あ〜〜っ
もう1回洗って！
えー？何でー？
なっ何でって…
——言えない……
外置きの洗濯機から出た水が本体との隙間にはねて、その汚い水がまた洗濯浴槽の中に入って、洗濯物に汚れがついたかも……なんて。
なんとなくなんとなくもう1回ね
ピッ
なんだよ〜っ
このようにどうしても洗いたいの一点張りで
1回の洗濯が2回になり特に汚れが気になるときは3回になった
ガガ
その後外置きだったこの洗濯機を引越しを機に処分し、しばらくの間手洗いとなった
そしてまた次に引越した先は室内置きだったので新しい洗濯機を購入し、どうしても気になる時以外は1回で済むようになった

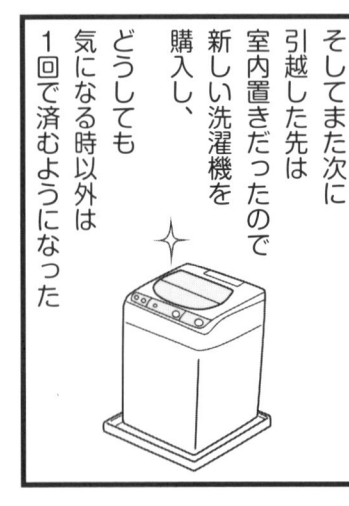

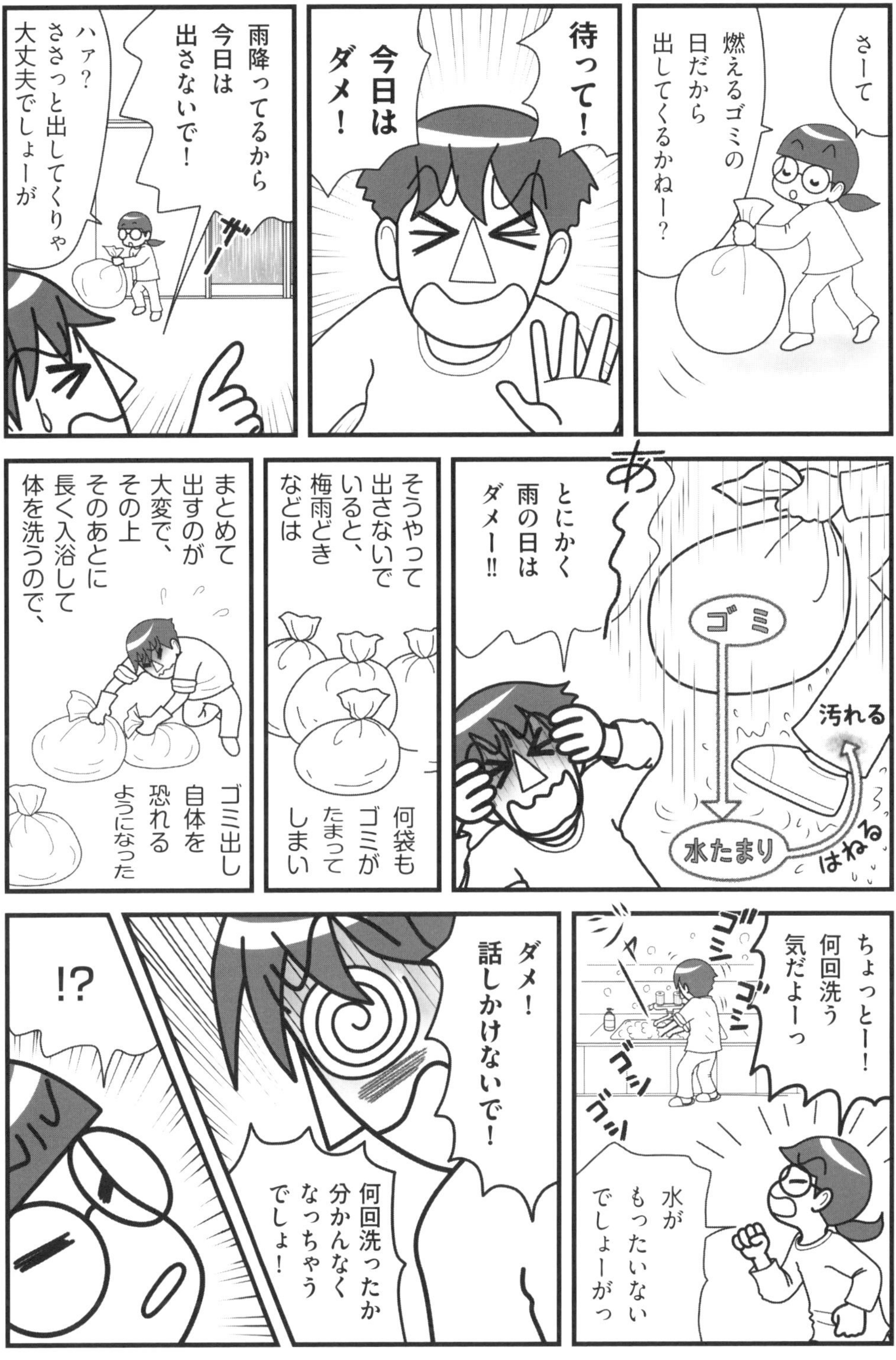

さーて
燃えるゴミの日だから出してくるかねー？
待って！
今日はダメ！
雨降ってるから今日は出さないで！
ザー
ハァ？ささっと出してくりゃ大丈夫でしょーが
あ〜
とにかく雨の日はダメー!!
ゴミ
水たまり
はねる
汚れる
そうやって出さないでいると、梅雨どきなどは
何袋もゴミがたまってしまい
まとめて出すのが大変で、その上そのあとに長く入浴して体を洗うので、
ゴミ出し自体を恐れるようになった
ちょっとー！何回洗う気だよーっ
ジャー
ゴシゴシ
水がもったいないでしょーがっ
ダメ！話しかけないで！
何回洗ったか分かんなくなっちゃうでしょ！
!?

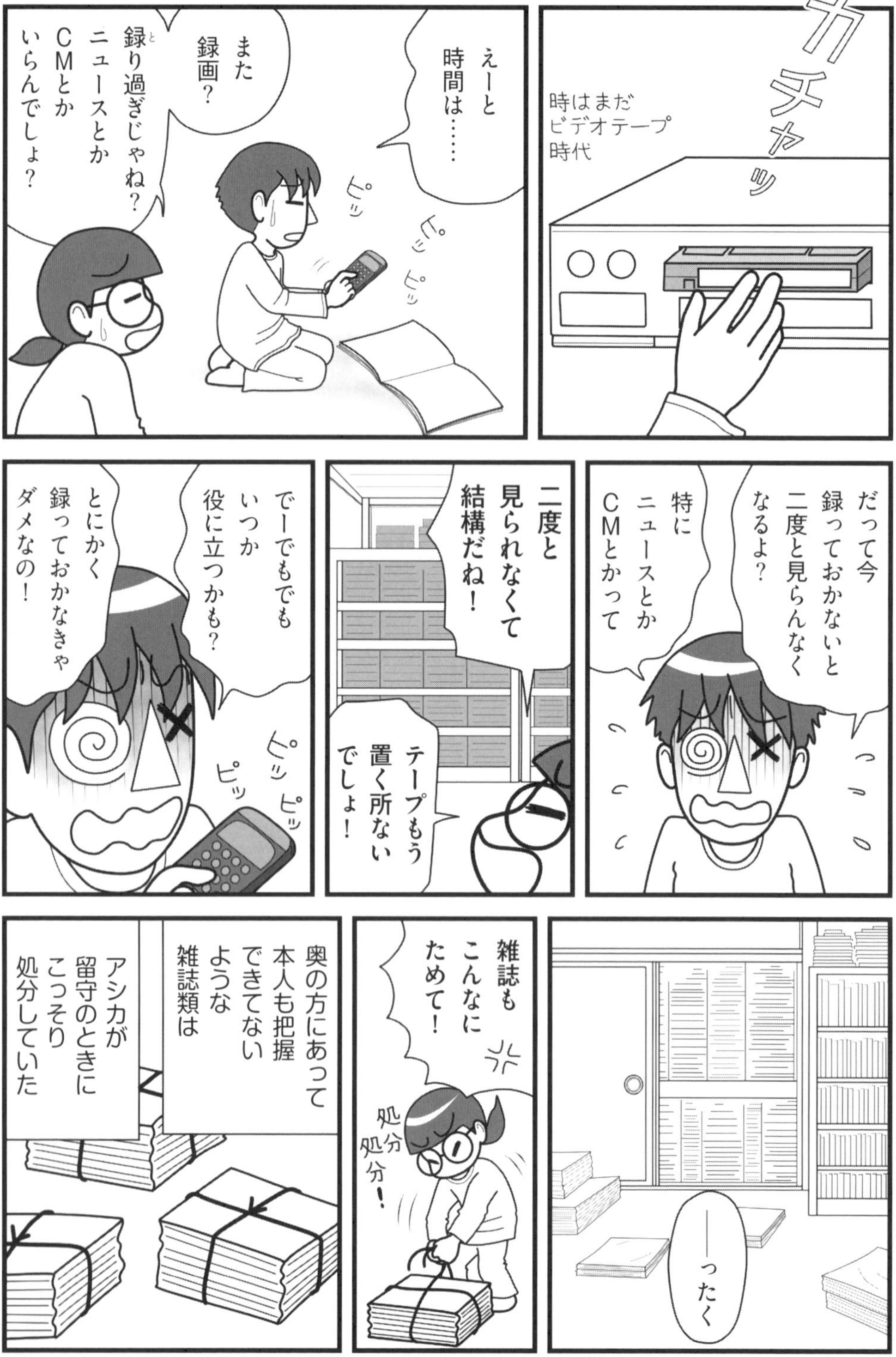

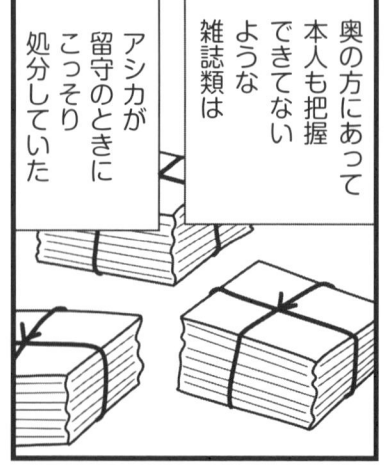

カチャッ
時はまだビデオテープ時代
えーと時間は……
ピッ ピッ ピッ
また録画?
録《と》り過ぎじゃね? ニュースとかCMとかいらんでしょ?
だって今録っておかないと二度と見らんなくなるよ?
特にニュースとかCMとかって
二度と見られなくて結構だね!
テープもう置く所ないでしょ!
でーでもでもいつか役に立つかも?
ピッ ピッ ピッ
とにかく録っておかなきゃダメなの!
――ったく
雑誌もこんなにためて!
処分処分処分!
奥の方にあって本人も把握できてないような雑誌類は
アシカが留守のときにこっそり処分していた

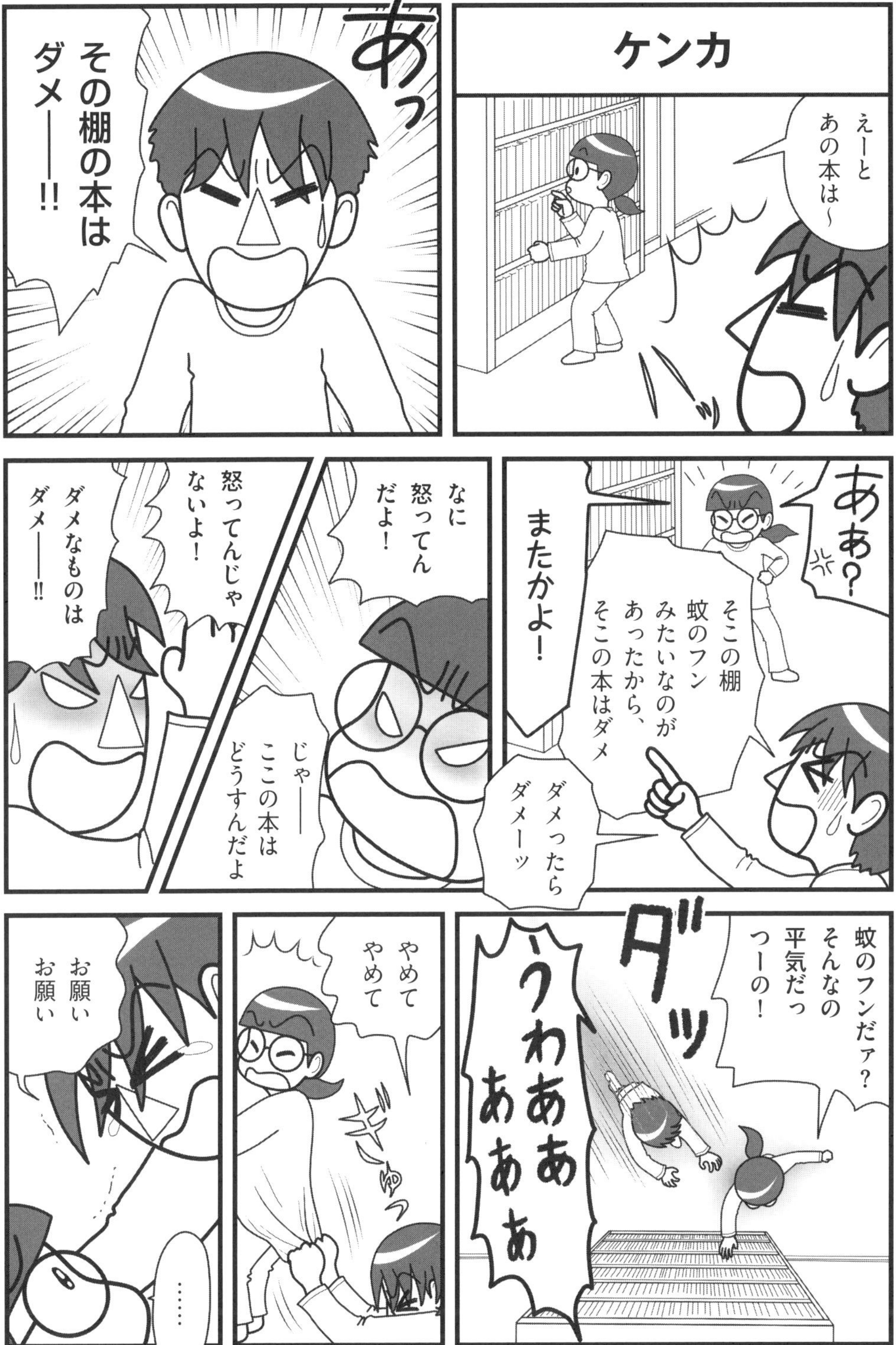
ケンカ
えーと あの本は~
あっ
その棚の本はダメーーー!!
ああ?
そこの棚 蚊のフン みたいなのが あったから、そこの本はダメ
またかよ!
ダメったら ダメーッ
なに 怒ってん だよ!
じゃーー ここの本は どうすんだよ
怒ってんじゃ ないよ!
ダメなものは ダメーーー!!
蚊のフンだァ? そんなの 平気だっ つーの!
ダッ
うわあああ あああ
やめて やめて
ぎゅっ
お願い お願い
……

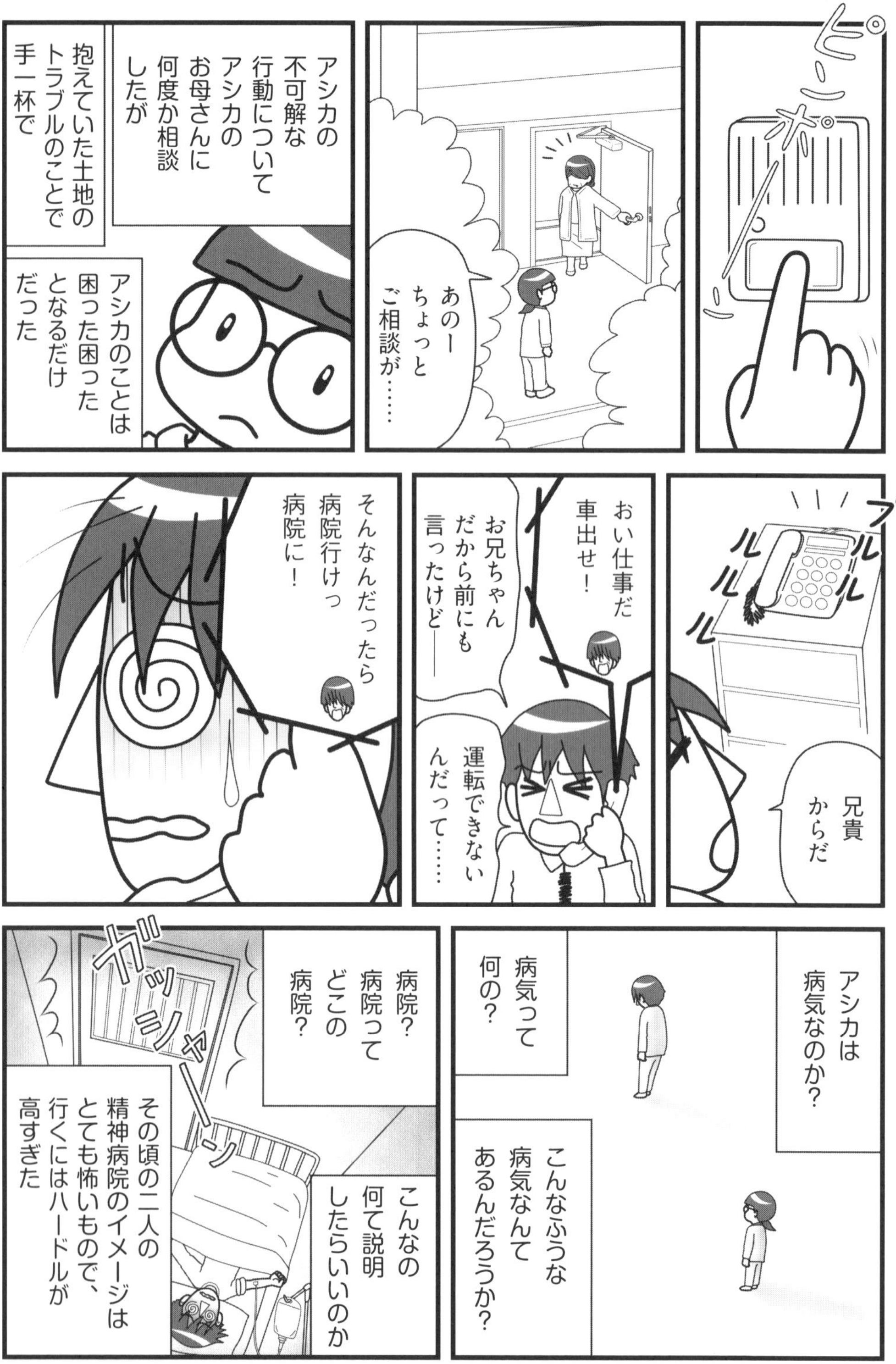
ピンポーン
あのー
ちょっと
ご相談が……
アシカの
不可解な
行動について
アシカの
お母さんに
何度か相談
したが
抱えていた土地の
トラブルのことで
手一杯で
アシカのことは
困った困った
となるだけ
だった
プルルルル
兄貴
からだ
おい仕事だ
車出せ！
お兄ちゃん
だから前にも
言ったけど——
運転できない
んだって……
そんなんだったら
病院行けっ
病院に！
アシカは
病気なのか？
病気って
何の？
こんなふうな
病気なんて
あるんだろうか？
病院？
病院って
どこの
病院？
ガッシャーン
こんなの
何て説明
したらいいのか
その頃の二人の
精神病院のイメージは
とても怖いもので、
行くにはハードルが
高すぎた

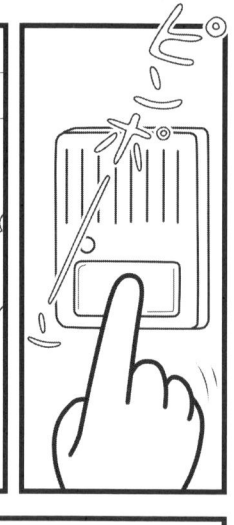

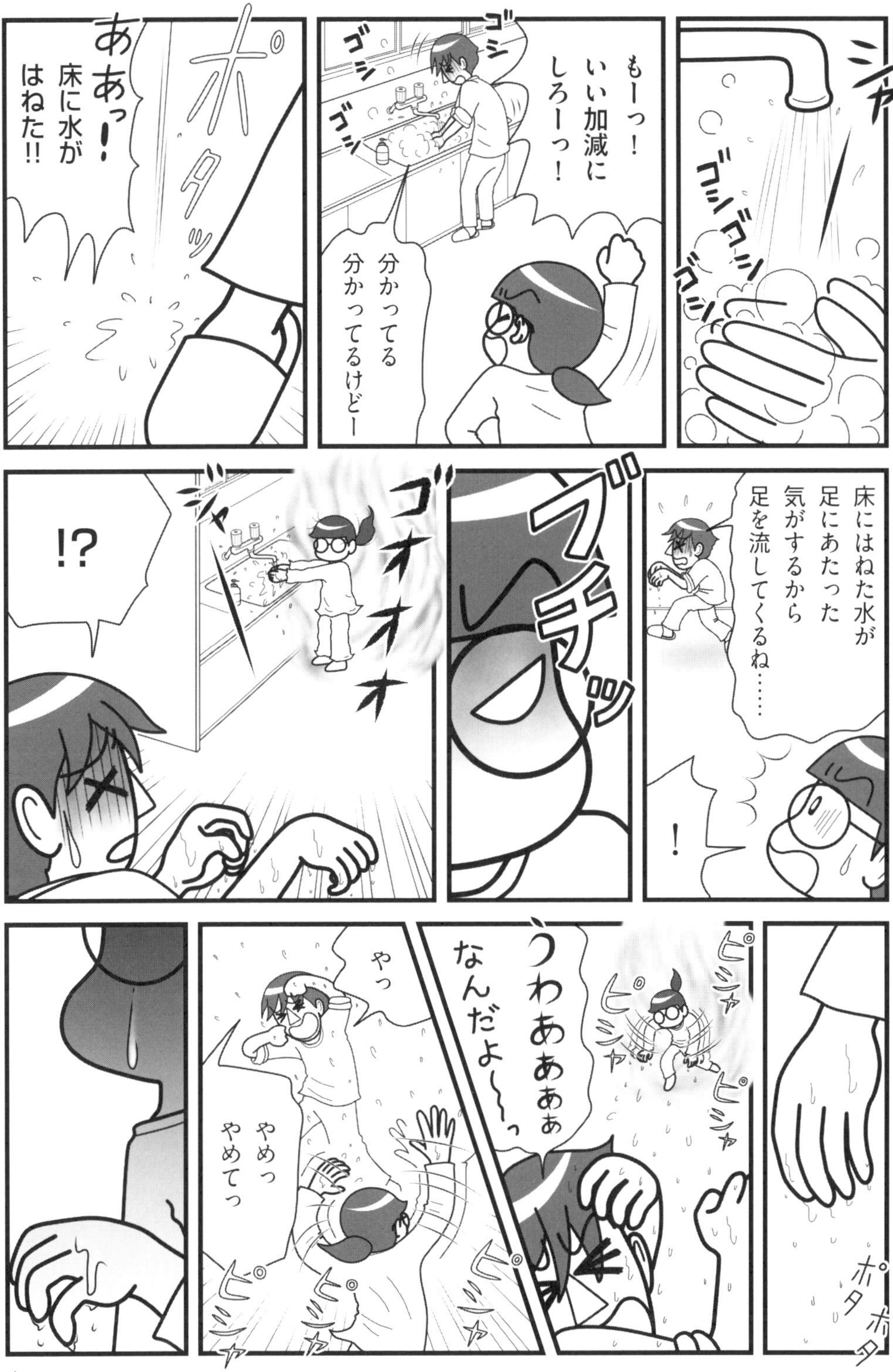
ジャ
ゴシゴシ
ゴシ
ゴシ
ゴシ
ゴシ
もーっ！
いい加減にしろーっ！
分かってる
分かってるけどー
ポタッ
ああっ！
床に水がはねた!!
床にはねた水が
足にあたった
気がするから
足を流してくるね……
！
ブチッ
ゴォォォォ
ジャ
!?
ポタポタ
ピシャ
ピシャ
ピシャ
ピシャ
うわあぁぁぁ
なんだよ〜っ
やっ
やめっ
やめてっ
ピシャ
ピシャ
ピシャ

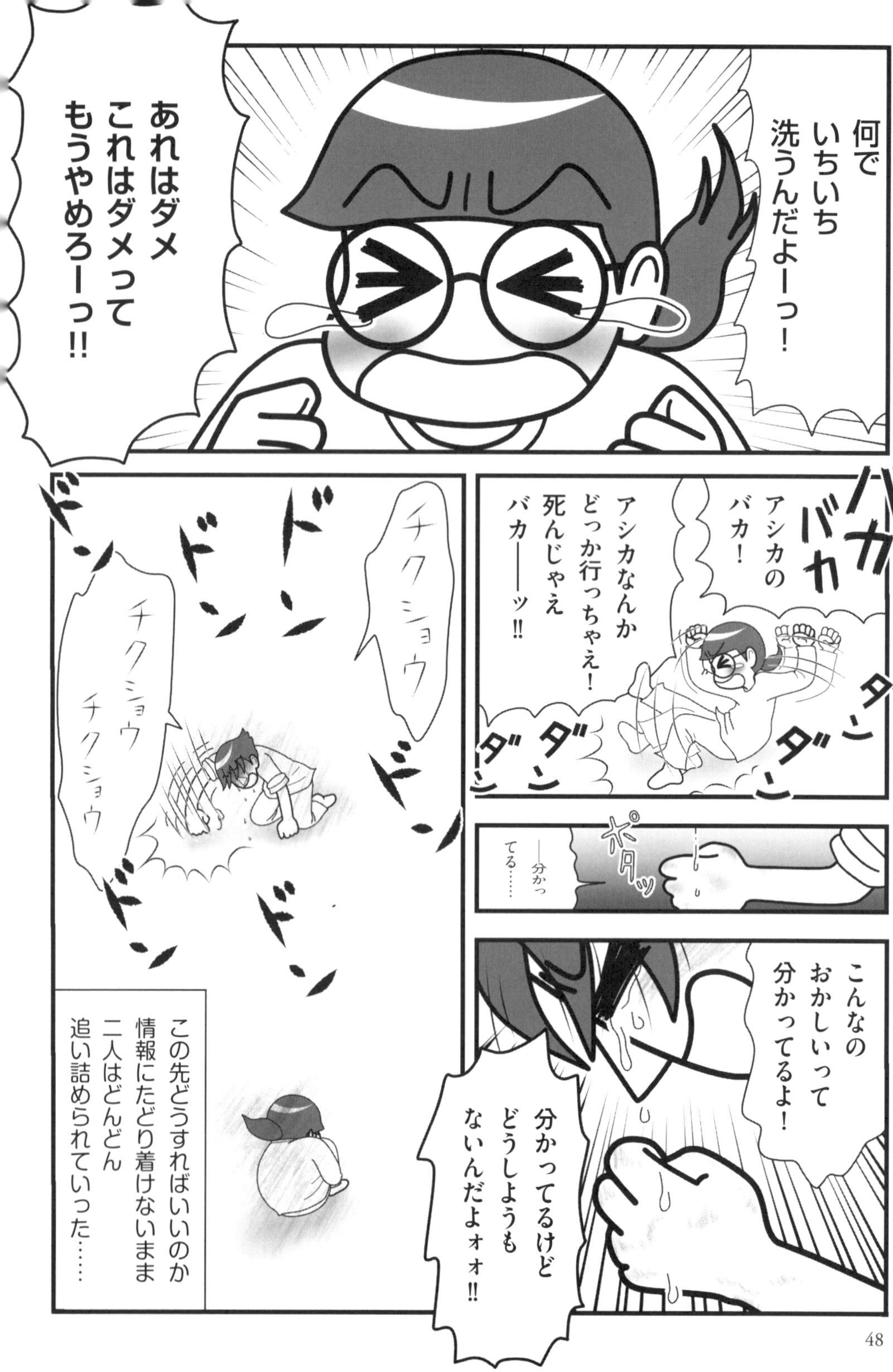
何で いちいち 洗うんだよーっ！
あれはダメ これはダメって もうやめろーっ!!
ガバ バカ
アシカの バカ！
アシカなんか どっか行っちゃえ！
死んじゃえ バカ――ッ!!
ダン ダン ダン ダン
ポタッ
――分かってる……
チクショウ
チクショウ チクショウ
ドン ドン ドン ドン ドン ドン ドン
こんなの おかしいって 分かってるよ！
分かってるけど どうしようも ないんだよォォ!!
この先どうすればいいのか 情報にたどり着けないまま 二人はどんどん 追い詰められていった……

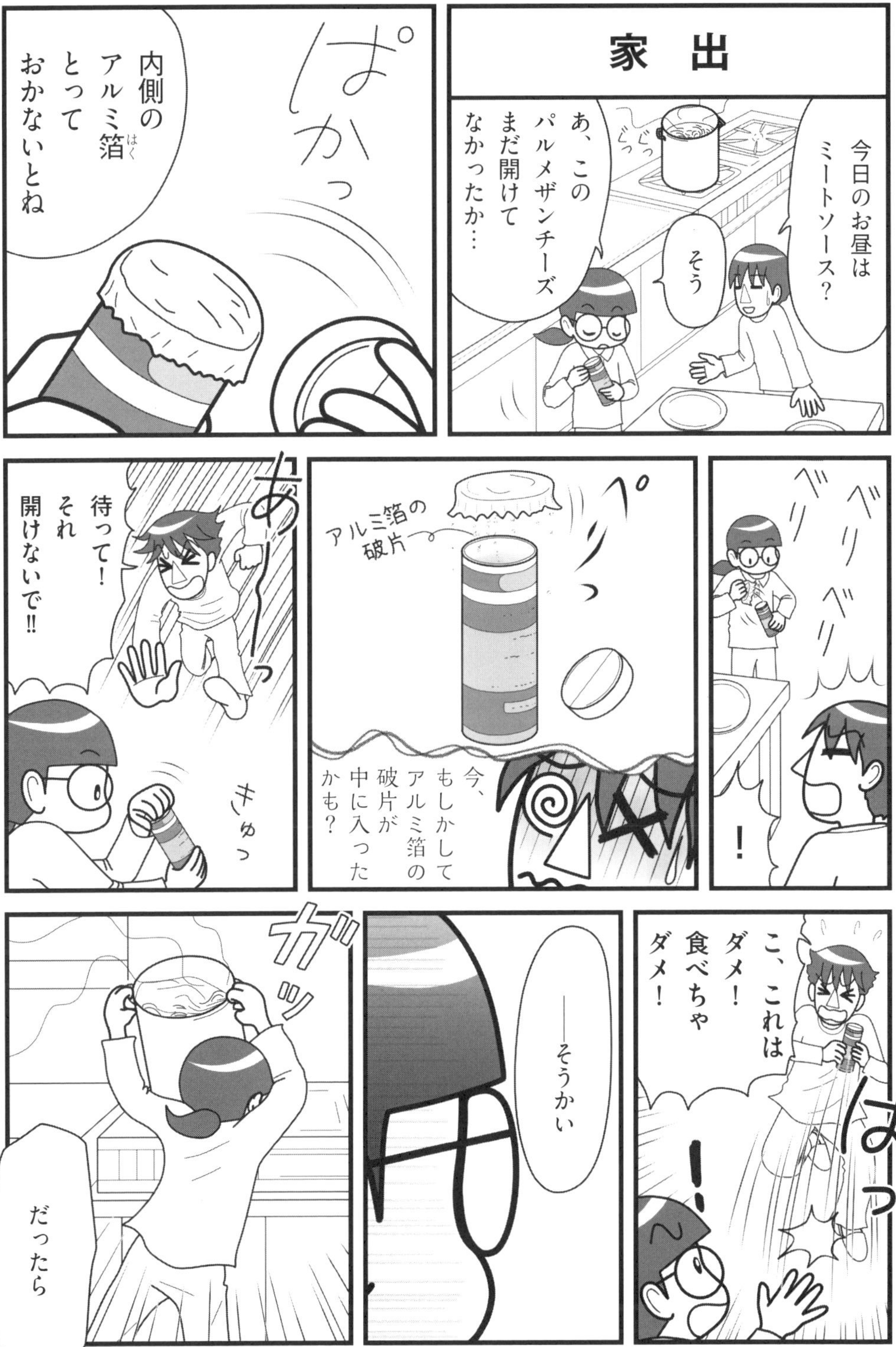

家出
今日のお昼はミートソース？
そう
ぐつぐつ
あ、このパルメザンチーズまだ開けてなかったか…
ぱかっ
内側のアルミ箔《はく》とっておかないとね
ベリベリベリ
!
ペリッ
アルミ箔の破片
今、もしかしてアルミ箔の破片が中に入ったかも？
あーっ
待って！それ開けないで!!
きゅっ
こ、これはダメ！食べちゃダメ！
ぱっ
!!
——そうかい
ガッ
だったら

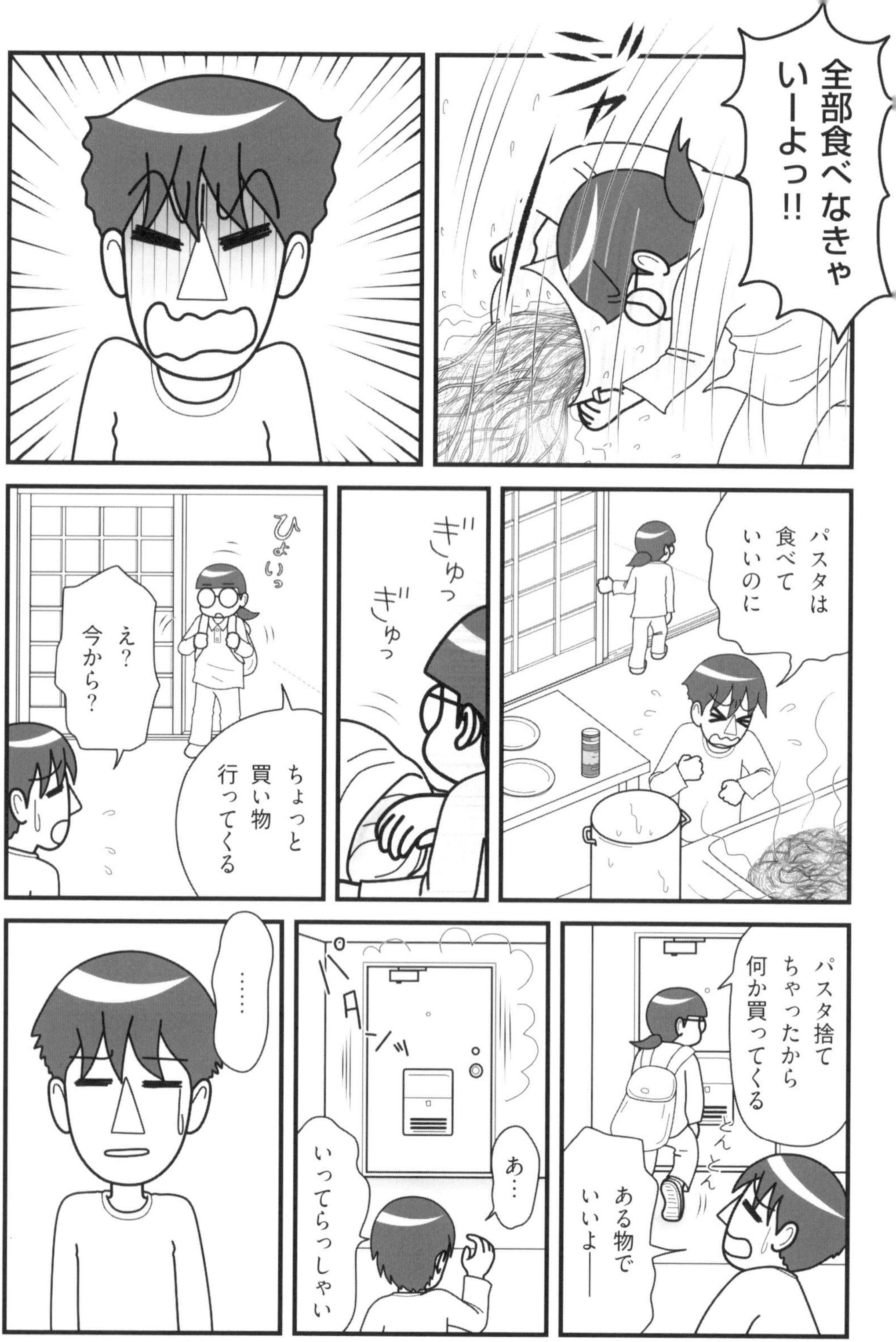
全部食べなきゃいーよっ!!
パスタは食べていいのに
ぎゅっ
ぎゅっ
ひょいっ
ちょっと買い物行ってくる
え? 今から?
パスタ捨てちゃったから何か買ってくる
どんどん
ある物でいいよ――
バタン
あ…
いってらっしゃい
……

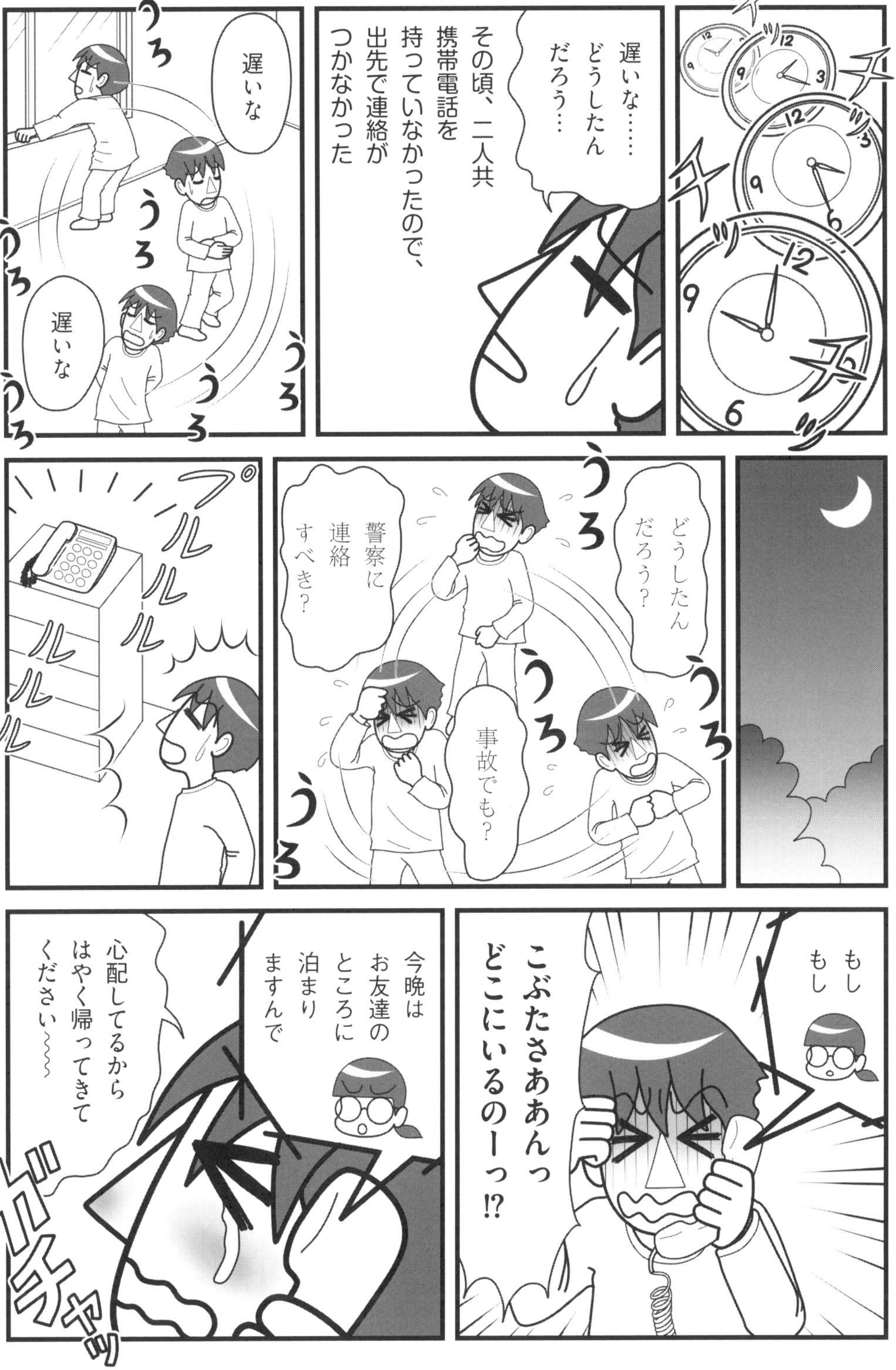
遅いな……
どうしたんだろう…
その頃、二人共携帯電話を持っていなかったので、出先で連絡がつかなかった
遅いな
遅いな
うろうろ
うろうろ
うろうろ
うろうろ
どうしたんだろう?
警察に連絡すべき?
事故でも?
うろうろ
うろうろ
プルルルルルル
もしもし
こぶたさああんっ どこにいるのーっ!?
今晩はお友達のところに泊まりますんで
心配してるからはやく帰ってきてください〰〰
ガチャッ

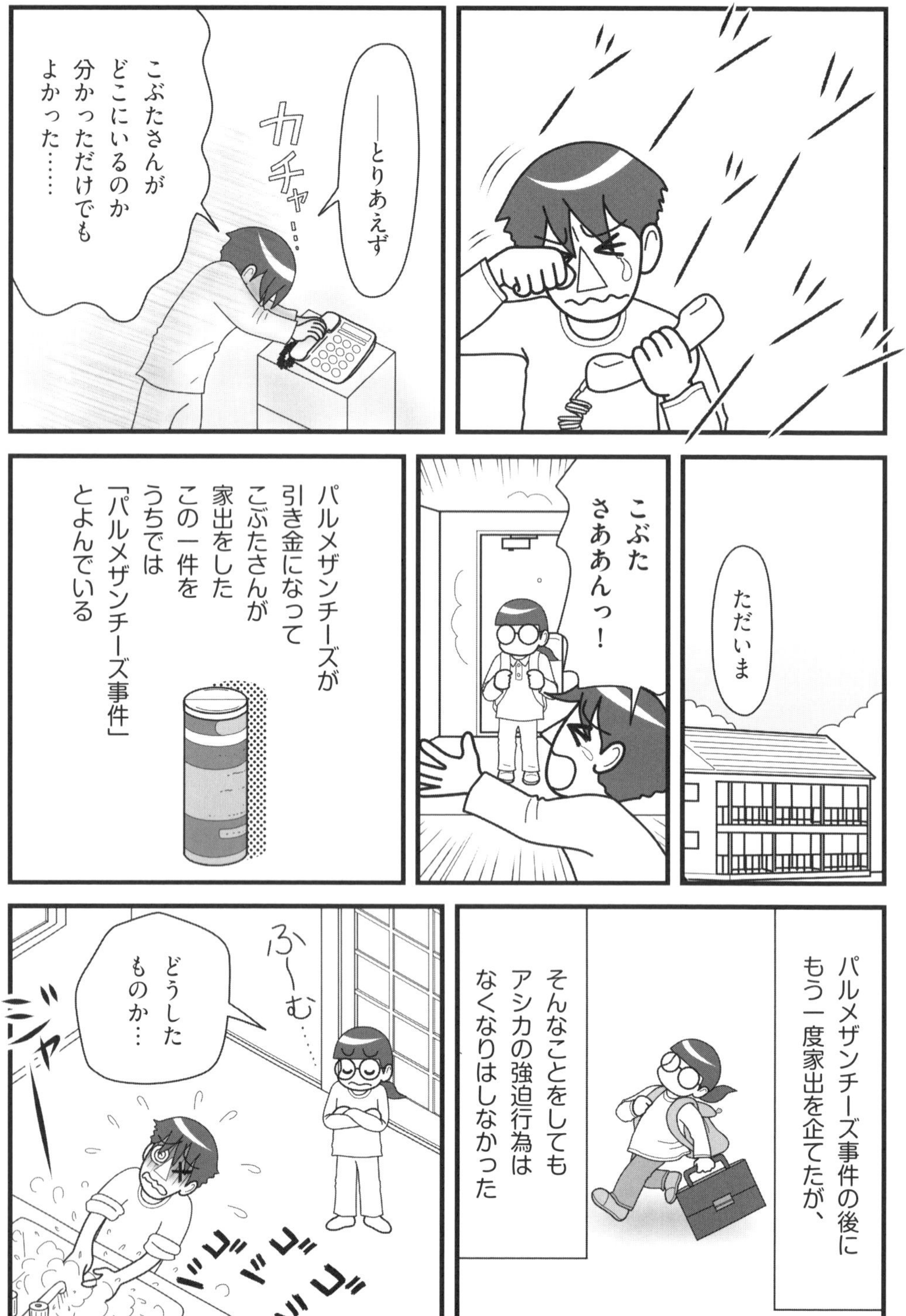
――とりあえず
カチャ…
こぶたさんが
どこにいるのか
分かっただけでも
よかった……
ただいま
こぶた
さああんっ！
パルメザンチーズが
引き金になって
こぶたさんが
家出をした
この一件を
うちでは
「パルメザンチーズ事件」
とよんでいる
パルメザンチーズ事件の後に
もう一度家出を企てたが、
そんなことをしても
アシカの強迫行為は
なくなりはしなかった
ジャ
ふ〜む……
どうした
ものか…
ゴシゴシゴシ

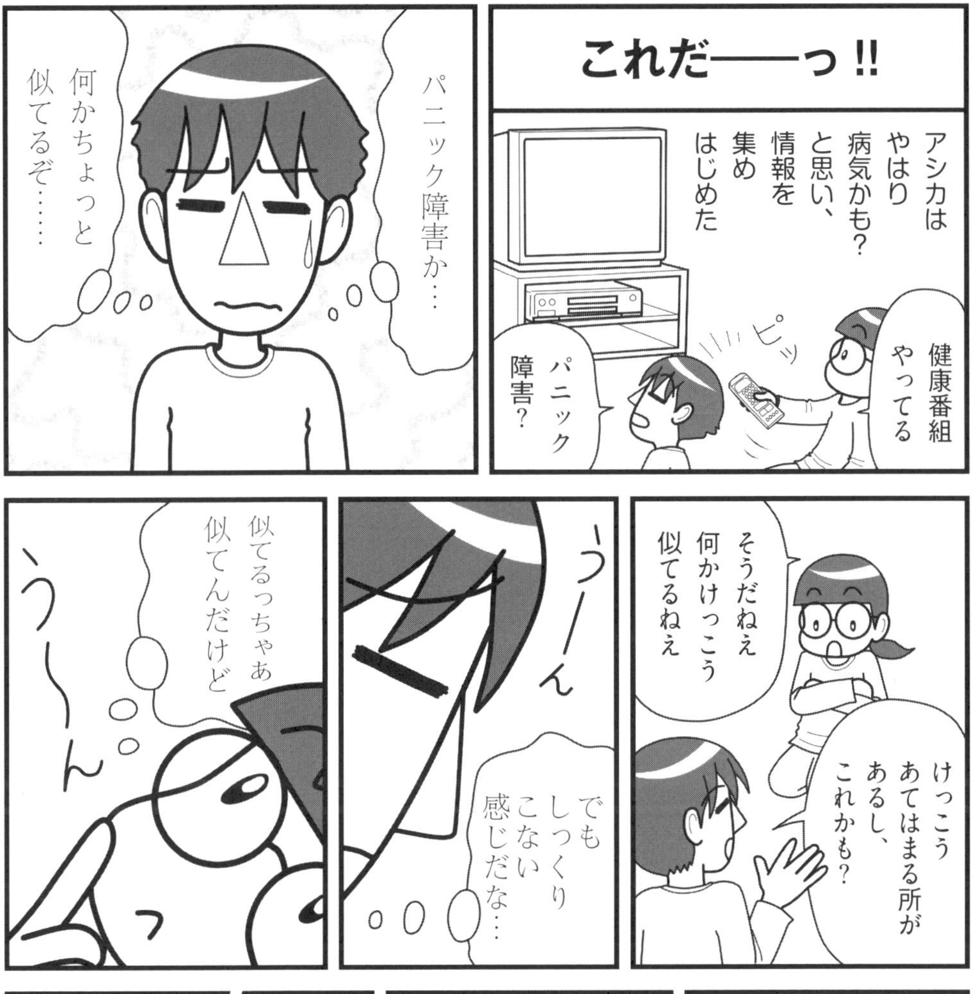

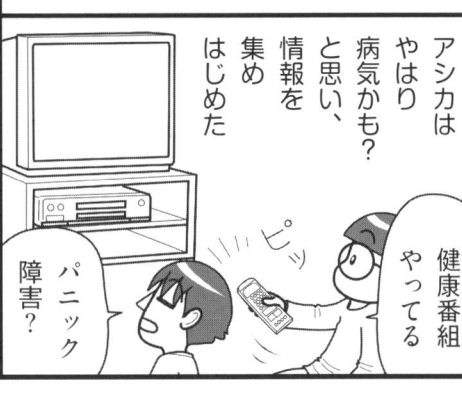

これだ――っ!!
アシカはやはり病気かも?と思い、情報を集めはじめた
健康番組やってる
ピッ
パニック障害?
パニック障害か…
何かちょっと似てるぞ……
そうだねえ何かけっこう似てるねえ
けっこうあてはまる所があるし、これかも?
う〜ん
でもしっくりこない感じだな…
似てるっちゃあ似てんだけど
う〜〜ん
その頃のアシカは「ウィンドウズが怖かった」ので、ネットは使えず本やテレビで近い症状の病気がないかチェックしていた
よく分からん
家庭の医学
今回の健康番組はOCDだと
OCD?
あ!
もしや!

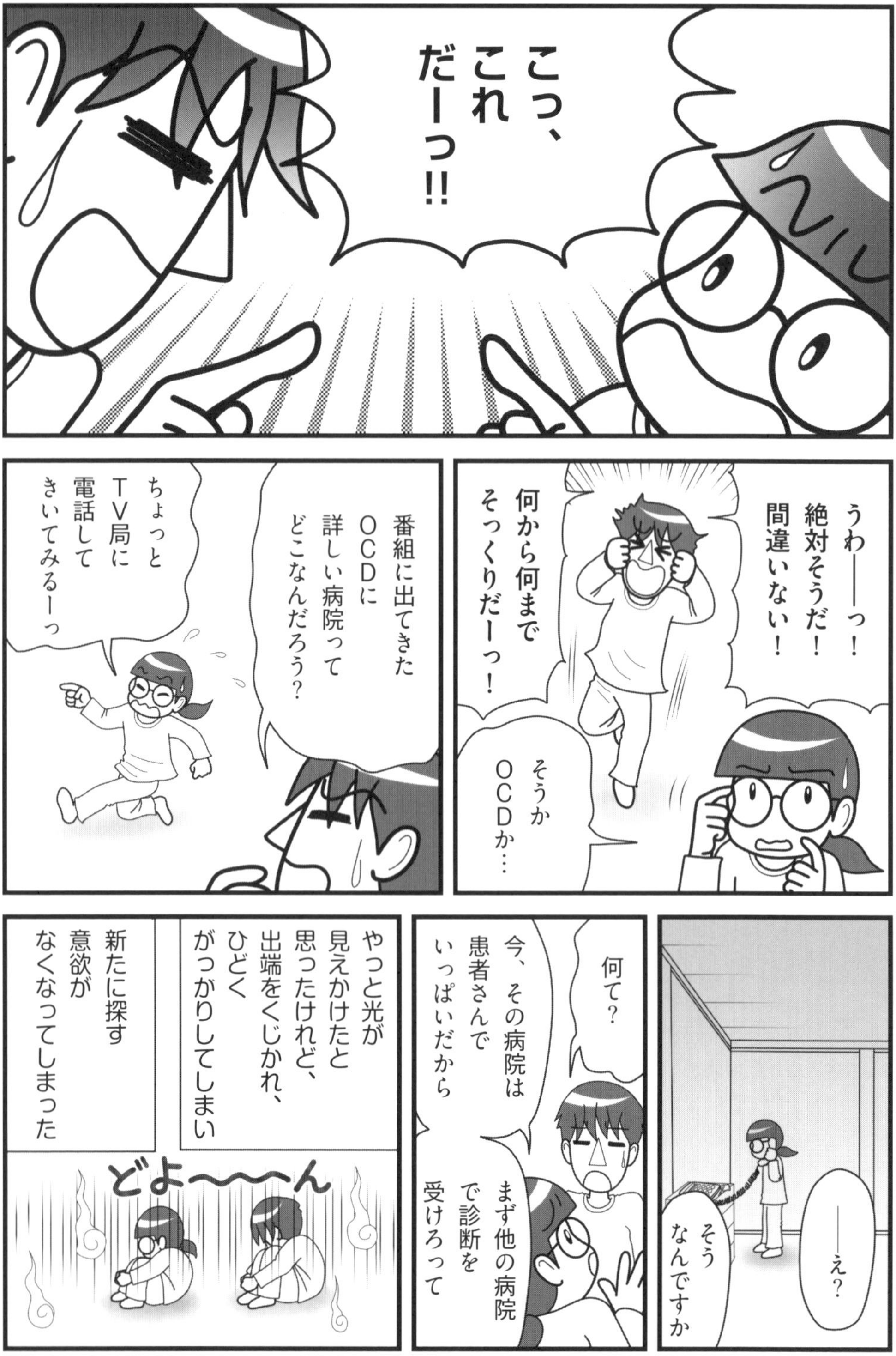
こっ、
これ
だーっ!!
うわ――っ！
絶対そうだ！
間違いない！
何から何まで
そっくりだーっ！
そうか
OCDか…
番組に出てきた
OCDに
詳しい病院って
どこなんだろう？
ちょっと
TV局に
電話して
きいてみるーっ
――え？
そう
なんですか
何て？
今、その病院は
患者さんで
いっぱいだから
まず他の病院
で診断を
受けろって
やっと光が
見えかけたと
思ったけれど、
出端をくじかれ、
ひどく
がっかりしてしまい
新たに探す
意欲が
なくなってしまった
どよ〜〜ん

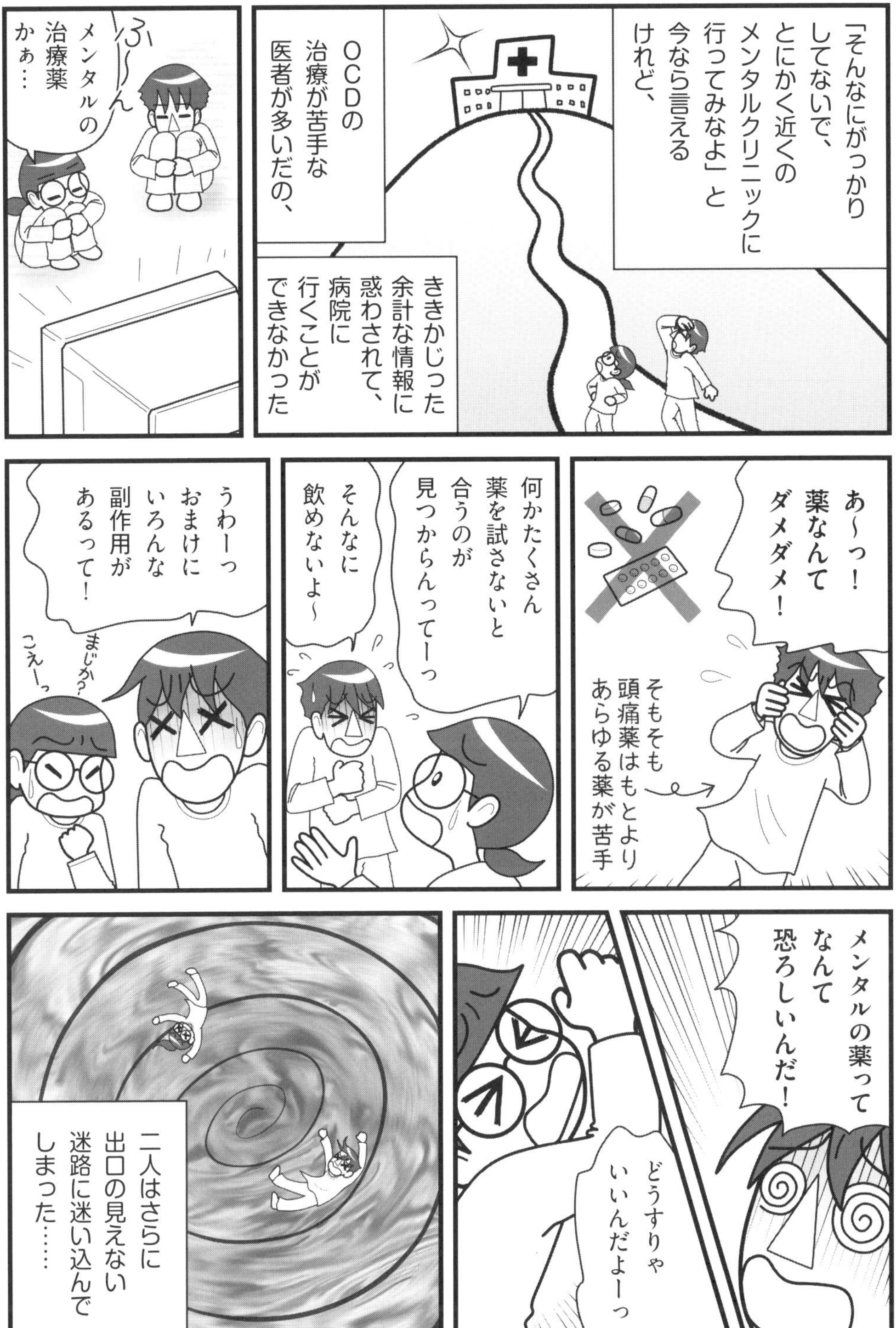

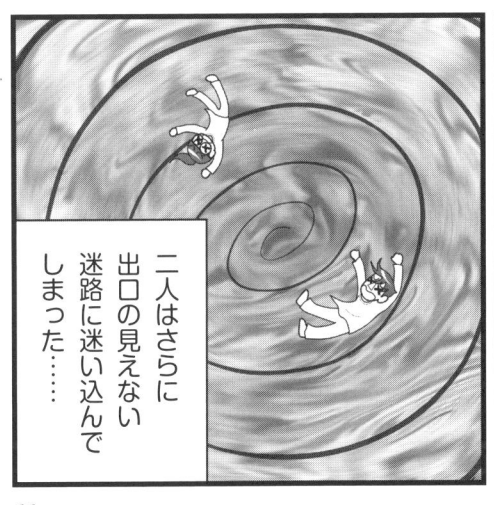

「そんなにがっかりしてないで、とにかく近くのメンタルクリニックに行ってみなよ」と今なら言えるけれど、
OCDの治療が苦手な医者が多いだの、
ききかじった余計な情報に惑わされて、病院に行くことができなかった
ふ〜ん
メンタルの治療薬かぁ…
あ〜っ！薬なんてダメダメ！
そもそも頭痛薬はもとよりあらゆる薬が苦手
何かたくさん薬を試さないと合うのが見つからんってーっ
そんなに飲めないよ〜
うわーっおまけにいろんな副作用があるって！
まじか？
こえ〜っ
メンタルの薬ってなんて恐ろしいんだ！
どうすりゃいいんだよーっ
二人はさらに出口の見えない迷路に迷い込んでしまった……

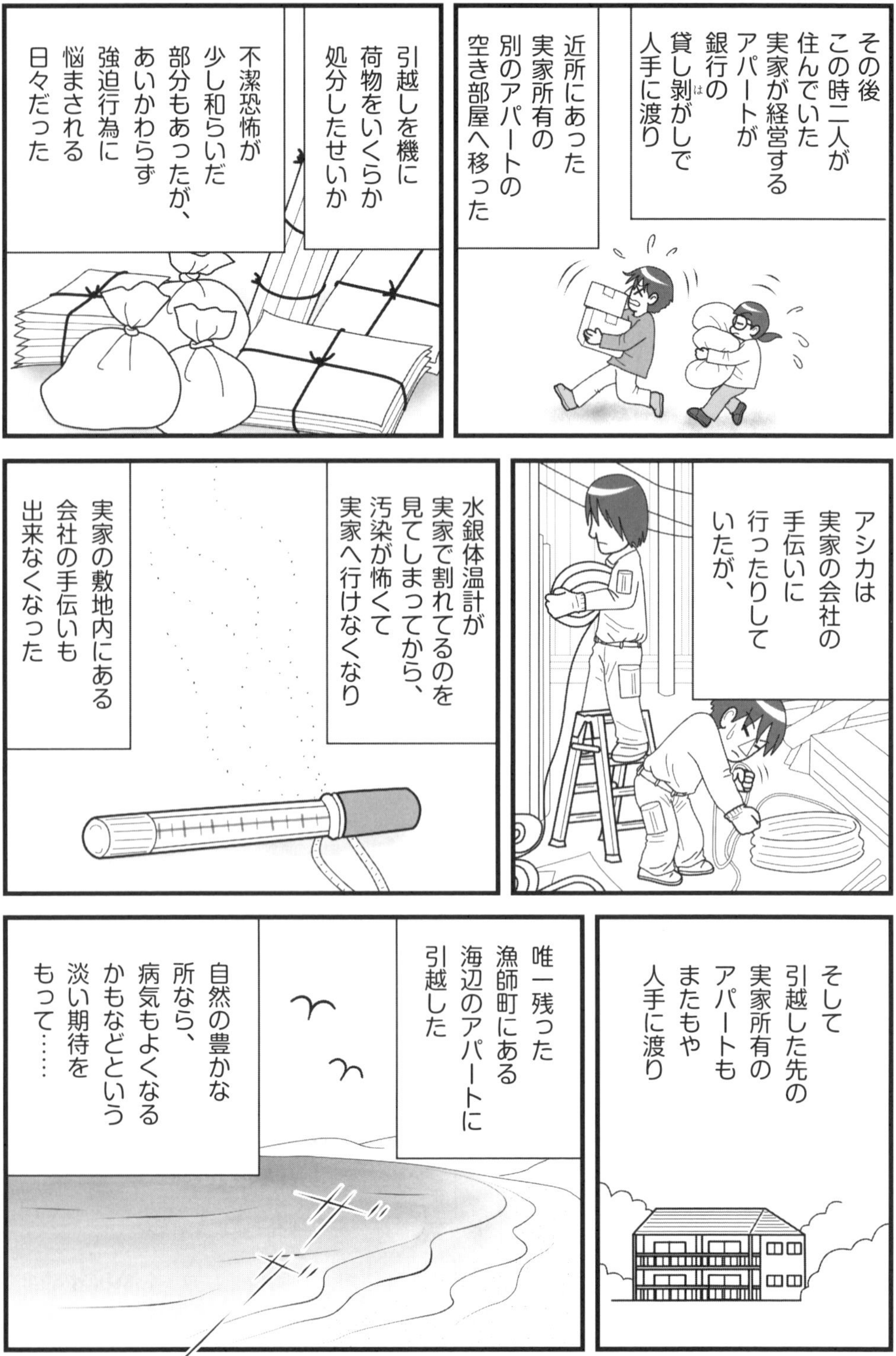
その後
この時二人が
住んでいた
実家が経営する
アパートが
銀行の
貸し剥《は》がしで
人手に渡り
近所にあった
実家所有の
別のアパートの
空き部屋へ移った
引越しを機に
荷物をいくらか
処分したせいか
不潔恐怖が
少し和らいだ
部分もあったが、
あいかわらず
強迫行為に
悩まされる
日々だった
アシカは
実家の会社の
手伝いに
行ったりして
いたが、
水銀体温計が
実家で割れてるのを
見てしまってから、
汚染が怖くて
実家へ行けなくなり
実家の敷地内にある
会社の手伝いも
出来なくなった
そして
引越した先の
実家所有の
アパートも
またもや
人手に渡り
唯一残った
漁師町にある
海辺のアパートに
引越した
自然の豊かな
所なら、
病気もよくなる
かもなどという
淡い期待を
もって……

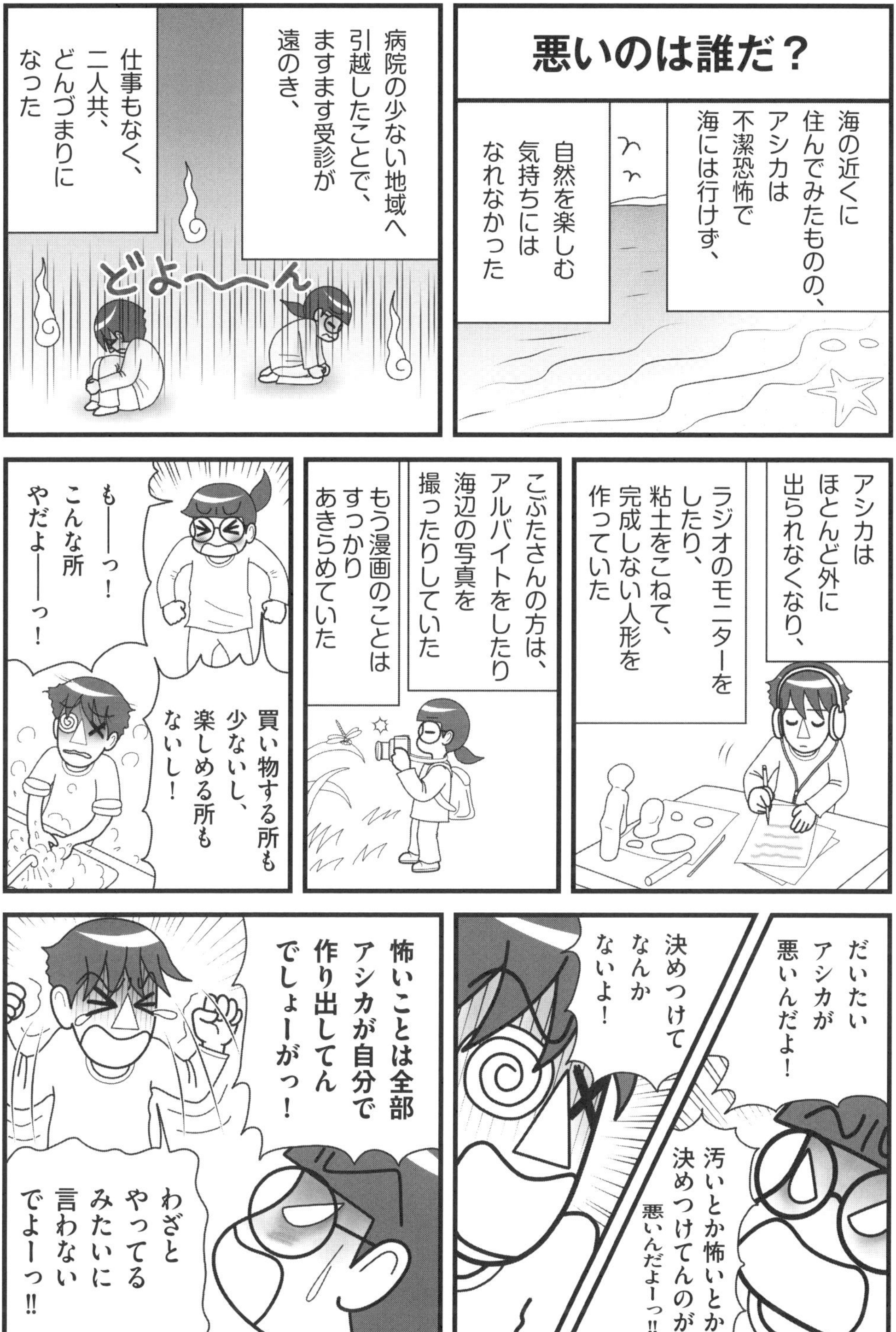
悪いのは誰だ？
海の近くに住んでみたものの、アシカは不潔恐怖で海には行けず、
自然を楽しむ気持ちにはなれなかった
病院の少ない地域へ引越したことで、ますます受診が遠のき、
仕事もなく、二人共、どんづまりになった
どよ〜〜ん
アシカはほとんど外に出られなくなり、
ラジオのモニターをしたり、粘土をこねて、完成しない人形を作っていた
こぶたさんの方は、アルバイトをしたり海辺の写真を撮ったりしていた
もう漫画のことはすっかりあきらめていた
も――っ！こんな所やだよ――っ！
買い物する所も少ないし、楽しめる所もないし！
だいたいアシカが悪いんだよ！
決めつけてなんかないよ！
汚いとか怖いとか決めつけてんのが
悪いんだよーっ!!
怖いことは全部アシカが自分で作り出してんでしょーがっ！
わざとやってるみたいに言わないでよーっ!!

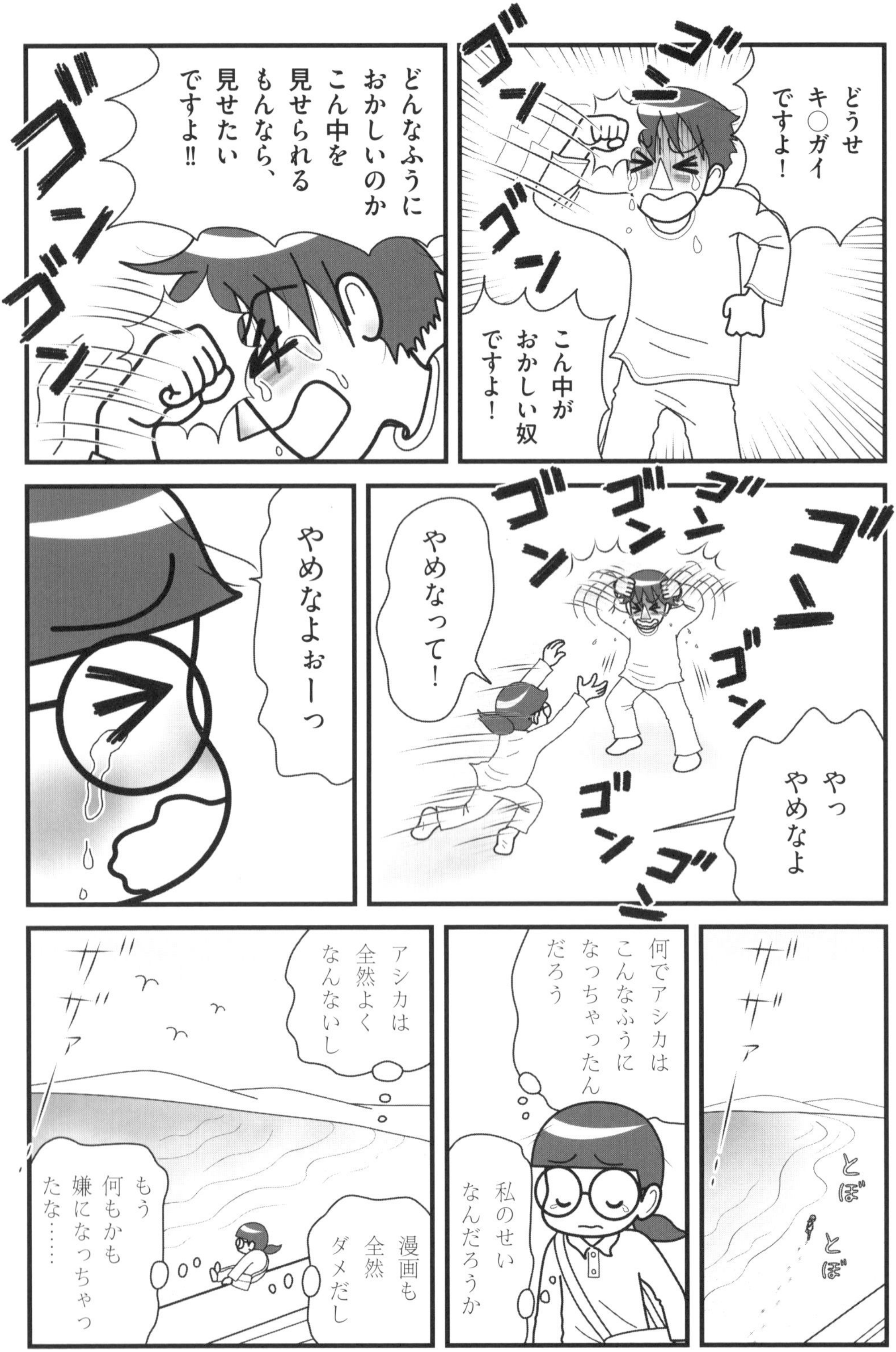

ゴン
どうせキ○ガイですよ！
ゴン
ゴン
こん中がおかしい奴ですよ！
ゴン
ゴン
ゴン
どんなふうにおかしいのかこん中を見せられるもんなら、見せたいですよ!!
ゴン
ゴン
ゴン
ゴン
やめなって！
ゴン
ゴン
やっ やめなよ
ゴン
やめなよぉーっ
ザザァー…
どぼ どぼ
何でアシカはこんなふうになっちゃったんだろう
私のせいなんだろうか
ザザァー
アシカは全然よくなんないし
漫画も全然ダメだし
もう何もかも嫌になっちゃったな……

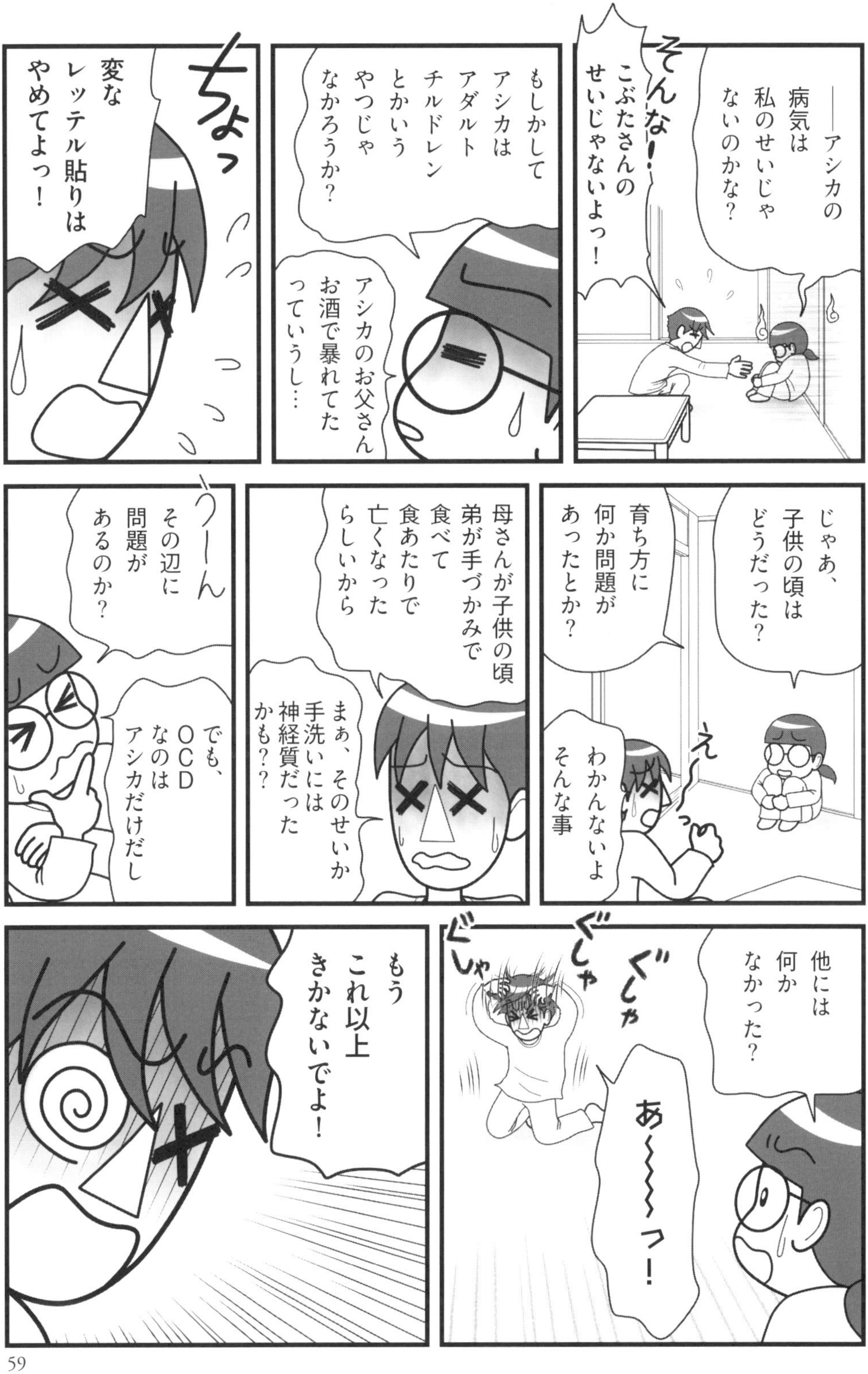
――アシカの病気は私のせいじゃないのかな?
そんな!
こぶたさんのせいじゃないよっ!
もしかしてアシカはアダルトチルドレンとかいうやつじゃなかろうか?
アシカのお父さんお酒で暴れてたっていうし…
ちょっ
変なレッテル貼りはやめてよっ!
じゃあ、子供の頃はどうだった?
育ち方に何か問題があったとか?
え～っ
わかんないよそんな事
母さんが子供の頃弟が手づかみで食べて食あたりで亡くなったらしいから
まぁ、そのせいか手洗いには神経質だったかも??
う～ん
その辺に問題があるのか?
でも、OCDなのはアシカだけだし
他には何かなかった?
ぐしゃ
ぐしゃ
ぐしゃ
あ～～～～っ!
もうこれ以上きかないでよ!

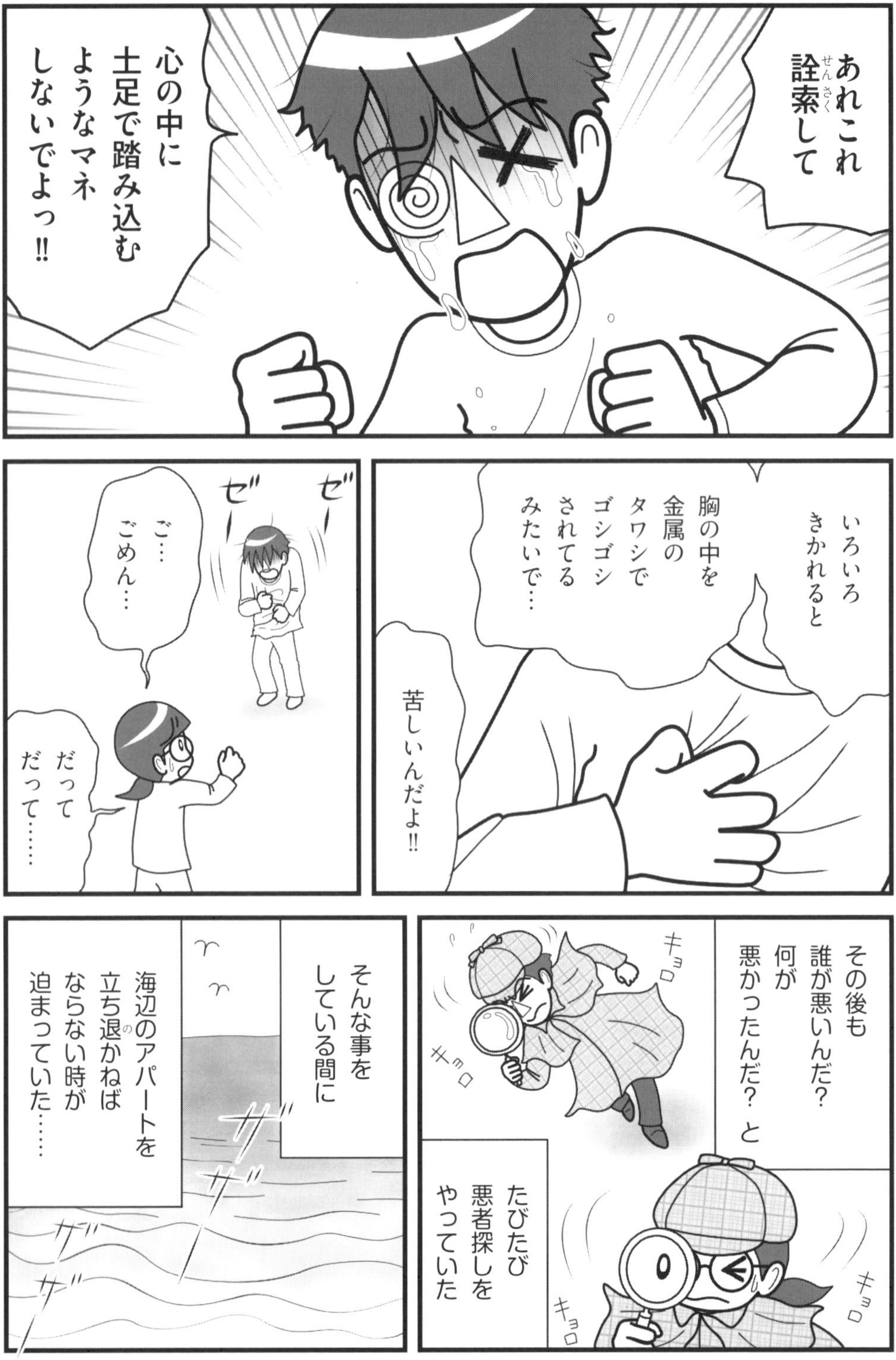
あれこれ詮索《せんさく》して
心の中に土足で踏み込むようなマネしないでよっ!!
いろいろきかれると胸の中を金属のタワシでゴシゴシされてるみたいで…
苦しいんだよ!!
ゼ
ゼ
ご…ごめん…
だってだって……
その後も誰が悪いんだ? 何が悪かったんだ? と
キョロ
キョロ
たびたび悪者探しをやっていた
キョロ
キョロ
そんな事をしている間に
海辺のアパートを立ち退《の》かねばならない時が迫っていた……

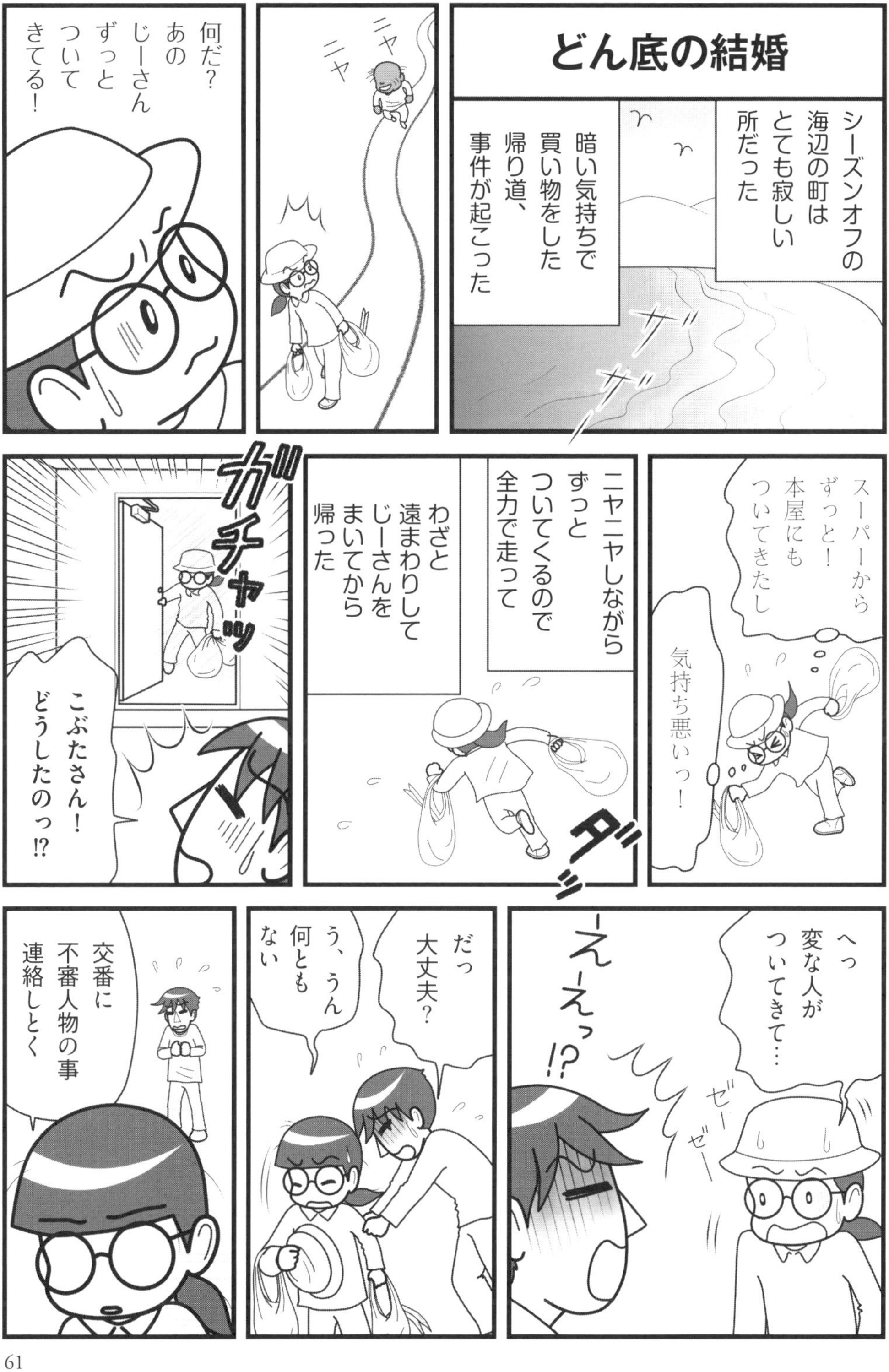
どん底の結婚
シーズンオフの海辺の町はとても寂しい所だった
暗い気持ちで買い物をした帰り道、事件が起こった
ザザ
ザザ
ニヤ
ニヤ
何だ？あのじーさんずっとついてきてる！
スーパーからずっと！本屋にもついてきたし
気持ち悪いっ！
ニヤニヤしながらずっとついてくるので全力で走って
わざと遠まわりしてじーさんをまいてから帰った
ダッ
ガチャッ
こぶたさん！どうしたのっ!?
へっ変な人がついてきて…
ゼー
ゼー
えーえっ!?
だっ大丈夫？
う、うん何ともない
交番に不審人物の事連絡しとく

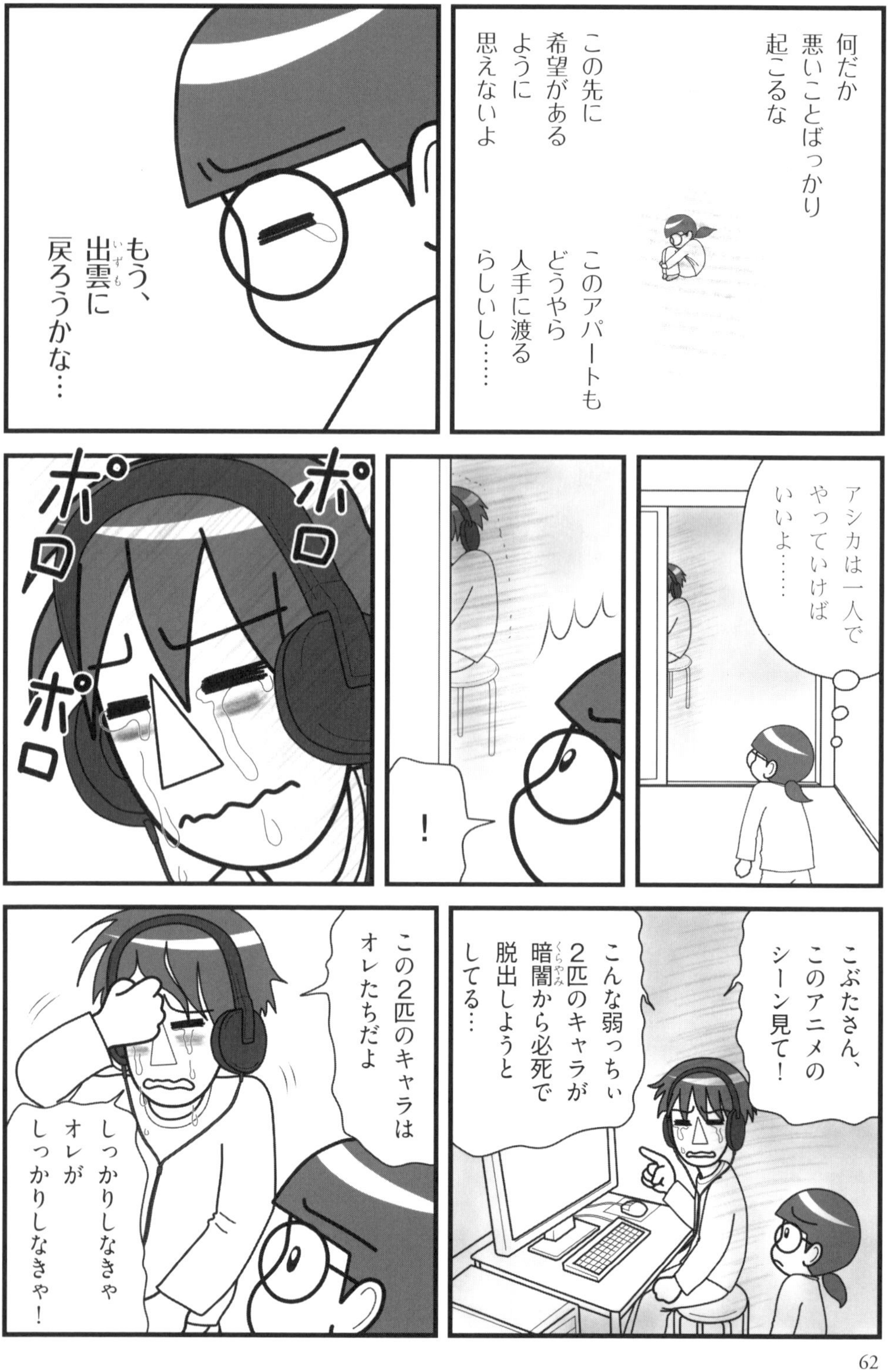
何だか悪いことばっかり起こるな
この先に希望があるように思えないよ
このアパートもどうやら人手に渡るらしいし……
もう、出雲《いずも》に戻ろうかな…
アシカは一人でやっていけばいいよ……
!
ポロ
ポロ
ポロ
ポロ
こぶたさん、このアニメのシーン見て!
こんな弱っちぃ2匹のキャラが暗闇《くらやみ》から必死で脱出しようとしてる…
この2匹のキャラはオレたちだよ
しっかりしなきゃオレがしっかりしなきゃ!

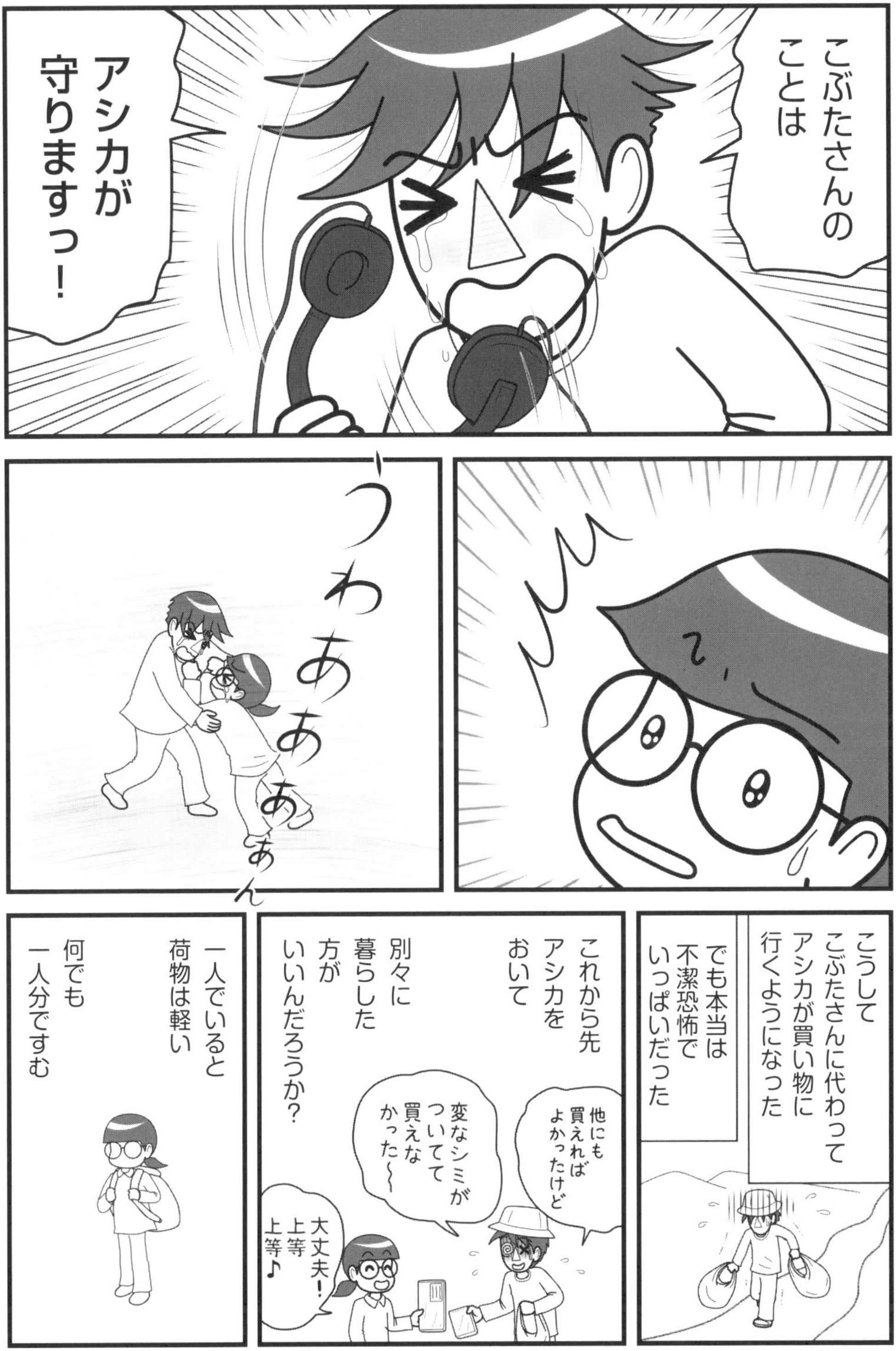
こぶたさんのことは
アシカが守りますっ！
うわあああああん
こうしてこぶたさんに代わってアシカが買い物に行くようになった
でも本当は不潔恐怖でいっぱいだった
これから先アシカをおいて
別々に暮らした方がいいんだろうか？
他にも買えればよかったけど
変なシミがついてて買えなかった〜
大丈夫！上等上等♪
一人でいると荷物は軽い
何でも一人分ですむ

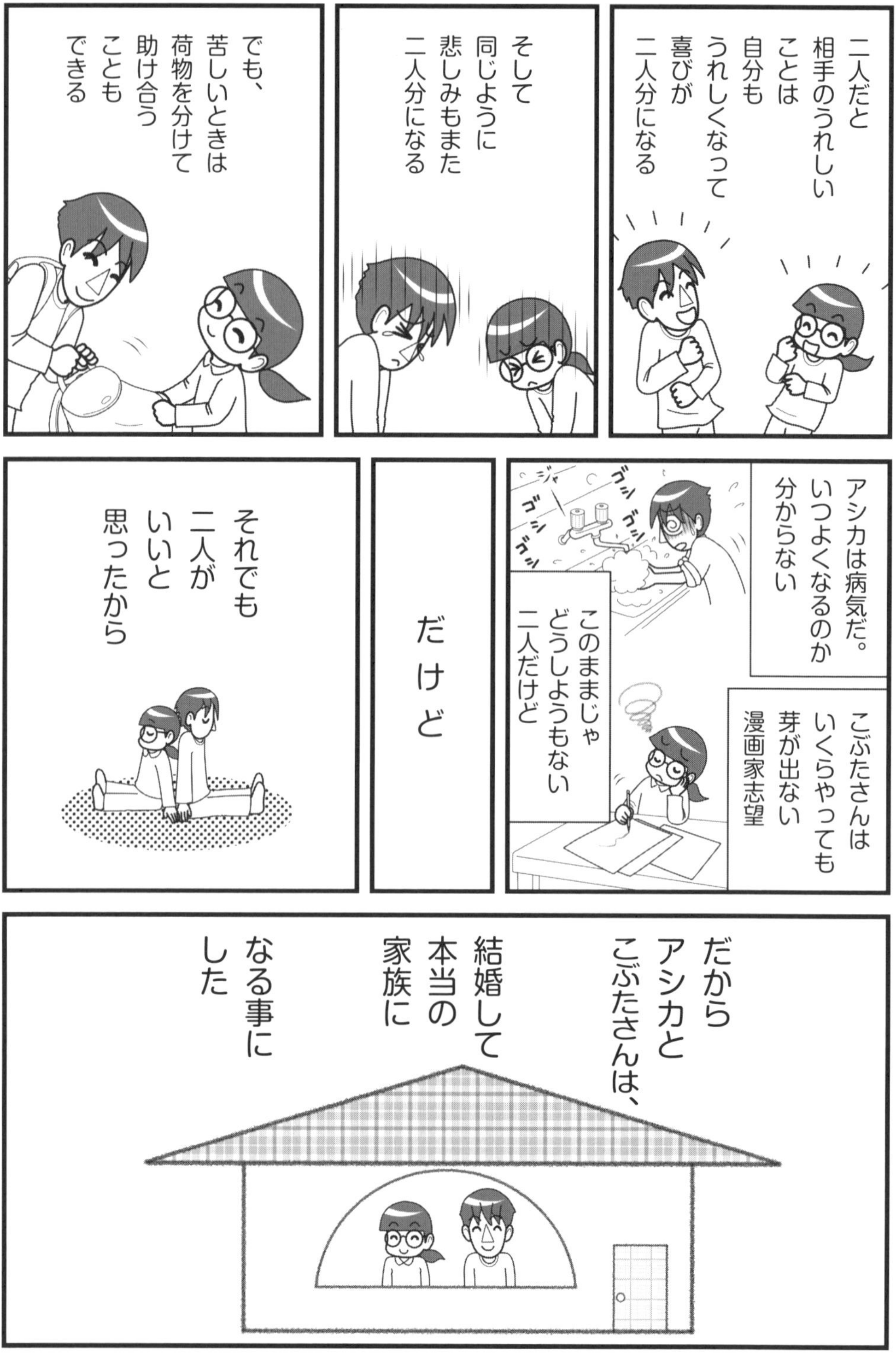
二人だと
相手のうれしい
ことは
自分も
うれしくなって
喜びが
二人分になる
そして
同じように
悲しみもまた
二人分になる
でも、
苦しいときは
荷物を分けて
助け合う
ことも
できる
アシカは病気だ。
いつよくなるのか
分からない
ジャー
ゴシゴシ
ゴシゴシ
こぶたさんは
いくらやっても
芽が出ない
漫画家志望
このままじゃ
どうしようもない
二人だけど
だけど
それでも
二人が
いいと
思ったから
だから
アシカと
こぶたさんは、
結婚して
本当の
家族に
なる事に
した

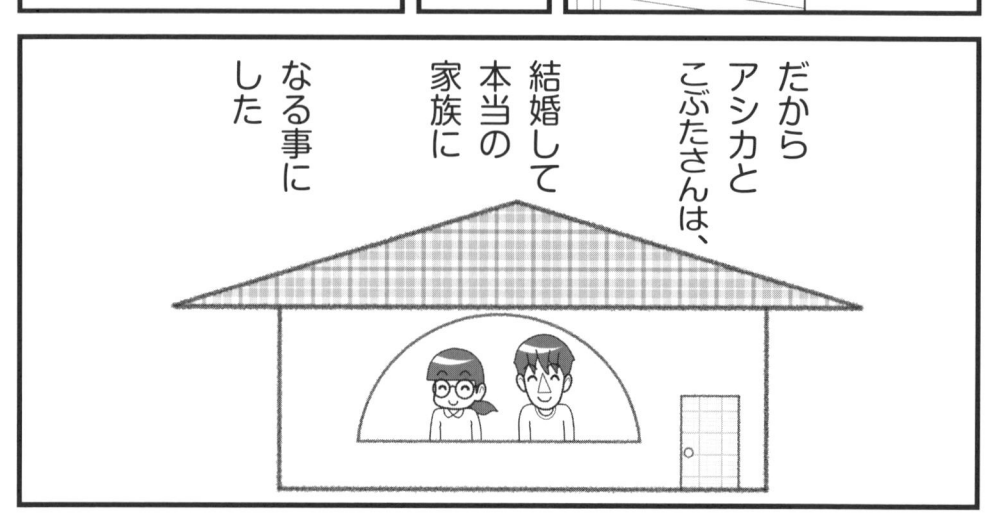

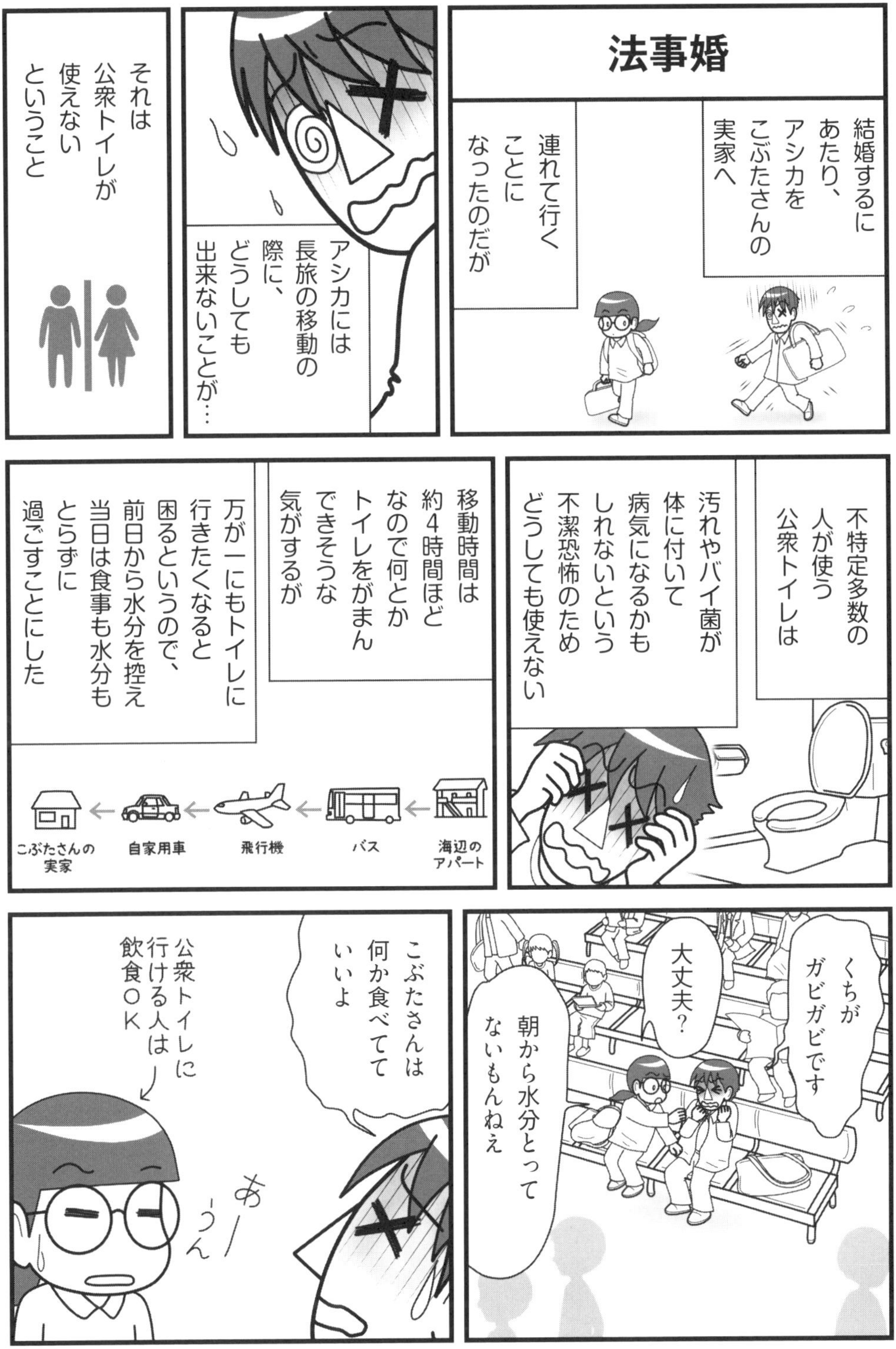
法事婚
結婚するにあたり、アシカをこぶたさんの実家へ
連れて行くことになったのだが
アシカには長旅の移動の際に、どうしても出来ないことが…
それは公衆トイレが使えないということ
不特定多数の人が使う公衆トイレは
汚れやバイ菌が体に付いて病気になるかもしれないという不潔恐怖のためどうしても使えない
移動時間は約4時間ほどなので何とかトイレをがまんできそうな気がするが
万が一にもトイレに行きたくなると困るというので、前日から水分を控え当日は食事も水分もとらずに過ごすことにした
海辺のアパート
バス
飛行機
自家用車
こぶたさんの実家
くちがガビガビです
大丈夫？
朝から水分とってないもんねえ
こぶたさんは何か食べてていいよ
あー
うん
公衆トイレに行ける人は飲食ＯＫ

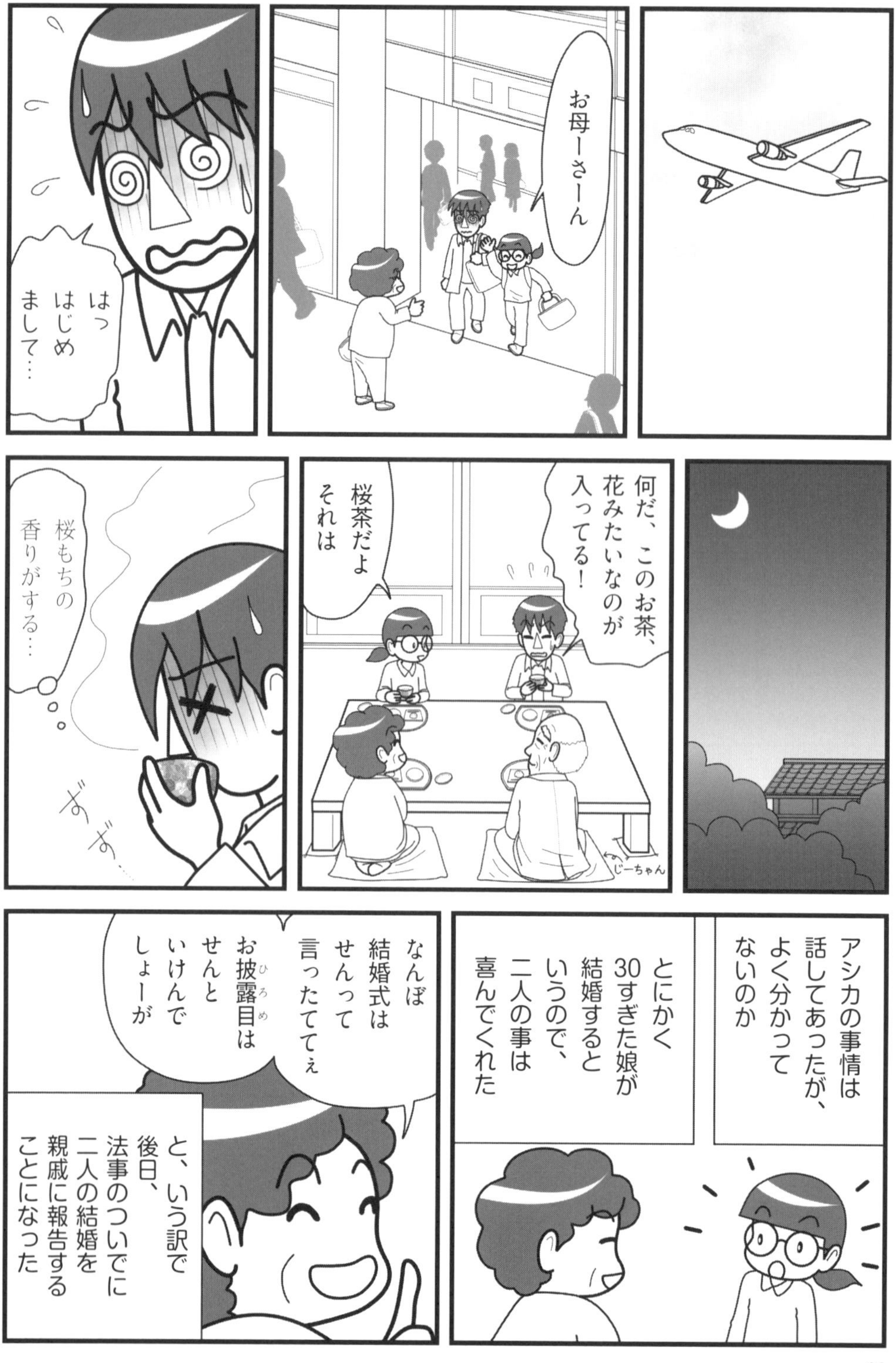

お母ーさーん
はっ はじめ まして…
何だ、このお茶、花みたいなのが入ってる!
桜茶だよ それは
じーちゃん
桜もちの香りがする…
ずず…
アシカの事情は話してあったが、よく分かってないのか
とにかく30すぎた娘が結婚するというので、二人の事は喜んでくれた
なんぼ結婚式はせんって言ったててぇ お披露目《ひろめ》はせんといけんでしょーが
と、いう訳で後日、法事のついでに二人の結婚を親戚に報告することになった

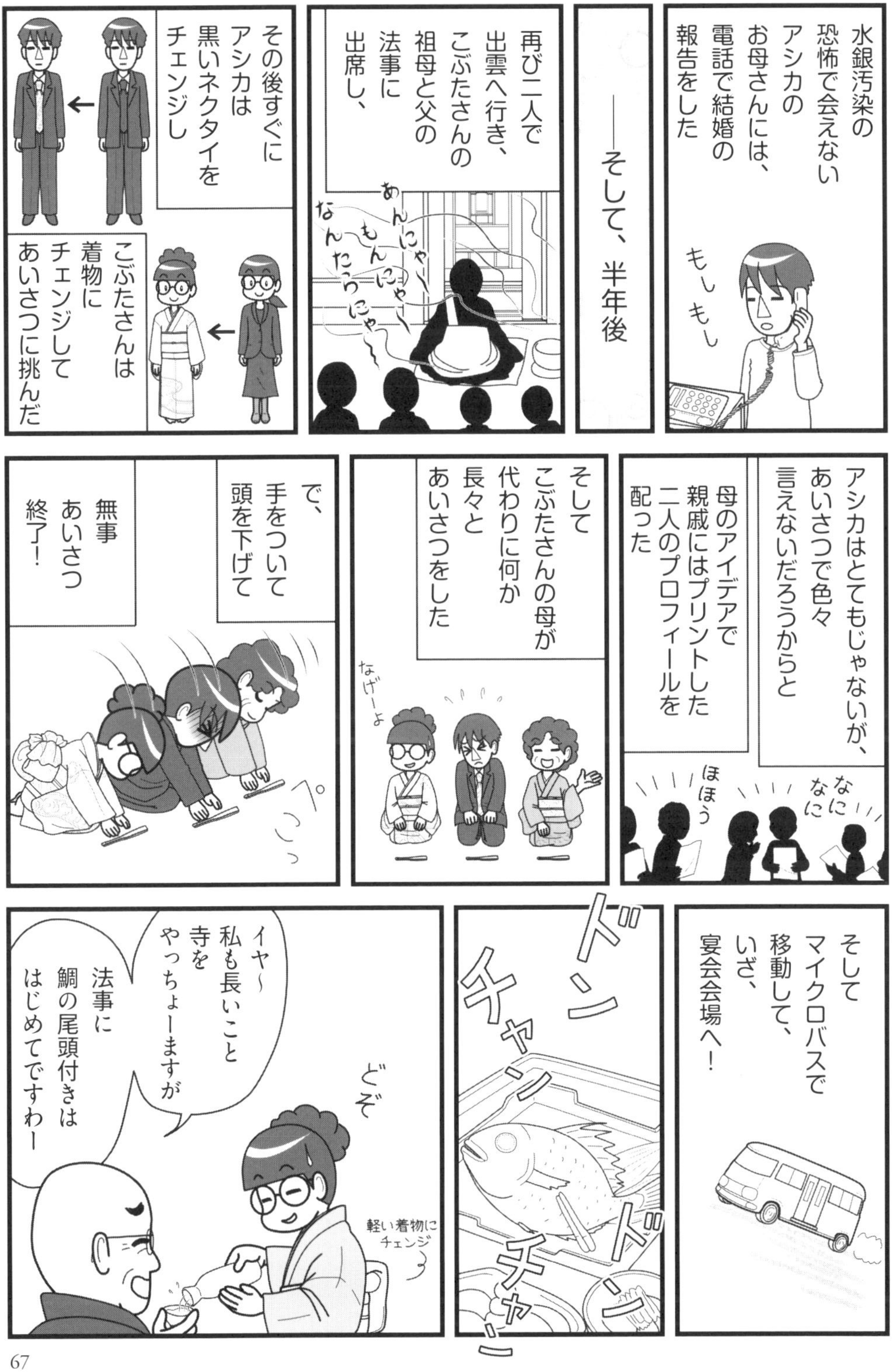
水銀汚染の恐怖で会えないアシカのお母さんには、電話で結婚の報告をした
もしもし
——そして、半年後
再び二人で出雲へ行き、こぶたさんの祖母と父の法事に出席し、
あんにゃ〜
もんにゃ〜
なんたらにゃ〜
その後すぐにアシカは黒いネクタイをチェンジし
こぶたさんは着物にチェンジしてあいさつに挑んだ
アシカはとてもじゃないが、あいさつで色々言えないだろうからと
母のアイデアで親戚にはプリントした二人のプロフィールを配った
ほほう
なになに
そしてこぶたさんの母が代わりに何か長々とあいさつをした
なげーよ
で、手をついて頭を下げて
無事あいさつ終了！
そしてマイクロバスで移動して、いざ、宴会会場へ！
ドン
チャン
ドン
チャン
イヤ〜私も長いこと寺をやっちょーますが
法事に鯛の尾頭付きははじめてですわー
どぞ
軽い着物にチェンジ

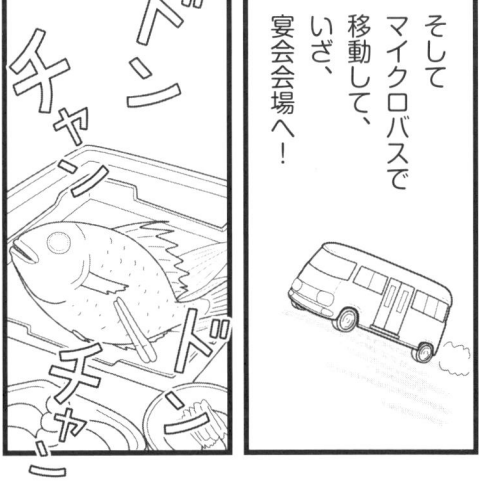

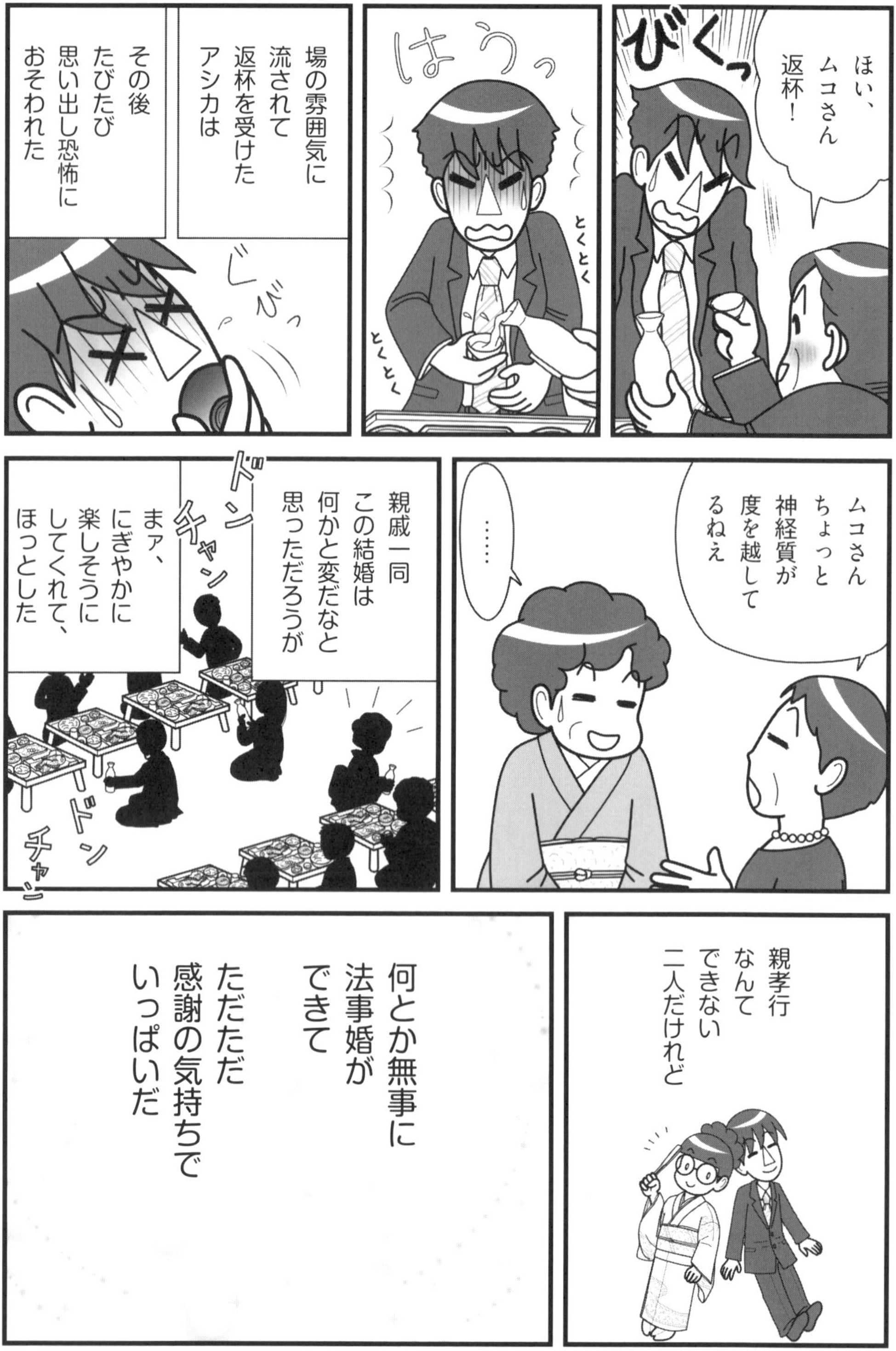
ほい、ムコさん返杯！
びくっ
はうっ
とくとく
とくとく
場の雰囲気に流されて返杯を受けたアシカは
その後たびたび思い出し恐怖におそわれた
じびっ
ムコさんちょっと神経質が度を越してるねえ
……
親戚一同この結婚は何かと変だなと思っただろうが
まァ、にぎやかに楽しそうにしてくれて、ほっとした
ドンチャン
ドンチャン
親孝行なんてできない二人だけれど
何とか無事に法事婚ができてただただ感謝の気持ちでいっぱいだ

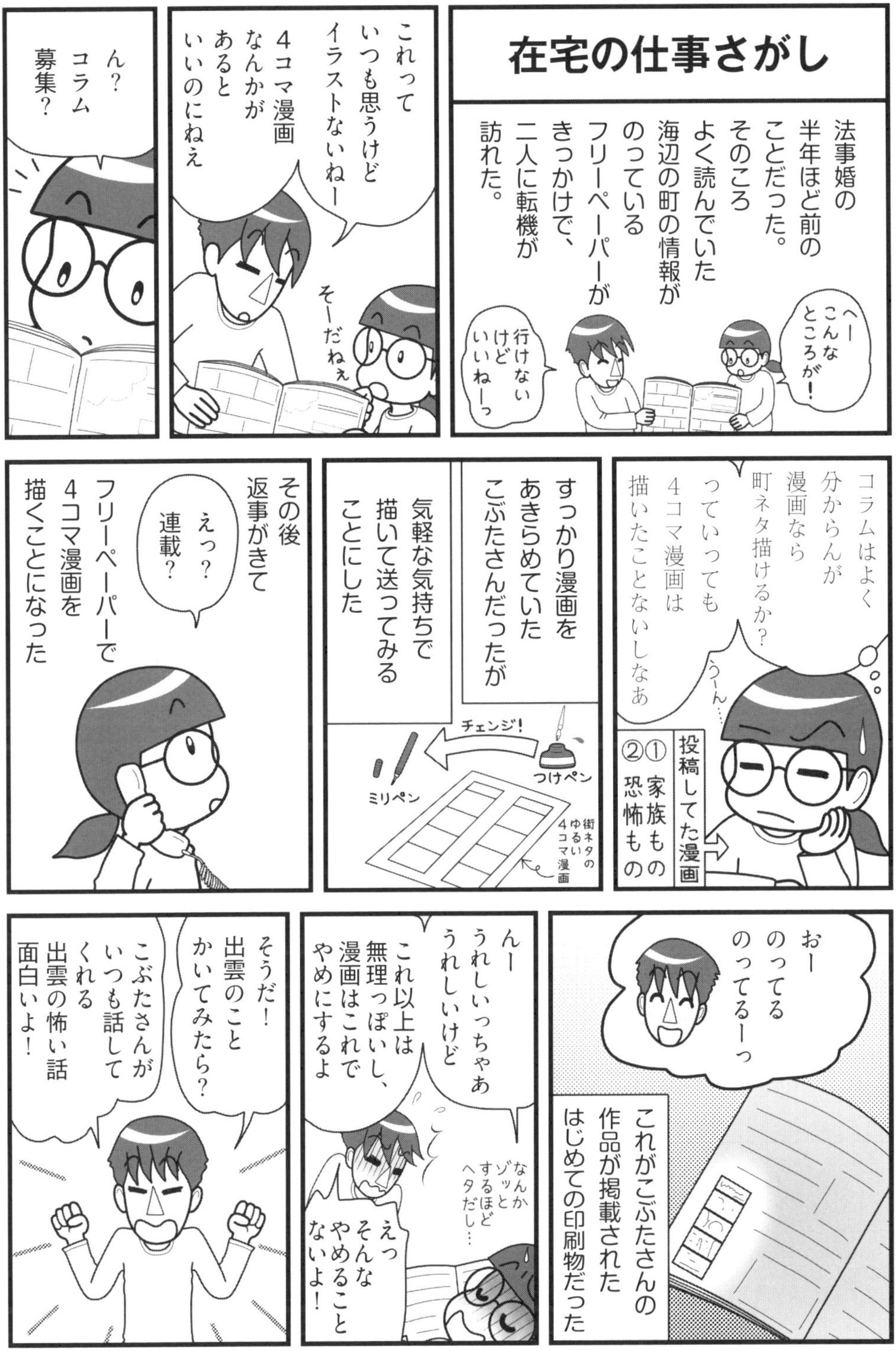
在宅の仕事さがし
法事婚の半年ほど前のことだった。そのころよく読んでいた海辺の町の情報がのっているフリーペーパーがきっかけで、二人に転機が訪れた。
へーこんなところが!
行けないけどいいねーっ
これっていつも思うけどイラストないねー
4コマ漫画なんかがあるといいのにねえ
そーだねぇ
ん?コラム募集?
コラムはよく分からんが漫画なら町ネタ描けるか?
っていっても4コマ漫画は描いたことないしなあ
うーん……
投稿してた漫画
①家族もの
②恐怖もの
すっかり漫画をあきらめていたこぶたさんだったが
気軽な気持ちで描いて送ってみることにした
チェンジ!
つけペン
ミリペン
街ネタのゆるい4コマ漫画
その後返事がきてフリーペーパーで4コマ漫画を描くことになった
えっ?連載?
おーのってるのってるーっ
これがこぶたさんの作品が掲載されたはじめての印刷物だった
んーうれしいっちゃあうれしいけど
これ以上は無理っぽいし、漫画はこれでやめにするよ
なんかゾッとするほどヘタだし…
えっそんなやめることないよ!
そうだ!出雲のことかいてみたら?
こぶたさんがいつも話してくれる出雲の怖い話面白いよ!

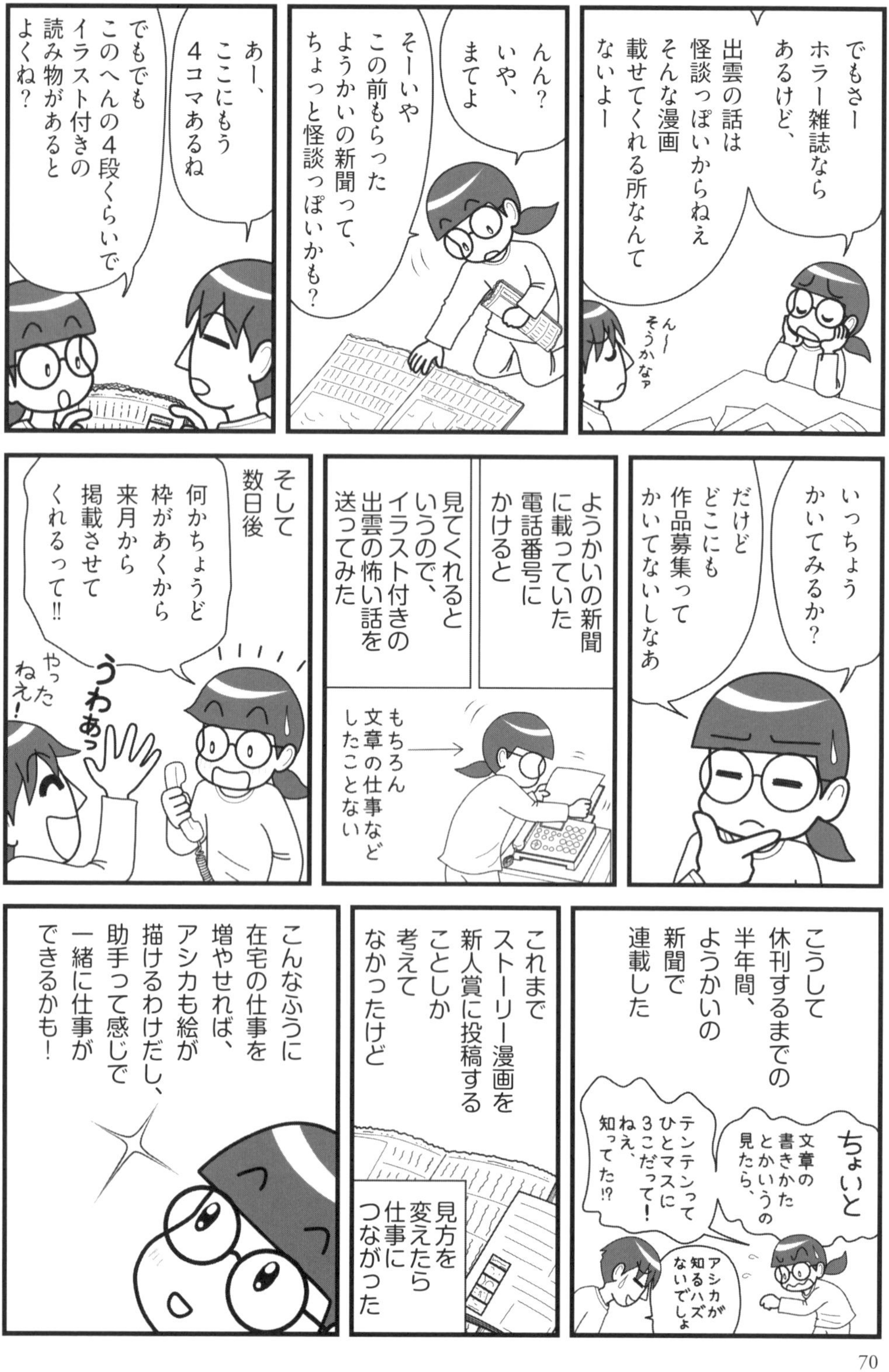
でもさー ホラー雑誌ならあるけど、出雲の話は怪談っぽいからねえ そんな漫画載せてくれる所なんてないよー
んー そうかなァ
んん? いや、まてよ
そーいや この前もらった ようかいの新聞って、ちょっと怪談っぽいかも?
あー、ここにもう4コマあるね
でもでも このへんの4段くらいでイラスト付きの読み物があるとよくね?
いっちょう かいてみるか?
だけど どこにも 作品募集って かいてないしなあ
ようかいの新聞に載っていた電話番号にかけると
見てくれるというので、イラスト付きの出雲の怖い話を送ってみた
もちろん 文章の仕事など したことない
そして数日後
何かちょうど枠があくから来月から掲載させてくれるって!!
うわあっ
やったねえ!
こうして休刊するまでの半年間、ようかいの新聞で連載した
ちょいと
文章の書きかたとかいうの見たら、
テンテンってひとマスに3こだって! ねえ、知ってた!?
アシカが知るハズないでしょ
これまでストーリー漫画を新人賞に投稿することしか考えてなかったけど
見方を変えたら仕事につながった
こんなふうに在宅の仕事を増やせれば、アシカも絵が描けるわけだし、助手って感じで一緒に仕事ができるかも!

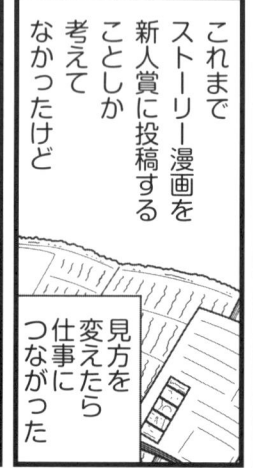

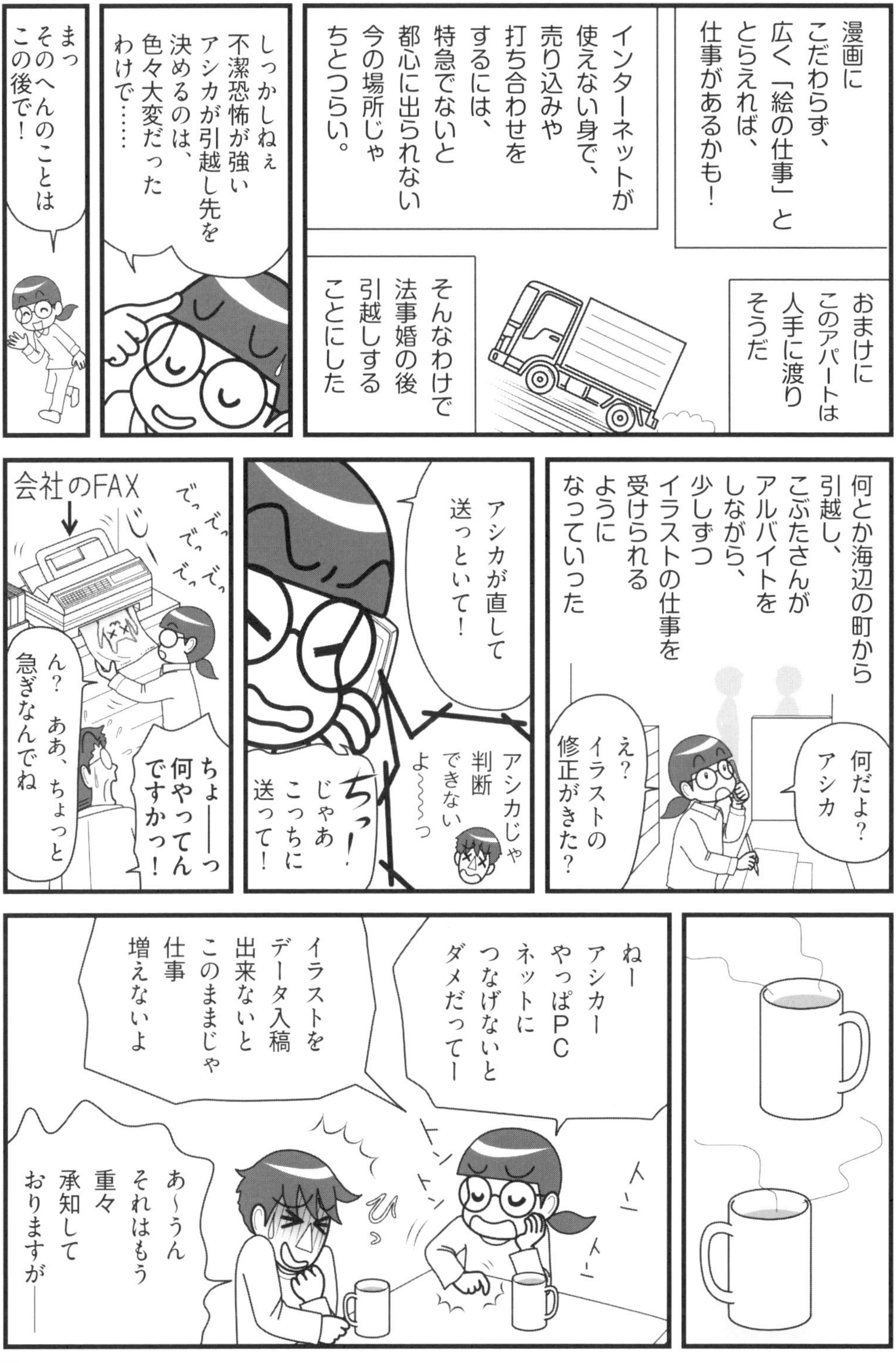
漫画にこだわらず、広く「絵の仕事」ととらえれば、仕事があるかも！
インターネットが使えない身で、売り込みや打ち合わせをするには、特急でないと都心に出られない今の場所じゃちとつらい。
おまけにこのアパートは人手に渡りそうだ
そんなわけで法事婚の後引越しすることにした
しっかしねぇ不潔恐怖が強いアシカが引越し先を決めるのは、色々大変だったわけで……
まっそのへんのことはこの後で！
何とか海辺の町から引越し、こぶたさんがアルバイトをしながら、少しずつイラストの仕事を受けられるようになっていった
何だよ？アシカ
え？イラストの修正がきた？
アシカが直して送っといて！
アシカじゃ判断できないよ〜〜っ
ちっ！
じゃあこっちに送って！
会社のFAX
でっでっでっでっでっでっ
ちょ——っ何やってんですかっ！
ん？ああ、ちょっと急ぎなんでね
ねーアシカーやっぱPCネットにつなげないとダメだってー
イラストをデータ入稿出来ないとこのままじゃ仕事増えないよ
トントン
あ〜うんそれはもう重々承知しておりますが——

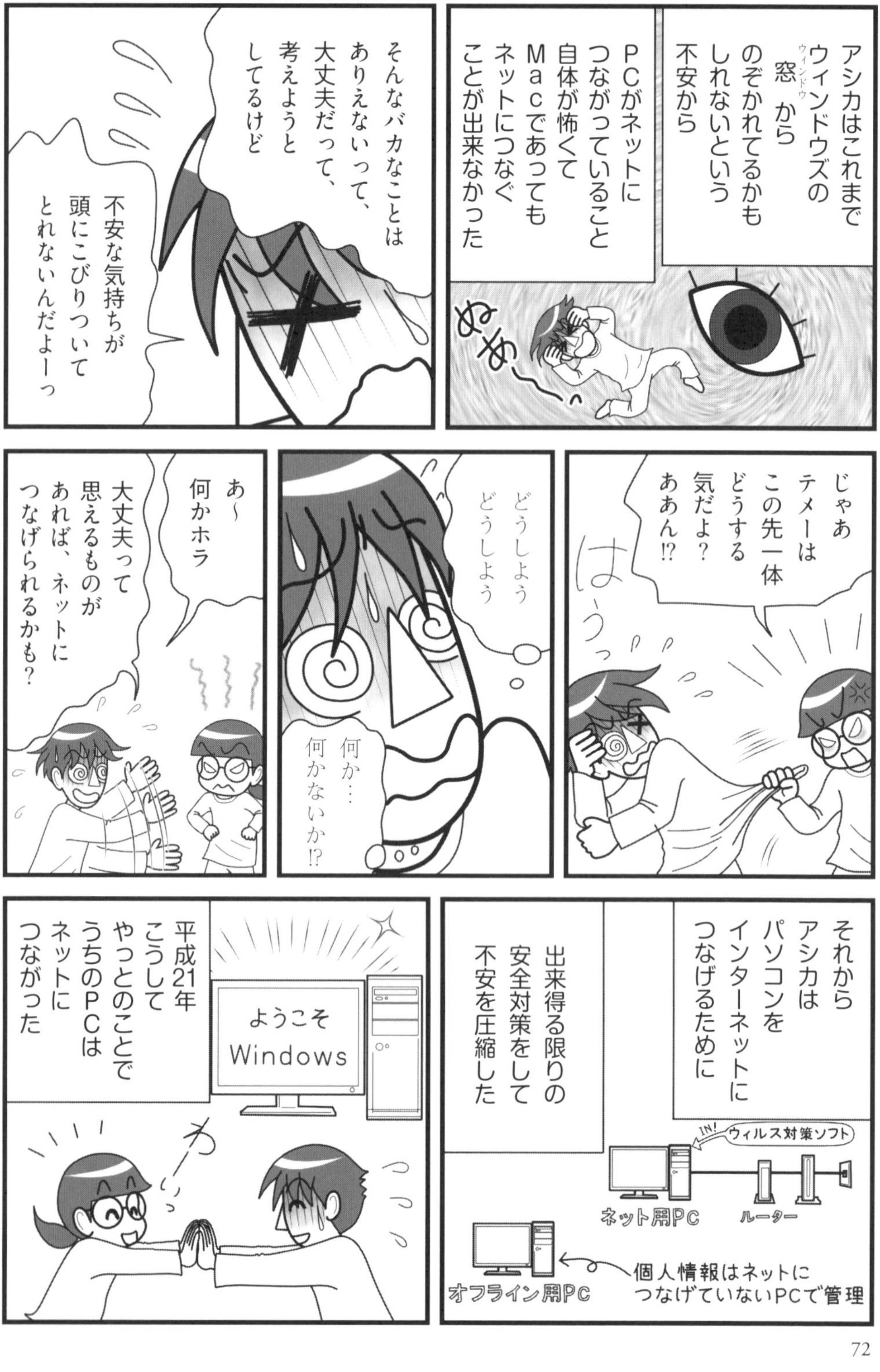

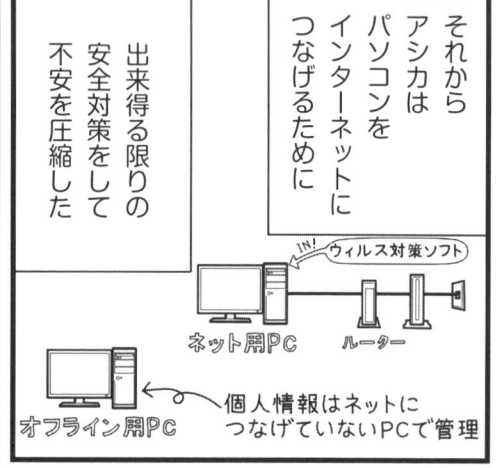

アシカはこれまでウィンドウズの窓《ウィンドウ》からのぞかれてるかもしれないという不安から
PCがネットにつながっていること自体が怖くてMacであってもネットにつなぐことが出来なかった
ぬぬ〜っ
そんなバカなことはありえないって、大丈夫だって、考えようとしてるけど
不安な気持ちが頭にこびりついてとれないいんだよーっ
じゃあテメーはこの先一体どうする気だよ？ああん⁉
はうっ
どうしようどうしよう
何か…何かないか⁉
あ〜何かホラ
大丈夫って思えるものがあれば、ネットにつなげられるかも？
それからアシカはパソコンをインターネットにつなげるために
出来得る限りの安全対策をして不安を圧縮した
IN!
ウィルス対策ソフト
ネット用PC
ルーター
オフライン用PC
個人情報はネットにつなげていないPCで管理
平成21年こうしてやっとのことでうちのPCはネットにつながった
ようこそ
Windows
わーいっ

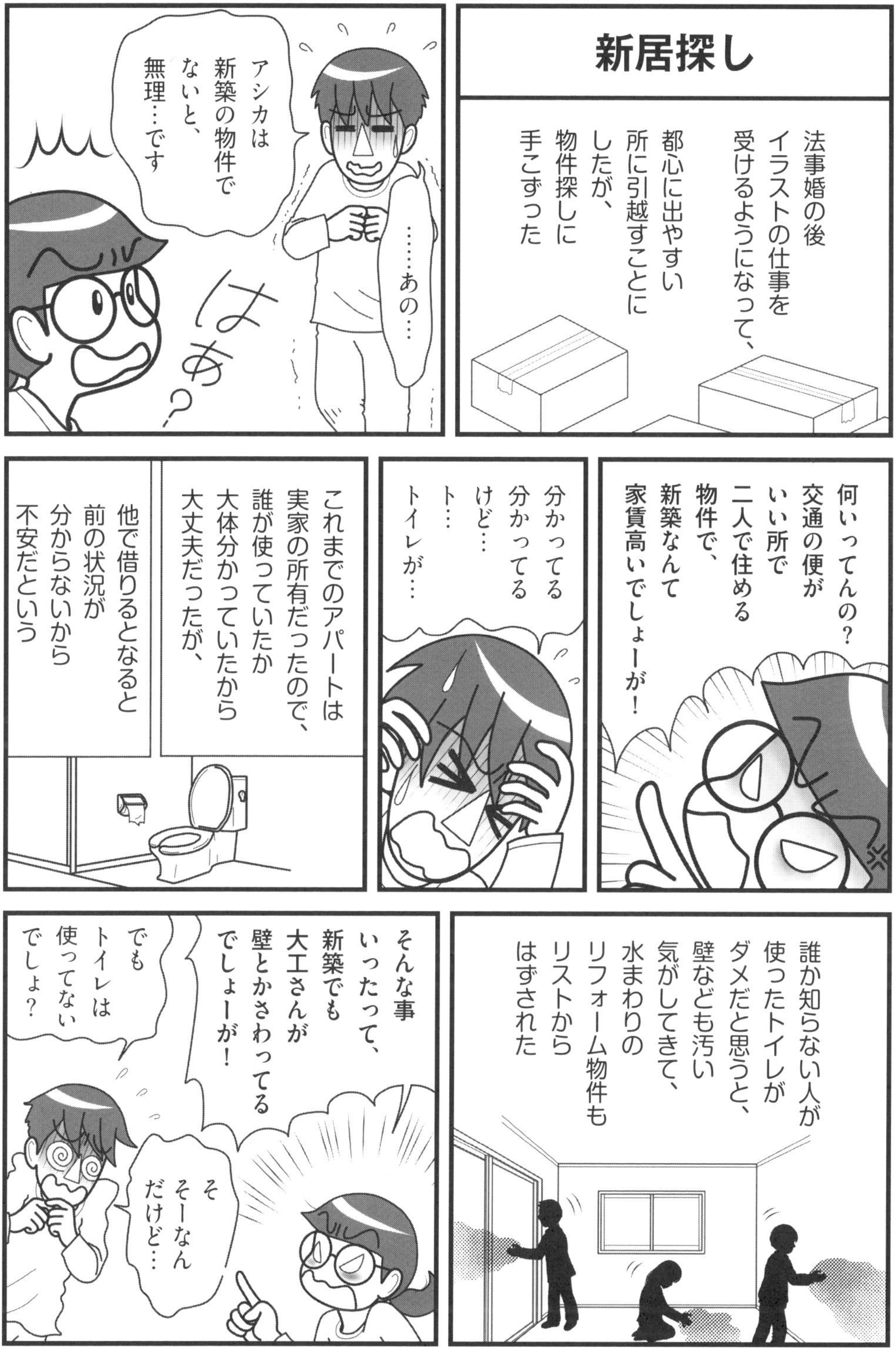

新居探し
法事婚の後
イラストの仕事を
受けるようになって、
都心に出やすい
所に引越すことに
したが、
物件探しに
手こずった
……あの……
アシカは
新築の物件で
ないと、
無理…です
はぁ？
何いってんの？
交通の便が
いい所で
二人で住める
物件で、
新築なんて
家賃高いでしょーが！
分かってる
分かってる
けど…
ト…
トイレが…
これまでのアパートは
実家の所有だったので、
誰が使っていたか
大体分かっていたから
大丈夫だったが、
他で借りるとなると
前の状況が
分からないから
不安だという
誰か知らない人が
使ったトイレが
ダメだと思うと、
壁なども汚い
気がしてきて、
水まわりの
リフォーム物件も
リストから
はずされた
そんな事
いったって、
新築でも
大工さんが
壁とかさわってる
でしょーが！
でも
トイレは
使ってない
でしょ？
そ
そーなん
だけど…

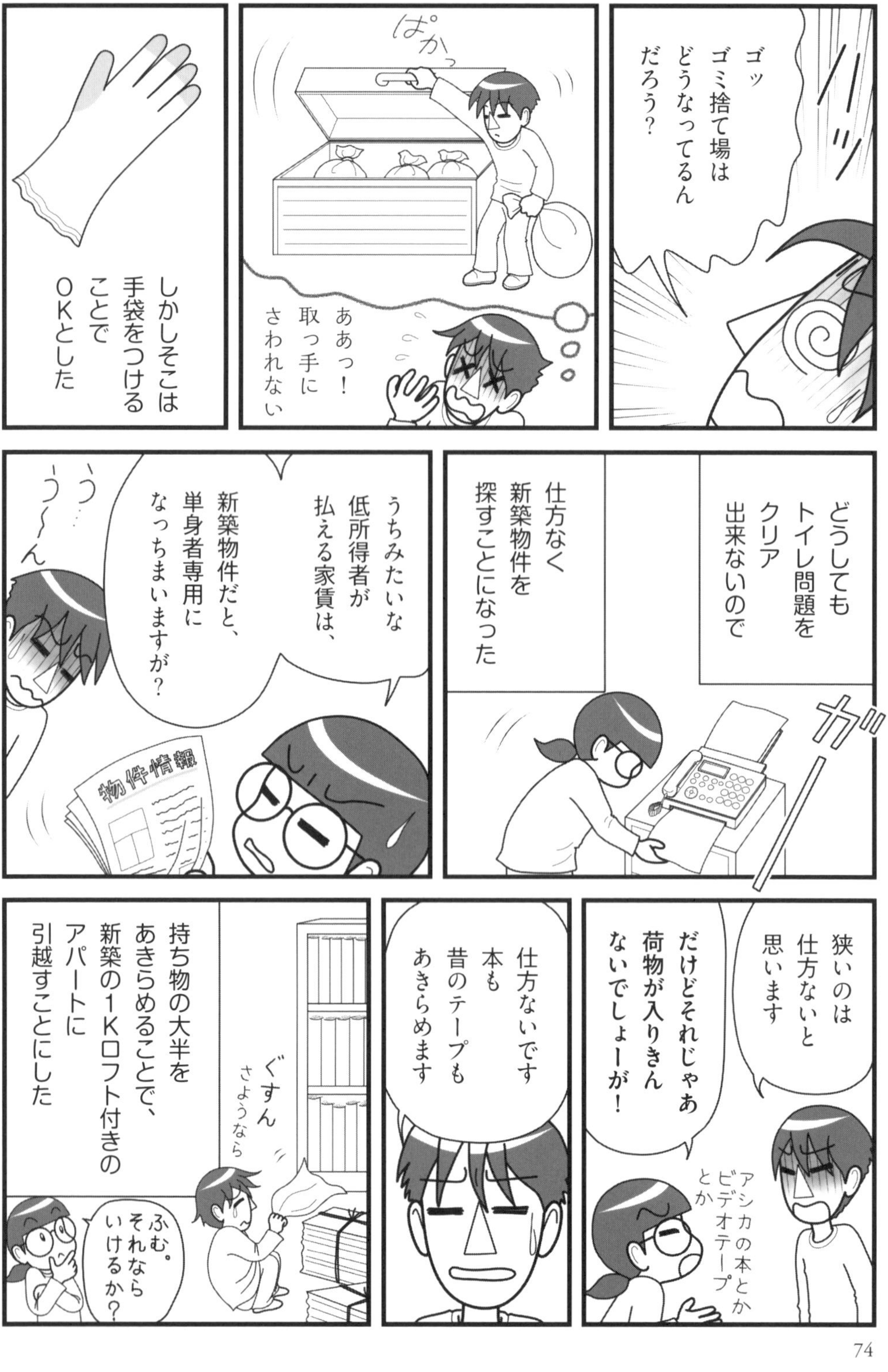
ゴッ
ゴミ捨て場は
どうなってるん
だろう？
ぱかっ
ああっ！
取っ手に
さわれない
しかしそこは
手袋をつける
ことで
OKとした
どうしても
トイレ問題を
クリア
出来ないので
仕方なく
新築物件を
探すことになった
ガー
うちみたいな
低所得者が
払える家賃は、
新築物件だと、
単身者専用に
なっちまいますが？
う…
う〜ん
物件情報
狭いのは
仕方ないと
思います
だけどそれじゃあ
荷物が入りきん
ないでしょーが！
アシカの本とか
ビデオテープ
とか
仕方ないです
本も
昔のテープも
あきらめます
持ち物の大半を
あきらめることで、
新築の1Kロフト付きの
アパートに
引越すことにした
ぐすん
さようなら
ふむ。
それなら
いけるか？

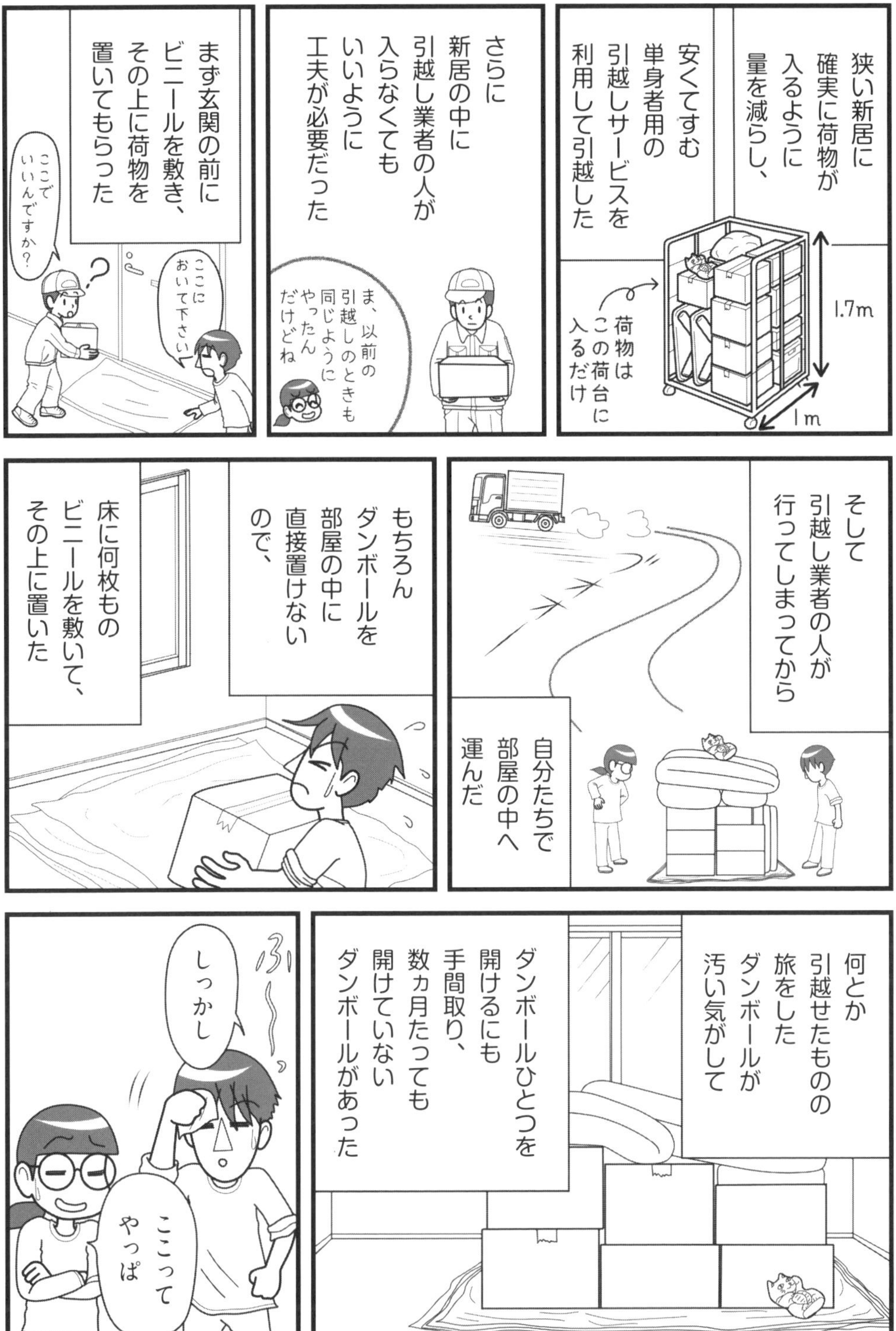
狭い新居に確実に入るように量を減らし、
安くてすむ単身者用の引越しサービスを利用して引越した
1.7m
1m
荷物はこの荷台に入るだけ
さらに新居の中に引越し業者の人が入らなくてもいいように工夫が必要だった
ま、以前の引越しのときも同じようにやったんだけどね
まず玄関の前にビニールを敷き、その上に荷物を置いてもらった
ここにおいて下さい
ここでいいんですか？
そして引越し業者の人が行ってしまってから
自分たちで部屋の中へ運んだ
もちろんダンボールを部屋の中に直接置けないので、
床に何枚ものビニールを敷いて、その上に置いた
何とか引越せたものの旅をしたダンボールが汚い気がして
ダンボールひとつを開けるにも手間取り、数ヵ月たっても開けていないダンボールがあった
ふ～
しっかし
ここってやっぱ

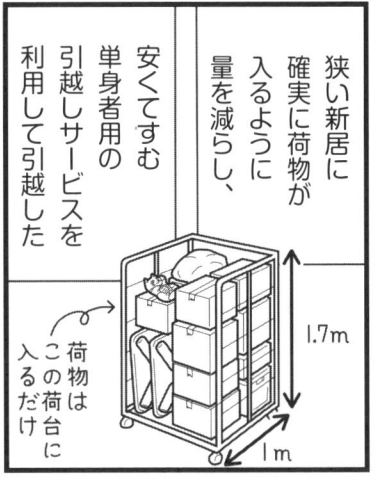

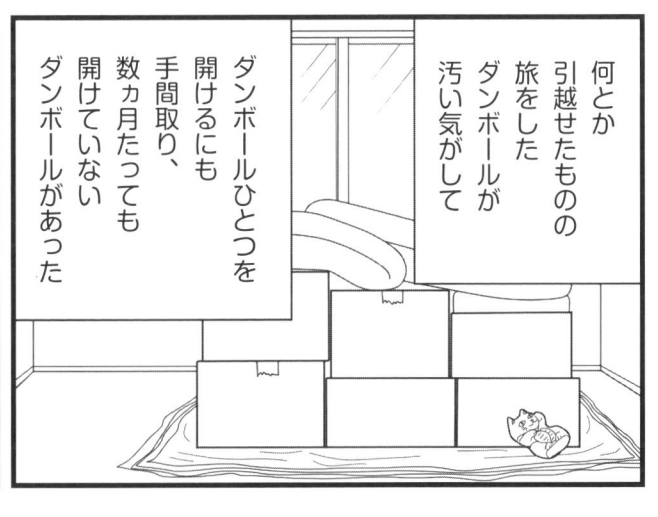

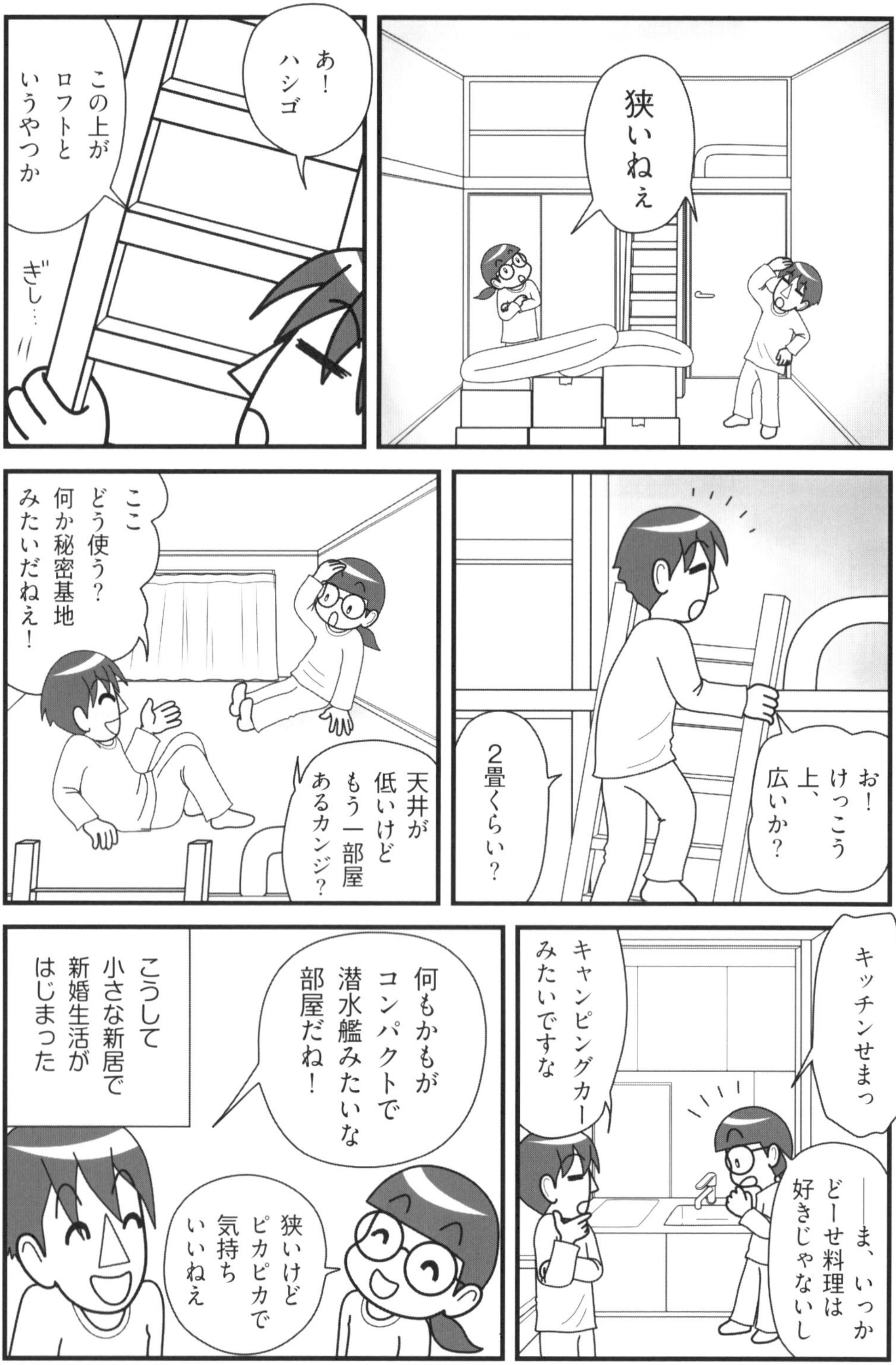
狭いねぇ
あ！ハシゴ
この上がロフトというやつか
ぎし…
お！けっこう上、広いか？
2畳くらい？
ここどう使う？何か秘密基地みたいだねえ！
天井が低いけどもう一部屋あるカンジ？
キッチンせまっ
キャンピングカーみたいですな
——ま、いっかどーせ料理は好きじゃないし
何もかもがコンパクトで潜水艦みたいな部屋だね！
狭いけどピカピカで気持ちいいねぇ
こうして小さな新居で新婚生活がはじまった

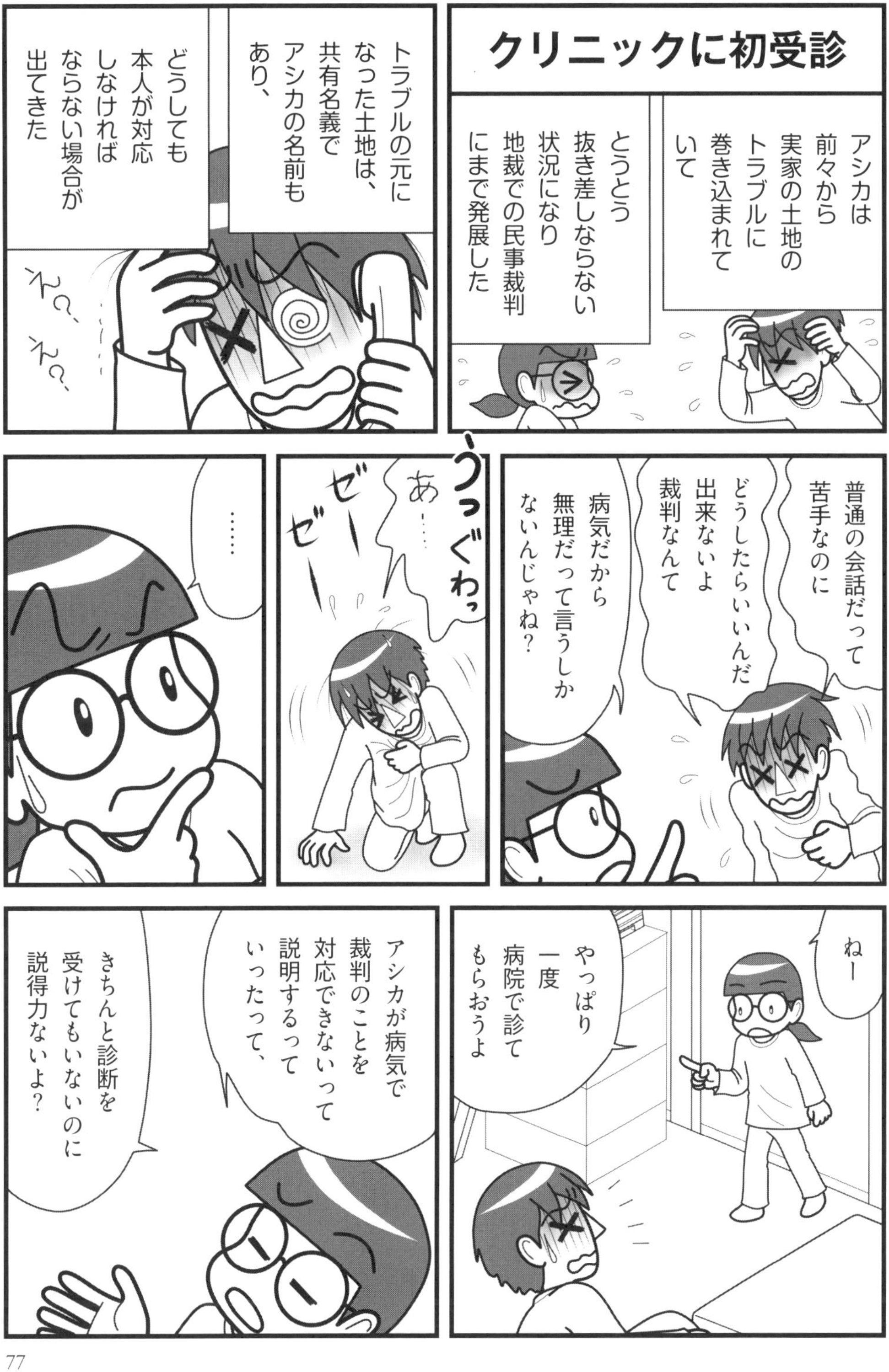
クリニックに初受診
アシカは前々から実家の土地のトラブルに巻き込まれていて
とうとう抜き差しならない状況になり地裁での民事裁判にまで発展した
トラブルの元になった土地は、共有名義でアシカの名前もあり、
どうしても本人が対応しなければならない場合が出てきた
普通の会話だって苦手なのに
どうしたらいいんだ出来ないよ裁判なんて
病気だから無理だって言うしかないんじゃね？
うっぐわっ
あ……
ゼゼ
……
ねー
やっぱり一度病院で診てもらおうよ
アシカが病気で裁判のことを対応できないって説明するっていったって、
きちんと診断を受けてもいないのに説得力ないよ？

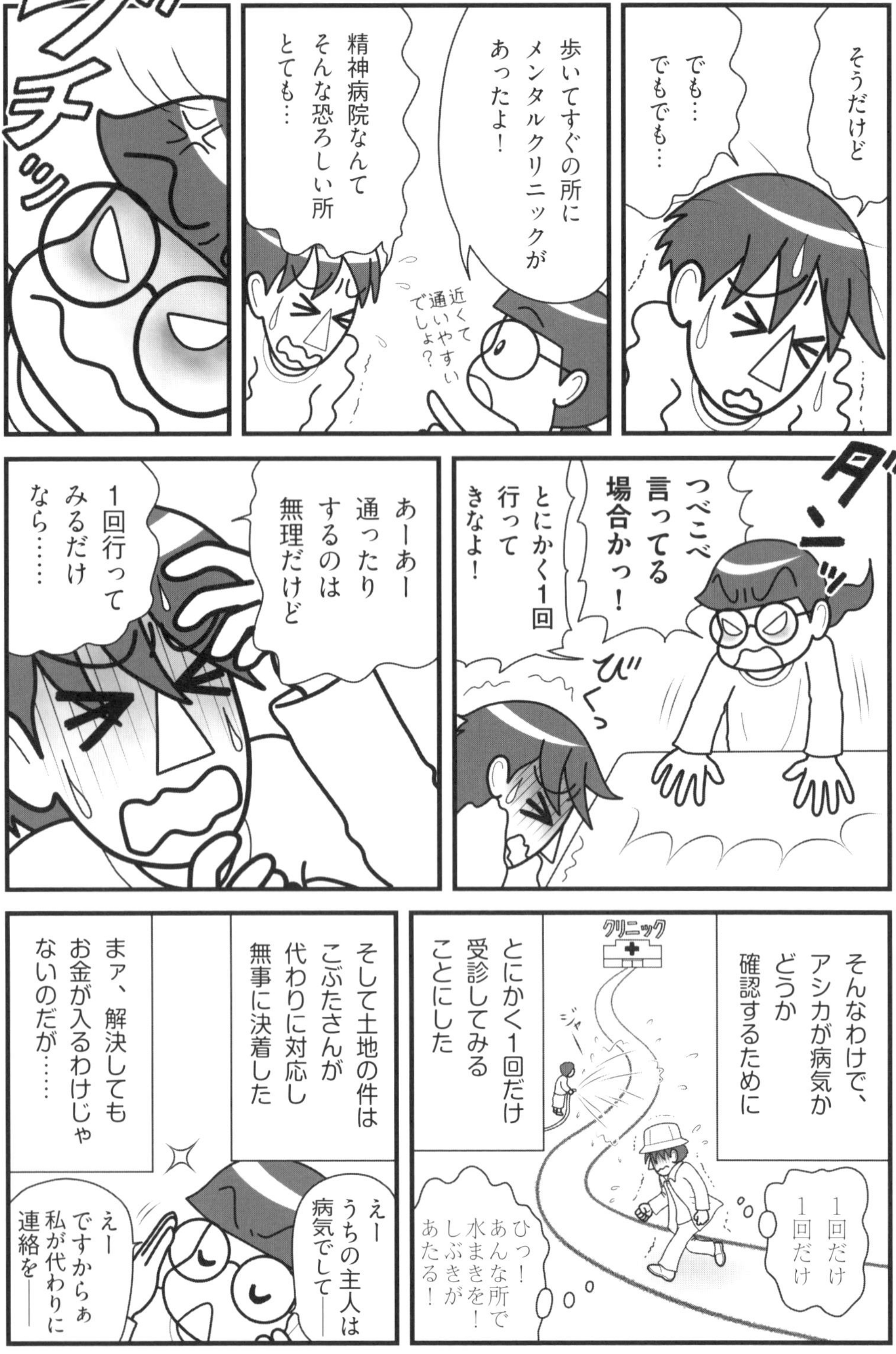
そうだけど
でも…
でもでも…
歩いてすぐの所に
メンタルクリニックが
あったよ！
近くて
通いやすい
でしょ？
精神病院なんて
そんな恐ろしい所
とても…
ブチッ
ダンッ
つべこべ
言ってる
場合かっ！
とにかく1回
行って
きなよ！
びくっ
あーあー
通ったり
するのは
無理だけど
1回行って
みるだけ
なら……
そんなわけで、
アシカが病気か
どうか
確認するために
とにかく1回だけ
受診してみる
ことにした
クリニック
ジャ
1回だけ
1回だけ
ひっ！
あんな所で
水まきを！
しぶきが
あたる！
そして土地の件は
こぶたさんが
代わりに対応し
無事に決着した
まァ、解決しても
お金が入るわけじゃ
ないのだが……
えー
うちの主人は
病気でして――
えー
ですからぁ
私が代わりに
連絡を――

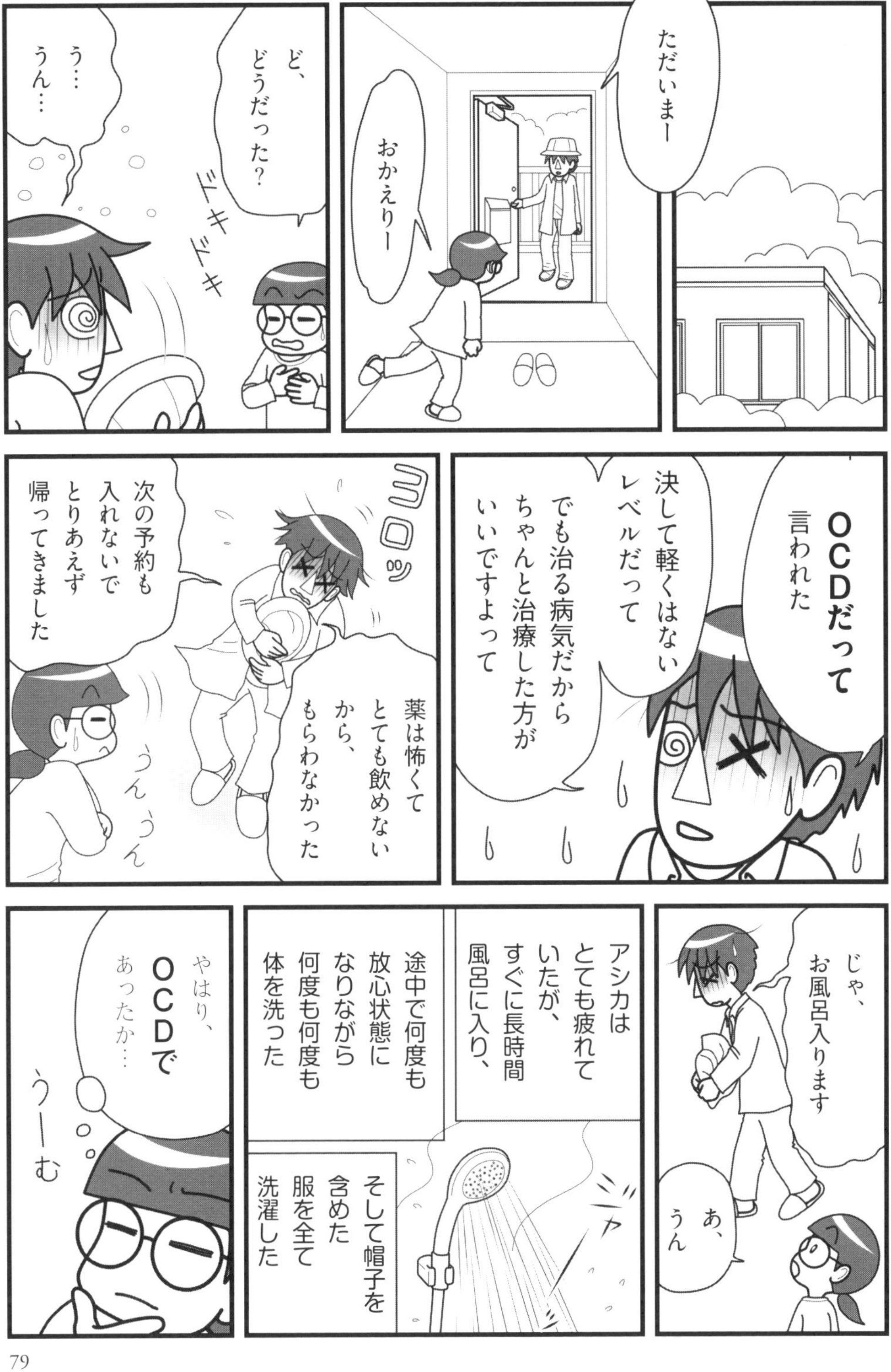
ただいまー
おかえりー
ど、どうだった？
ドキドキ
う…うん…
OCDだって言われた
決して軽くはないレベルだって
でも治る病気だからちゃんと治療した方がいいですよって
ヨロッ
薬は怖くてとても飲めないから、もらわなかった
次の予約も入れないでとりあえず帰ってきました
うん うん
じゃ、お風呂入ります
あ、うん
アシカはとても疲れていたが、すぐに長時間風呂に入り、
途中で何度も放心状態になりながら何度も何度も体を洗った
シャー
そして帽子を含めた服を全て洗濯した
やはり、OCDであったか…
うーむ

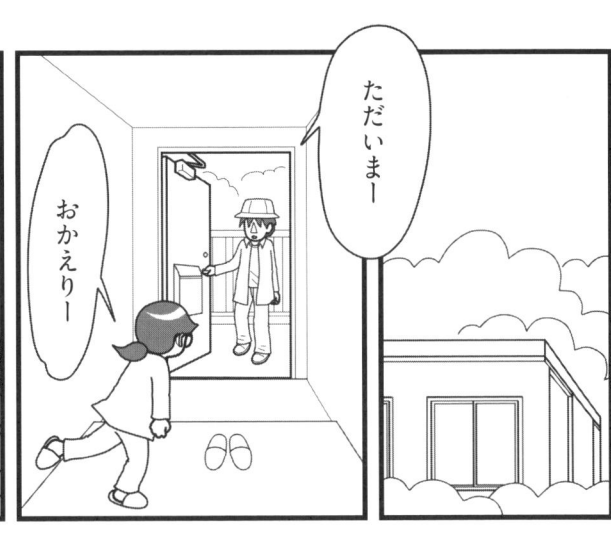

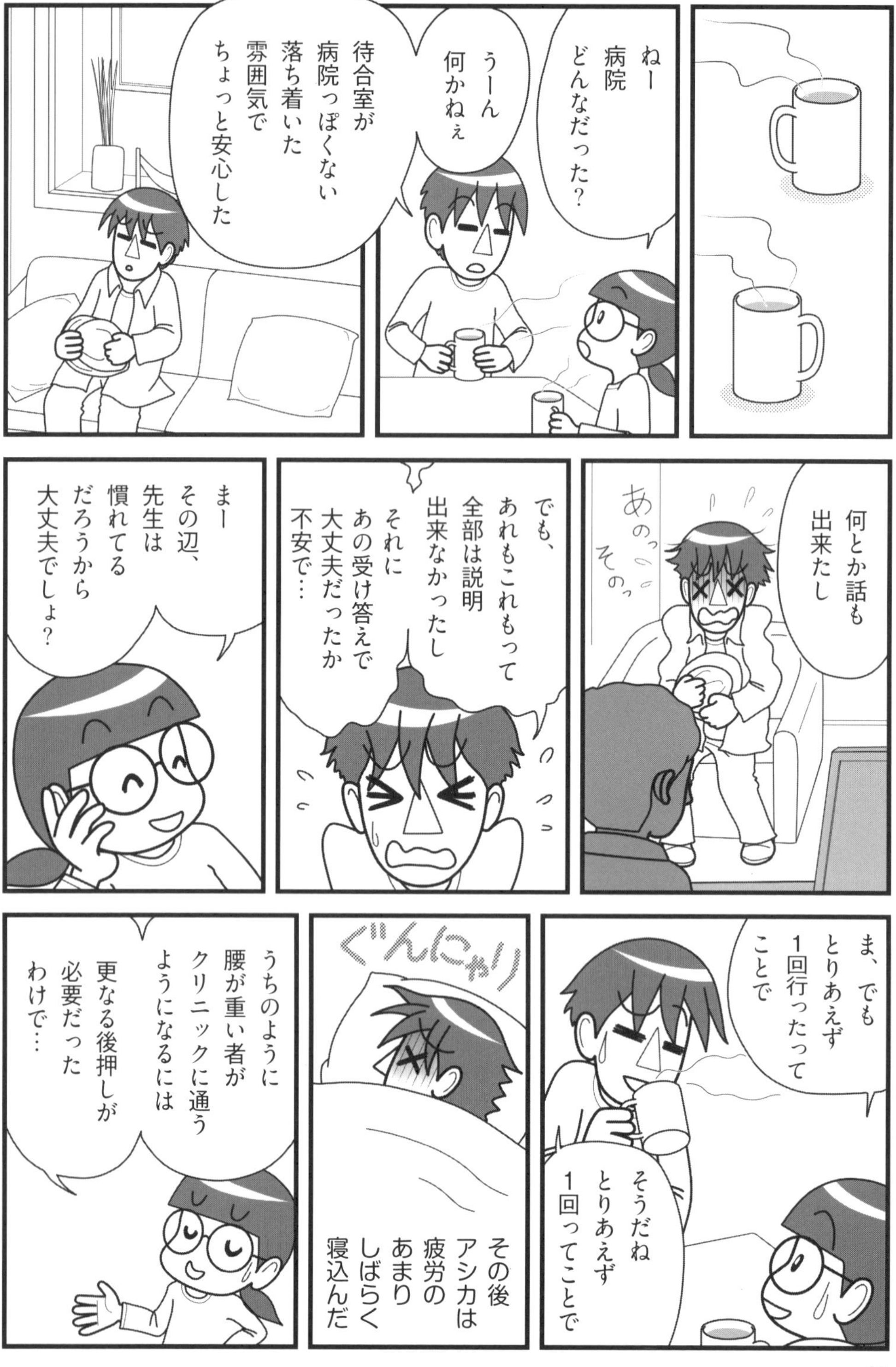
ねー
病院
どんなだった？
うーん
何かねぇ
待合室が
病院っぽくない
落ち着いた
雰囲気で
ちょっと安心した
何とか話も
出来たし
あのっ
そのっ
でも、
あれもこれもって
全部は説明
出来なかったし
それに
あの受け答えで
大丈夫だったか
不安で…
まー
その辺、
先生は
慣れてる
だろうから
大丈夫でしょ？
ま、でも
とりあえず
1回行ったって
ことで
そうだね
とりあえず
1回ってことで
ぐんにゃり
その後
アシカは
疲労の
あまり
しばらく
寝込んだ
うちのように
腰が重い者が
クリニックに通う
ようになるには
更なる後押しが
必要だった
わけで…

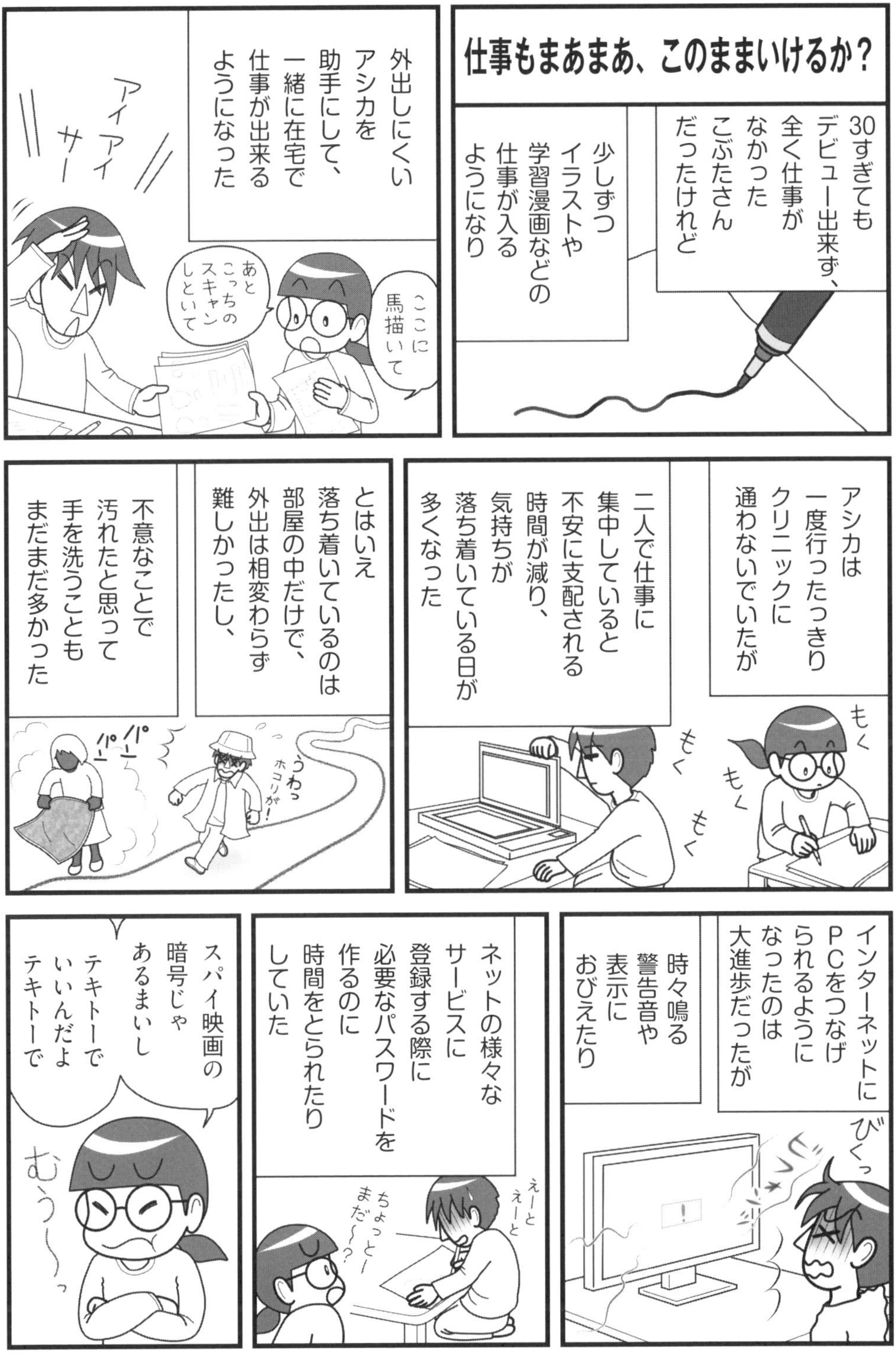

仕事もまあまあ、このままいけるか？
30すぎても デビュー出来ず、全く仕事が なかった こぶたさん だったけれど
少しずつ イラストや 学習漫画などの 仕事が入る ようになり
外出しにくい アシカを 助手にして、一緒に在宅で 仕事が出来る ようになった
ここに 馬描いて
あと こっちの スキャン しといて
アイアイ サー
アシカは 一度行ったっきり クリニックに 通わないでいたが
二人で仕事に 集中していると 不安に支配される 時間が減り、気持ちが 落ち着いている日が 多くなった
もく もく もく もく
とはいえ 落ち着いているのは 部屋の中だけで、外出は相変わらず 難しかったし、
不意なことで 汚れたと思って 手を洗うことも まだまだ多かった
パー パー
うわっ ホコリが！
インターネットに PCをつなげ られるように なったのは 大進歩だったが
時々鳴る 警告音や 表示に おびえたり
びくっ
!
ネットの様々な サービスに 登録する際に 必要なパスワードを 作るのに 時間をとられたり していた
えーと えーと
ちょっと まだ～？
スパイ映画の 暗号じゃ あるまいし テキトーで いいんだよ テキトーで
むう～っ

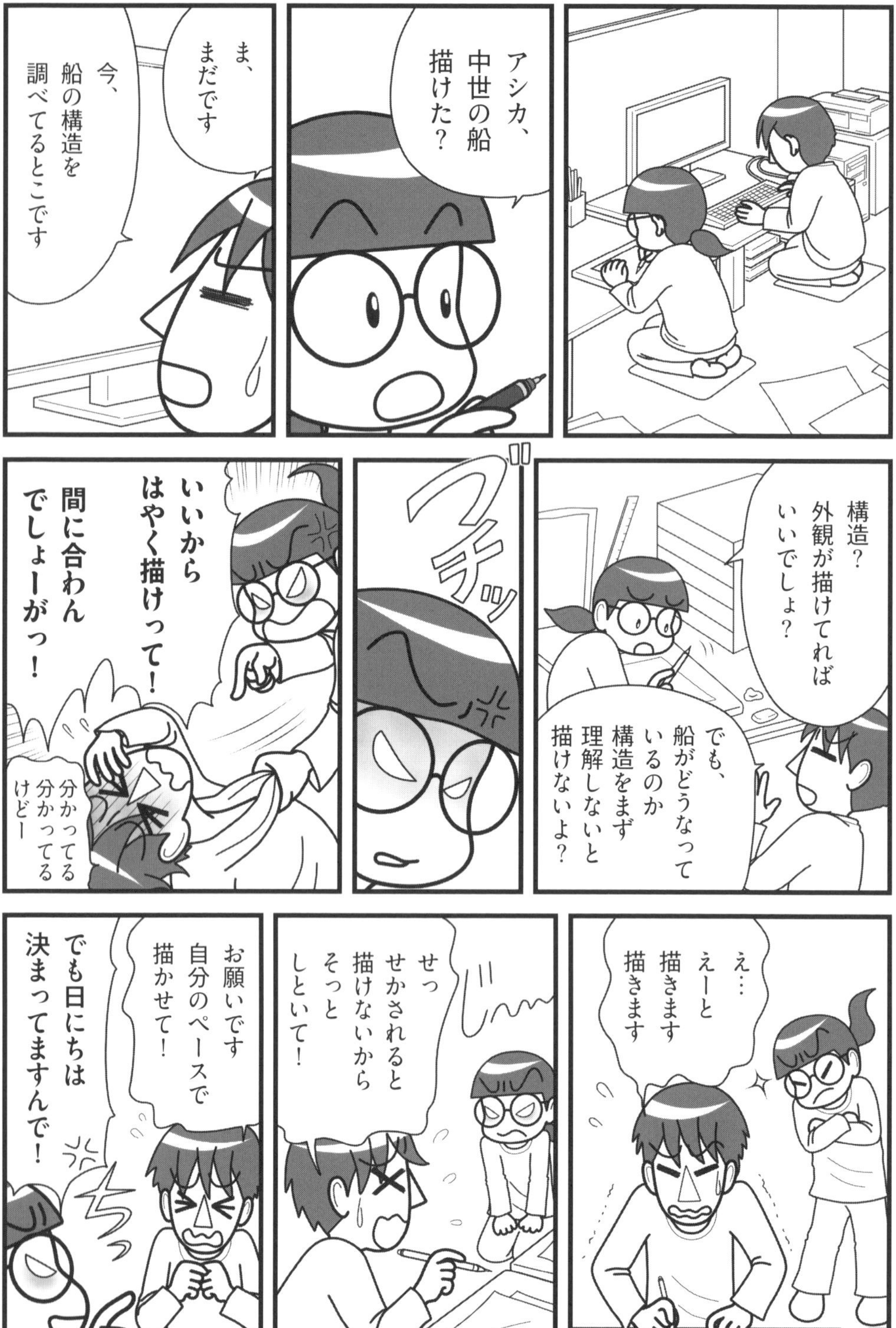

アシカ、中世の船描けた？
ま、まだです
今、船の構造を調べてるとこです
構造？外観が描けてればいいでしょ？
でも、船がどうなっているのか構造をまず理解しないと描けないよ？
ブチッ
いいからはやく描けって！
間に合わんでしょーがっ！
分かってる分かってるけどー
え…えーと描きます描きます
じー
せっせかされると描けないからそっとしといて！
お願いです自分のペースで描かせて！
でも日にちは決まってますんで！
ちっ

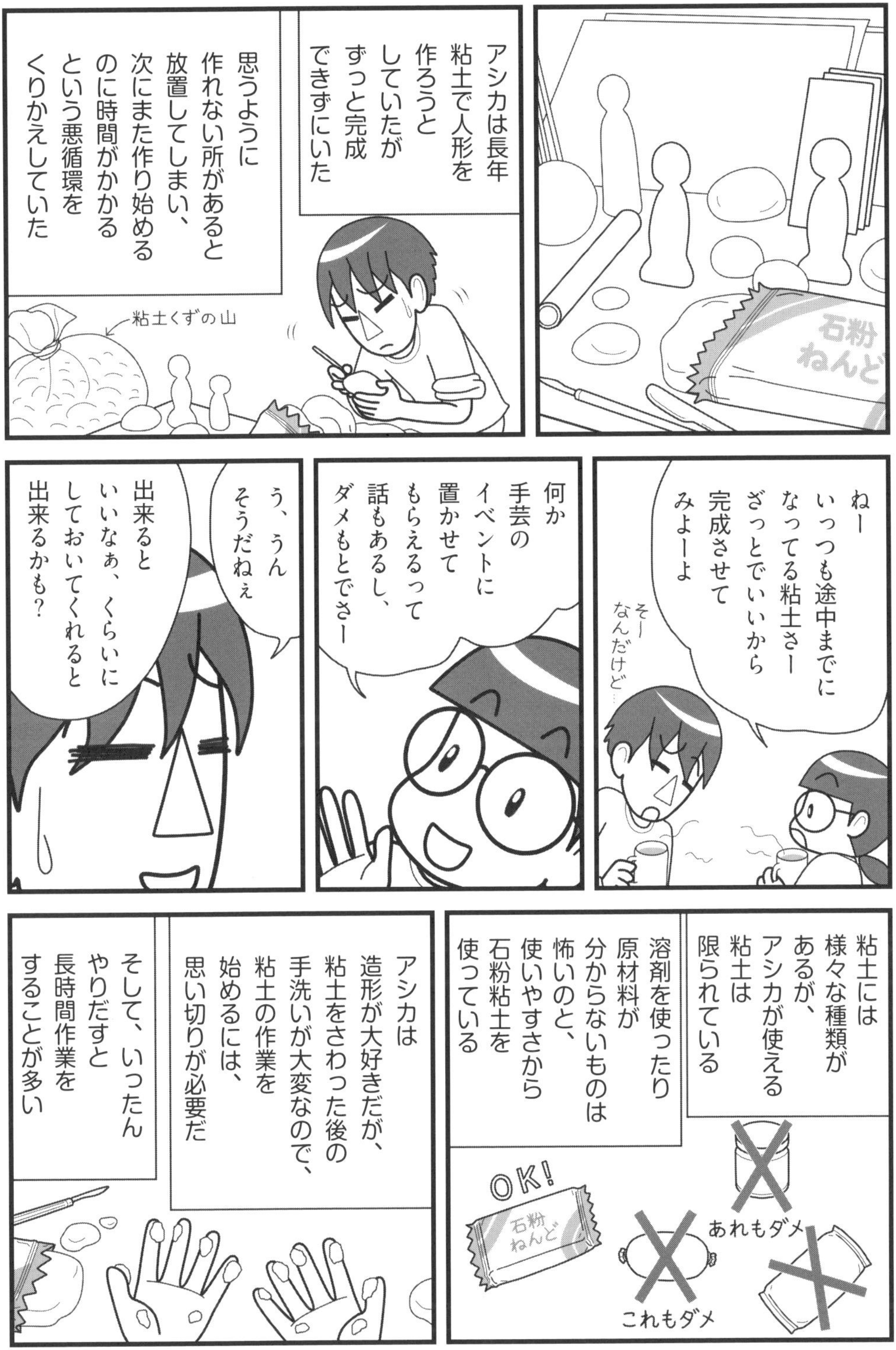
石粉
ねんど
アシカは長年粘土で人形を作ろうとしていたがずっと完成できずにいた
思うように作れない所があると放置してしまい、次にまた作り始めるのに時間がかかるという悪循環をくりかえしていた
粘土くずの山
ねーいっつも途中までになってる粘土さーざっとでいいから完成させてみよーよ
そーなんだけど…
何か手芸のイベントに置かせてもらえるって話もあるし、ダメもとでさー
う、うんそうだねぇ
出来るといいなぁ、くらいにしておいてくれると出来るかも？
粘土には様々な種類があるが、アシカが使える粘土は限られている
溶剤を使ったり原材料が分からないものは怖いのと、使いやすさから石粉粘土を使っている
OK!
石粉ねんど
あれもダメ
これもダメ
アシカは造形が大好きだが、粘土をさわった後の手洗いが大変なので、粘土の作業を始めるには、思い切りが必要だ
そして、いったんやりだすと長時間作業をすることが多い

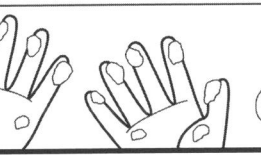

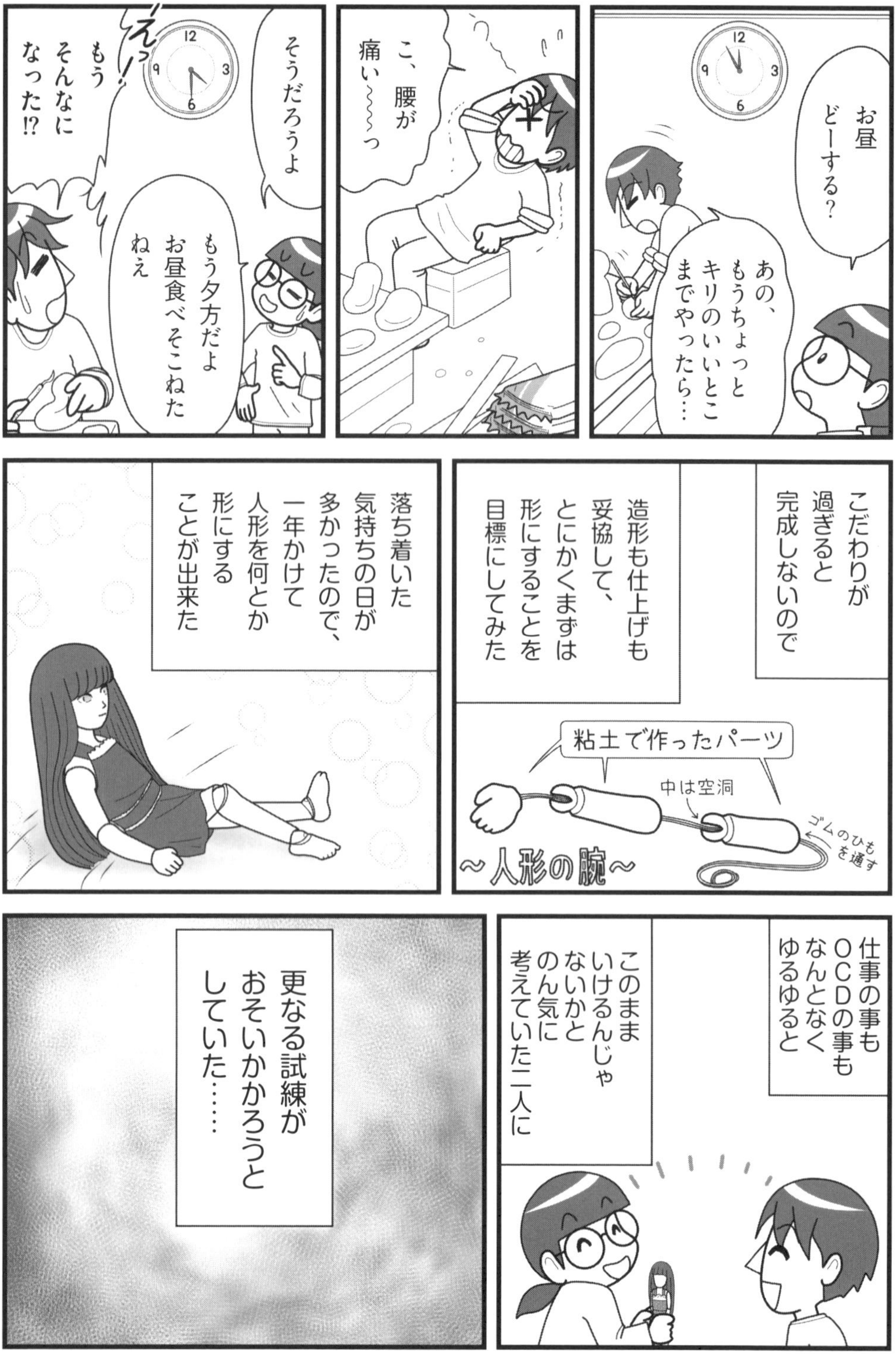

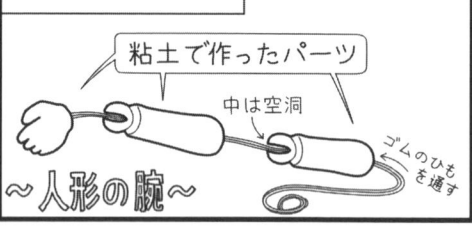

お昼 どーする?
あの、もうちょっとキリのいいとこまでやったら…
こ、腰が痛い〰〰っ
そうだろうよ
もう夕方だよ お昼食べそこねたねえ
えっ!
もう そんなに なった!?
こだわりが過ぎると完成しないので
造形も仕上げも妥協して、とにかくまずは形にすることを目標にしてみた
粘土で作ったパーツ
中は空洞
ゴムのひもを通す
~人形の腕~
落ち着いた気持ちの日が多かったので、一年かけて人形を何とか形にすることが出来た
仕事の事もOCDの事もなんとなくゆるゆると
このままいけるんじゃないかとのん気に考えていた二人に
更なる試練がおそいかかろうとしていた……

東日本大震災

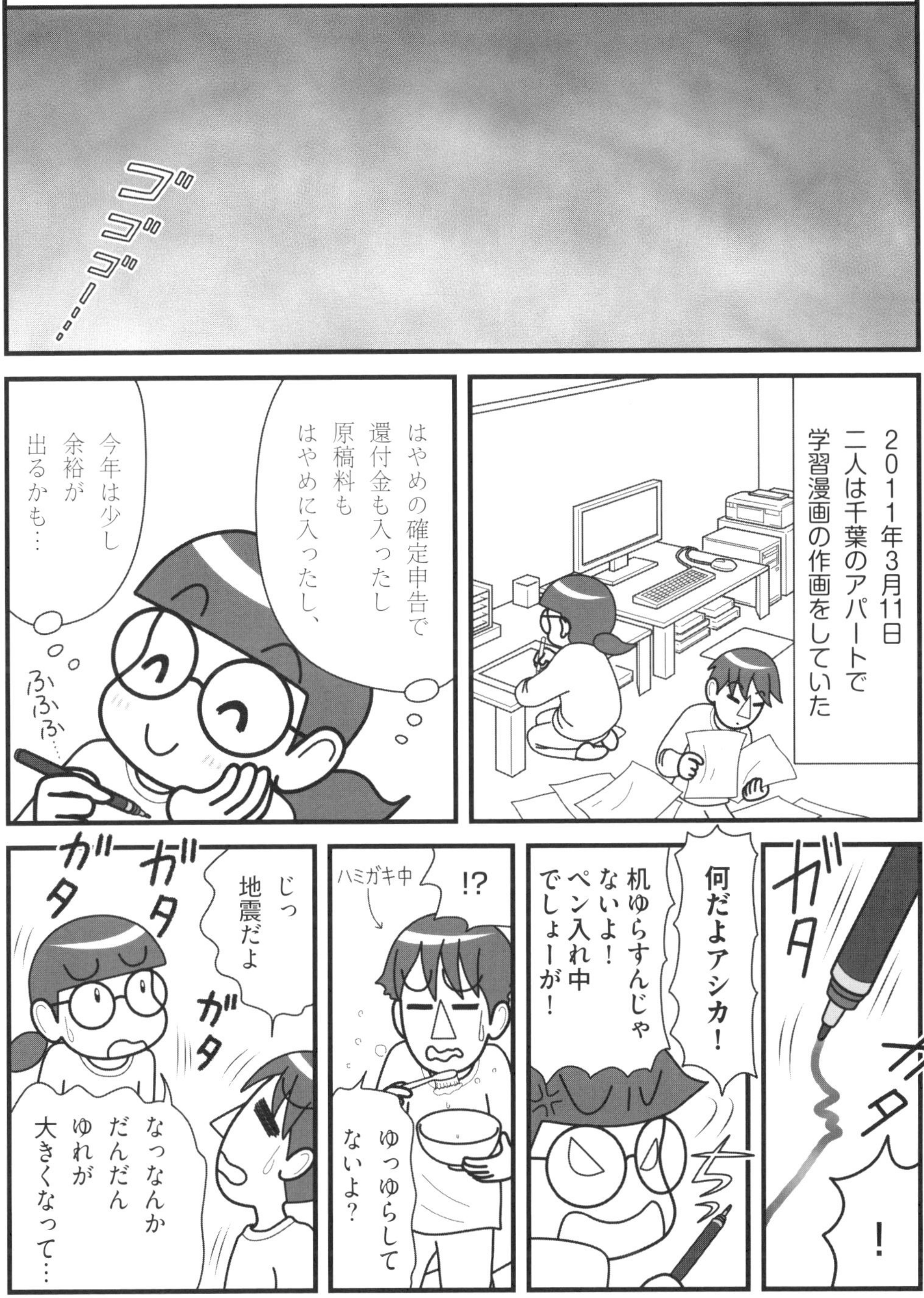
ゴゴゴー…
2011年3月11日
二人は千葉のアパートで
学習漫画の作画をしていた
はやめの確定申告で
還付金も入ったし
原稿料も
はやめに入ったたし、
今年は少し
余裕が
出るかも…
ふふふ…
ガタ
!
何だよアシカ!
机ゆらすんじゃ
ないよ!
ペン入れ中
でしょーが!
ハミガキ中
!?
ゆっゆらして
ないよ?
ガタ
ガタ
ガタ
じっ
地震だよ
なっなんか
だんだん
ゆれが
大きくなって…

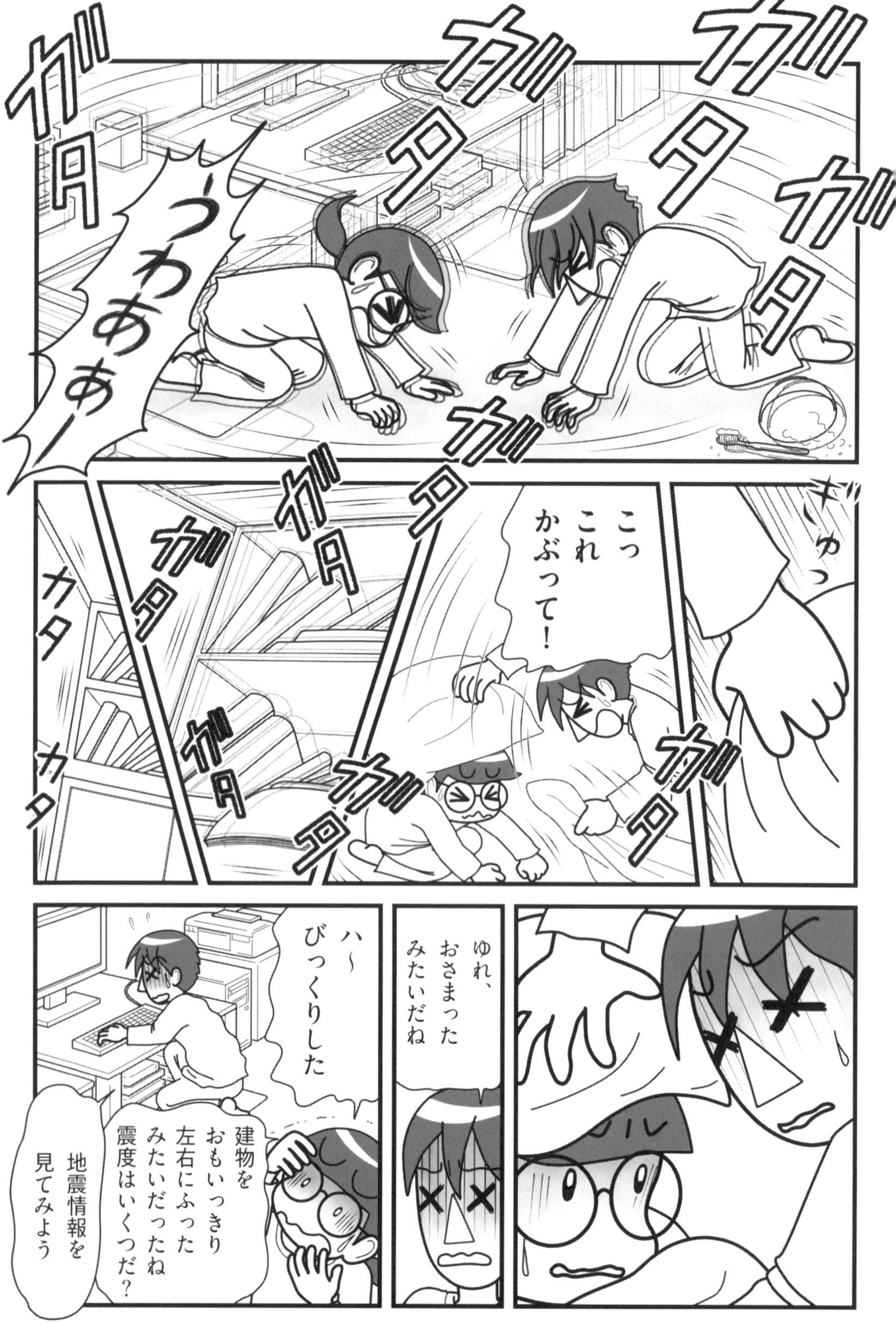
ガタ
ガタ
ガタ
ガタ
うわあああー
ガタ
ぎゅっ
こっ
これ
かぶって！
ガタ
ガタ
ガタ
ガタ
カタ
カタ
ゆれ、
おさまった
みたいだね
ハ～
びっくりした
建物を
おもいっきり
左右にふった
みたいだったね
震度はいくつだ？
地震情報を
見てみよう

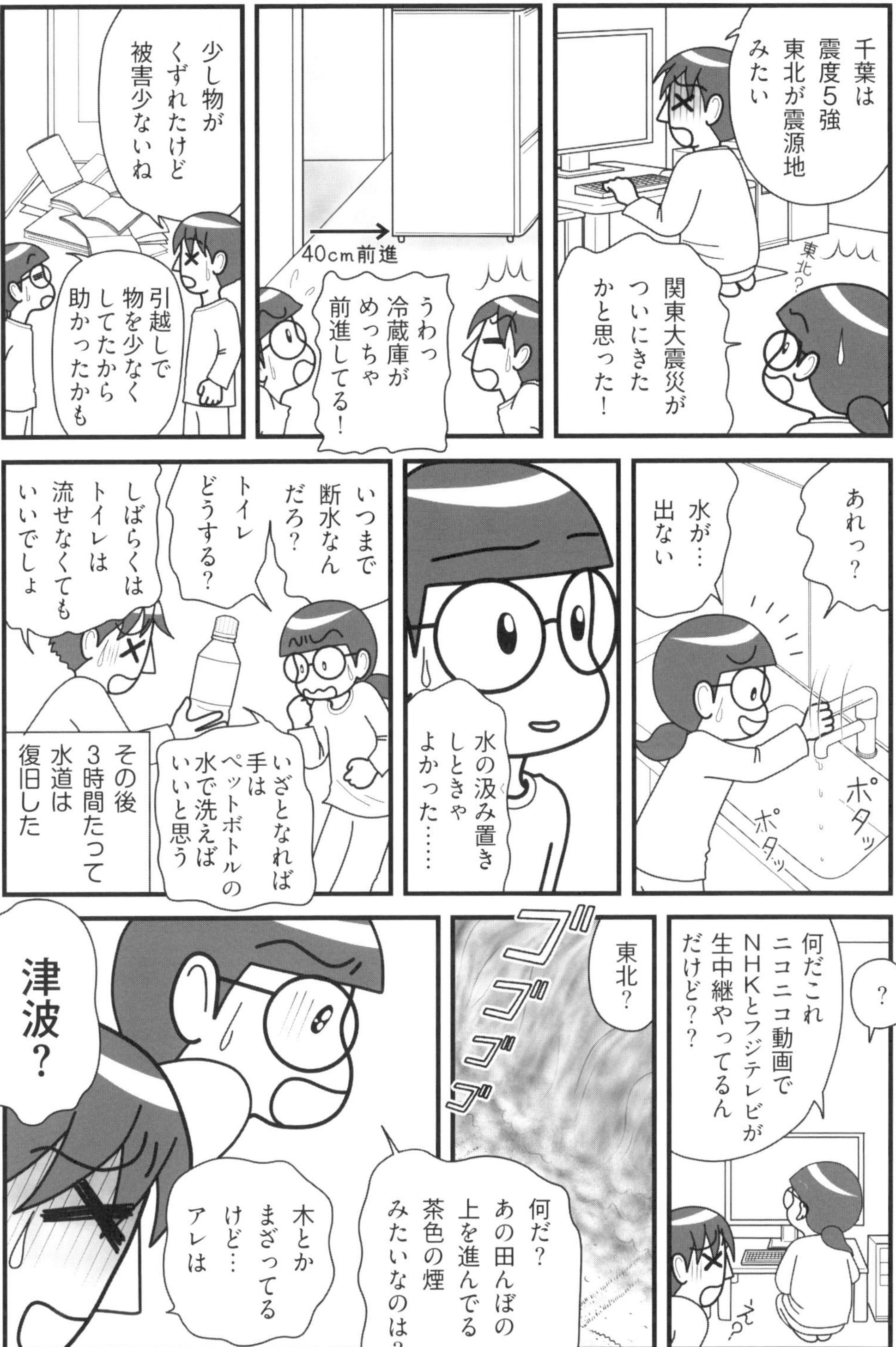
千葉は震度5強
東北が震源地みたい
東北?
関東大震災がついにきたかと思った!
40cm前進
うわっ冷蔵庫がめっちゃ前進してる!
少し物がくずれたけど被害少ないね
引越しで物を少なくしてたから助かったかも
あれっ?
水が…出ない
ポタッ
ポタッ
水の汲《く》み置きしときゃよかった……
いつまで断水なんだろ?
トイレどうする?
しばらくはトイレは流せなくてもいいでしょ
いざとなれば手はペットボトルの水で洗えばいいと思う
その後3時間たって水道は復旧した
?
何だこれ ニコニコ動画でNHKとフジテレビが生中継やってるんだけど??
ゴゴゴゴ
東北?
何だ? あの田んぼの上を進んでる茶色の煙みたいなのは?
木とかまざってるけど…アレは
津波?

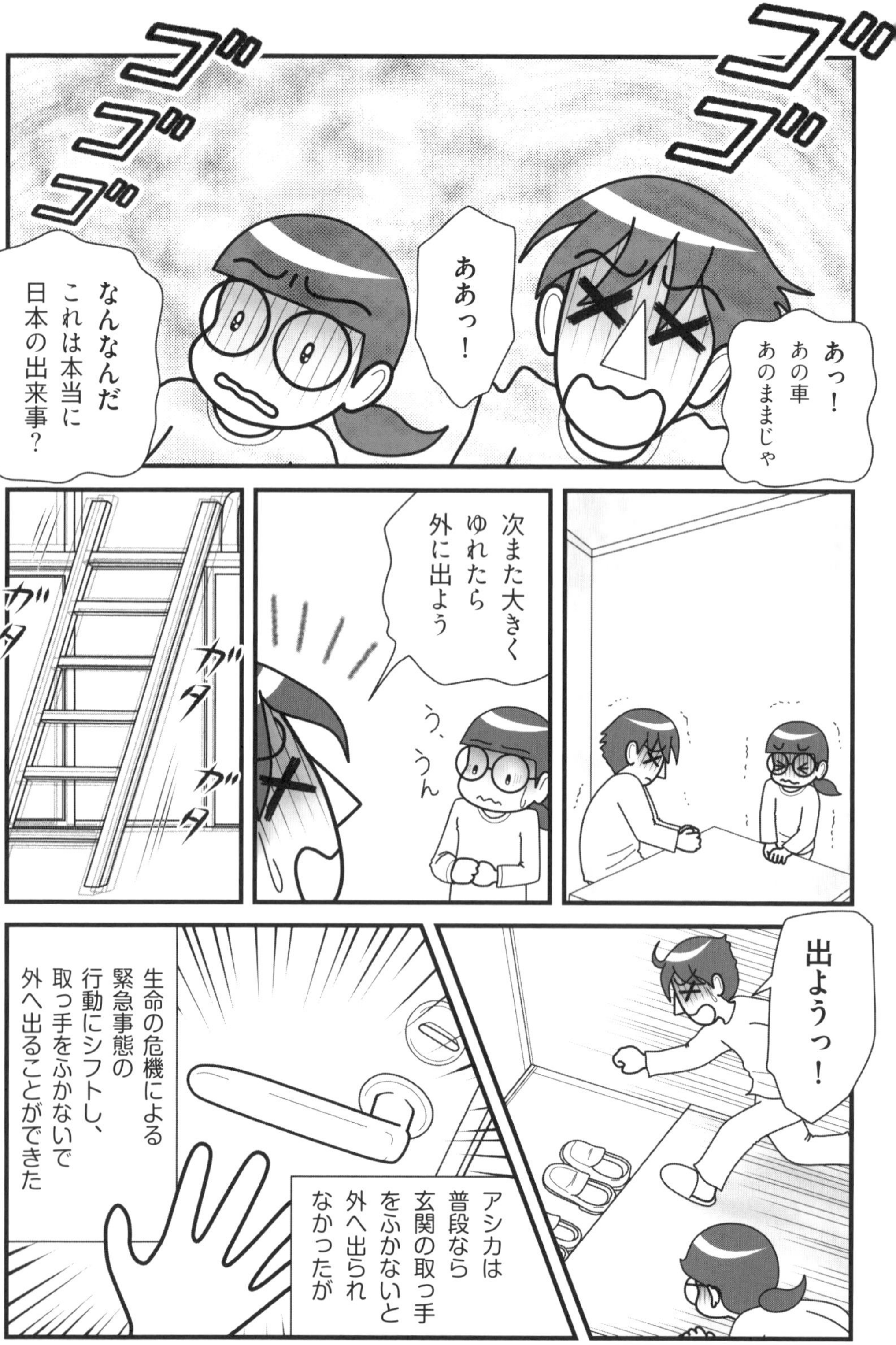
ゴゴゴ
ゴゴゴ
あっ！あの車あのままじゃ
ああっ！
なんなんだこれは本当に日本の出来事？
次また大きくゆれたら外に出よう
う、うん
ガタ
ガタ
ガタ
出ようっ！
アシカは普段なら玄関の取っ手をふかないと外へ出られなかったが
生命の危機による緊急事態の行動にシフトし、取っ手をふかないで外へ出ることができた

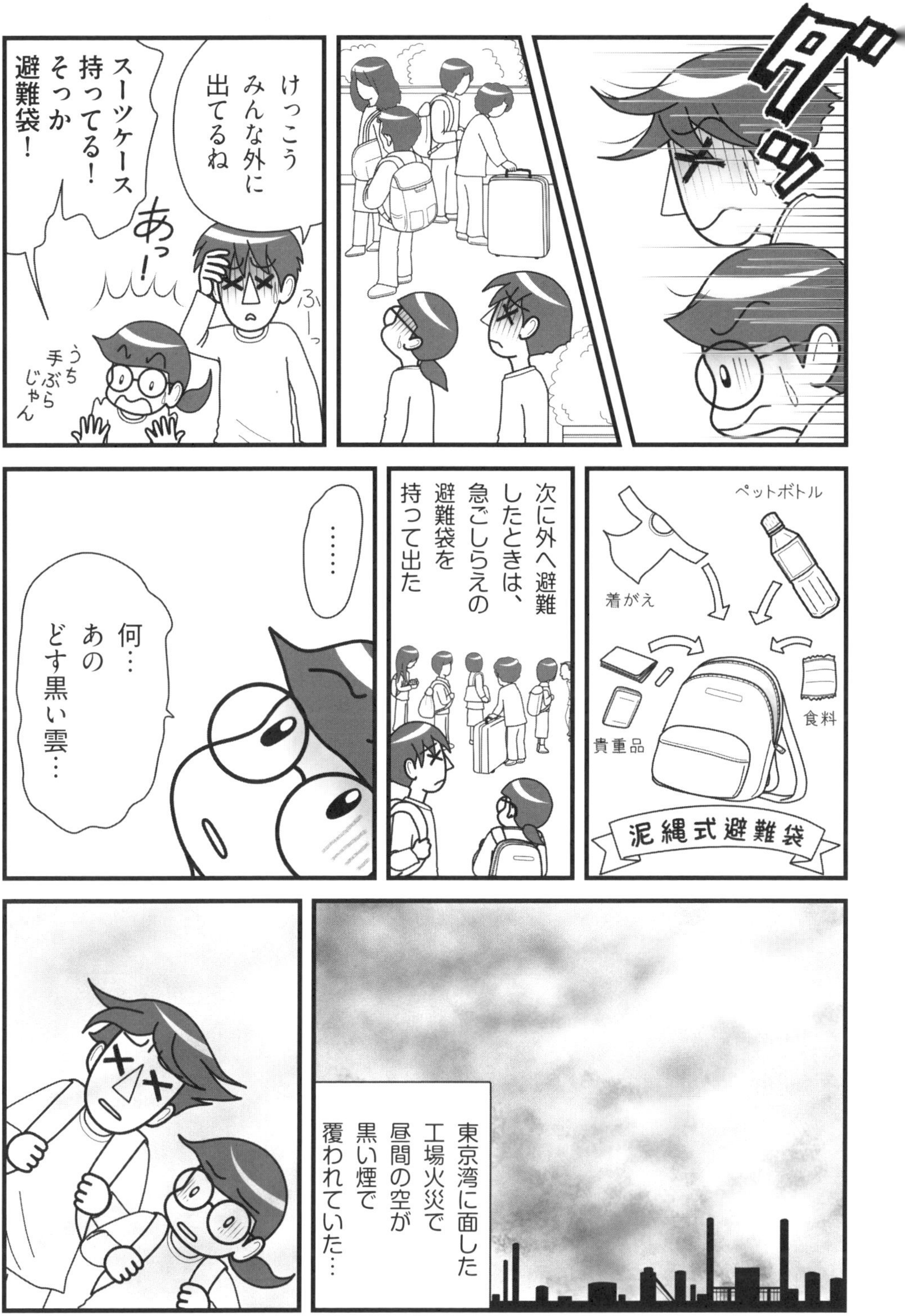
ダッ
けっこう みんな外に 出てるね
あっ!
スーツケース 持ってる! そっか 避難袋!
ふーっ
うち 手ぶら じゃん
ペットボトル
着がえ
食料
貴重品
泥縄式避難袋
次に外へ避難 したときは、 急ごしらえの 避難袋を 持って出た
……
何… あの どす黒い雲…
東京湾に面した 工場火災で 昼間の空が 黒い煙で 覆われていた…

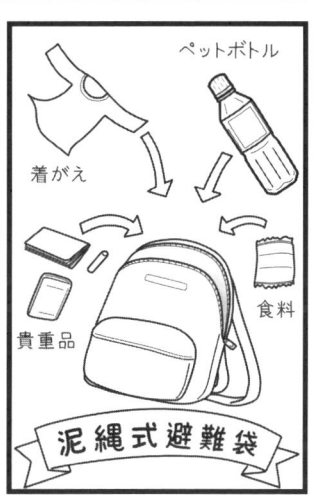

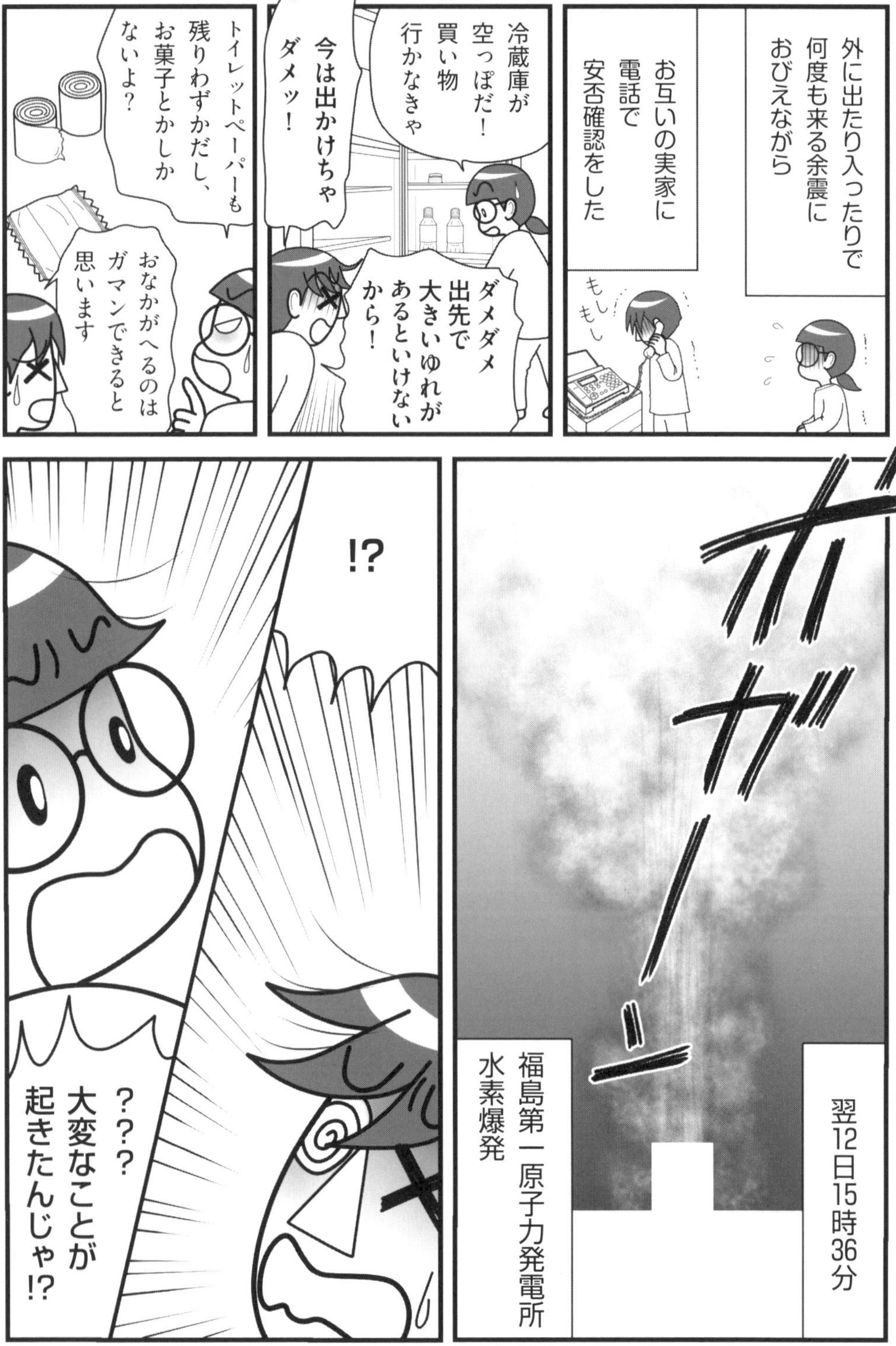

外に出たり入ったりで何度も来る余震におびえながら
お互いの実家に電話で安否確認をした
もしもし
冷蔵庫が空っぽだ！買い物行かなきゃ
今は出かけちゃダメッ！
ダメダメ出先で大きいゆれがあるといけないから！
トイレットペーパーも残りわずかだし、お菓子とかしかないよ？
おなかがへるのはガマンできると思います
ガガーーン
翌12日15時36分
福島第一原子力発電所水素爆発
!?
？？？大変なことが起きたんじゃ!?

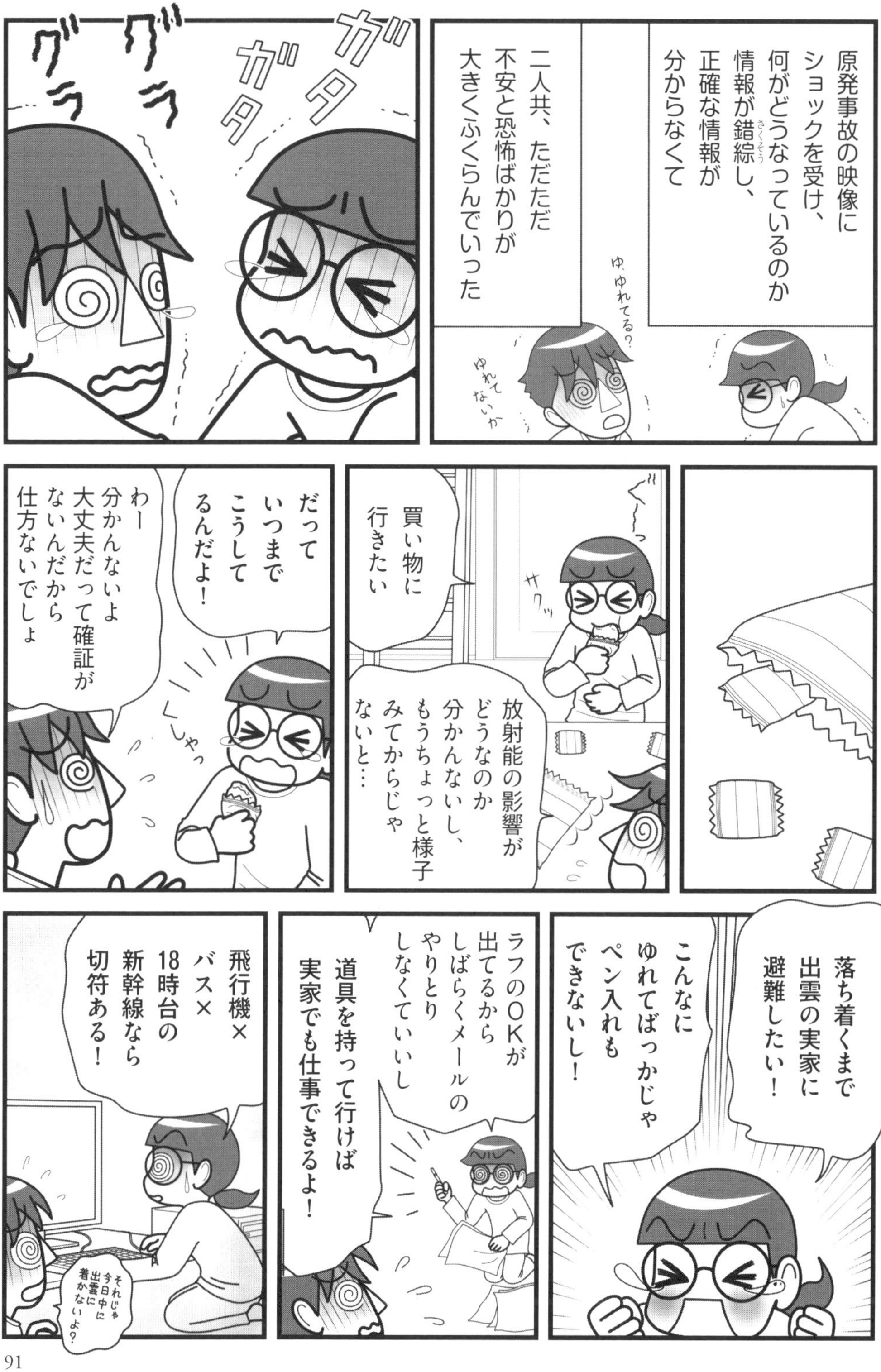

原発事故の映像にショックを受け、何がどうなっているのか情報が錯綜《さくそう》し、正確な情報が分からなくて
二人共、ただただ不安と恐怖ばかりが大きくふくらんでいった
ゆ、ゆれてる?
ゆれてないか
ガタガタ
グラグラ
ぐ〜っ
サクッ
買い物に行きたい
放射能の影響がどうなのか分かんないし、もうちょっと様子みてからじゃないと…
だっていつまでこうしてるんだよ!
くしゃっ
わー分かんないよ大丈夫だって確証がないんだから仕方ないでしょ
落ち着くまで出雲の実家に避難したい!
こんなにゆれてばっかじゃペン入れもできないし!
ラフのOKが出てるからしばらくメールのやりとりしなくていいし
道具を持って行けば実家でも仕事できるよ!
飛行機×バス×18時台の新幹線なら切符ある!
それじゃ今日中に出雲に着かないよ?

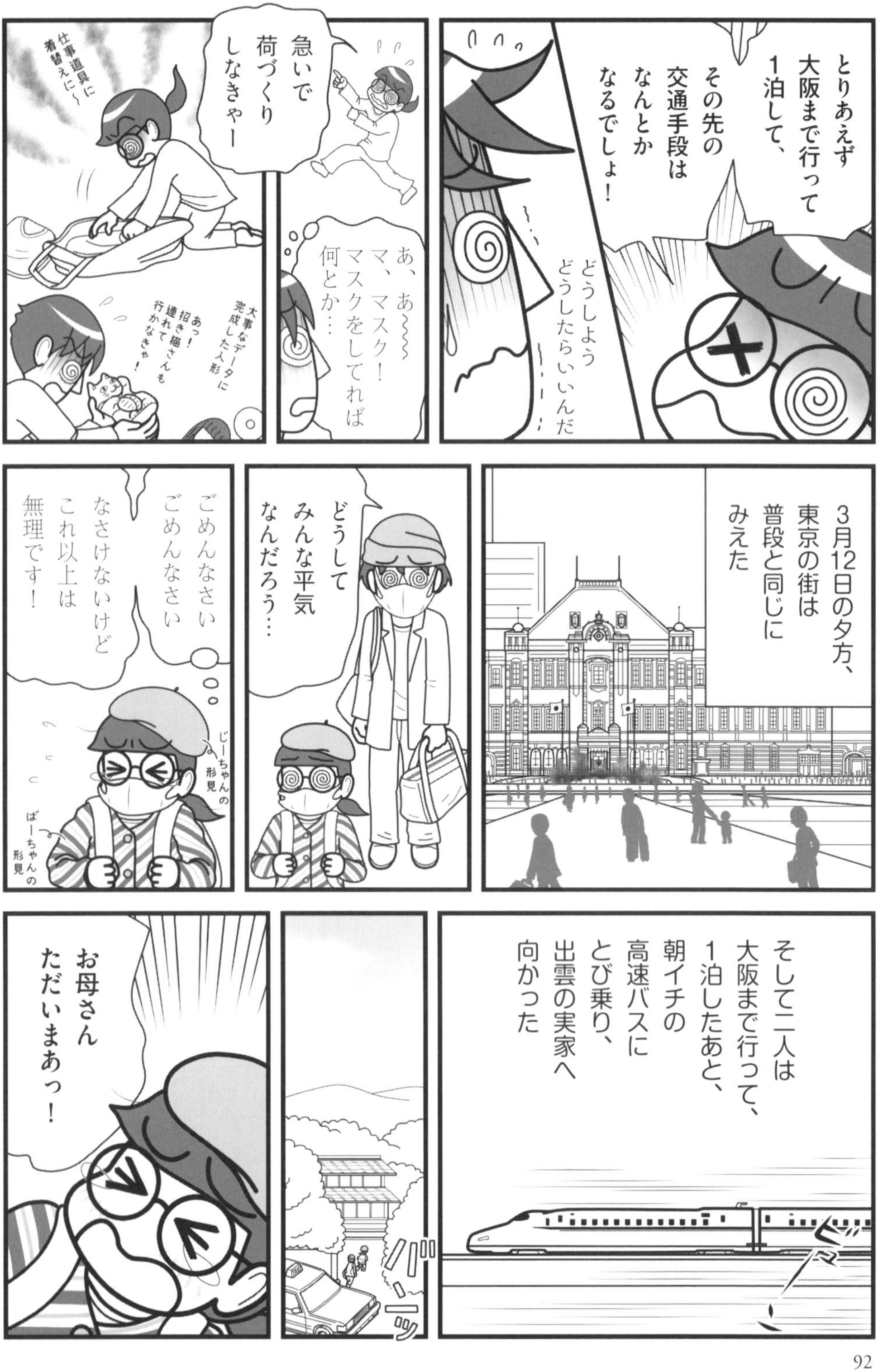
とりあえず大阪まで行って1泊して、その先の交通手段はなんとかなるでしょ！
どうしよう どうしたらいいんだ
急いで荷づくりしなきゃー
あ、あ〜〜 マ、マスク！マスクをしてれば何とか…
仕事道具に着替えに〜
大事なデータ 完成した人形に
あっ！招き猫さんも連れて行かなきゃ！
3月12日の夕方、東京の街は普段と同じにみえた
どうしてみんな平気なんだろう…
ごめんなさい ごめんなさい なさけないけど これ以上は無理です！
じーちゃんの形見
ばーちゃんの形見
そして二人は大阪まで行って、1泊したあと、朝イチの高速バスにとび乗り、出雲の実家へ向かった
お母さん ただいまあっ！

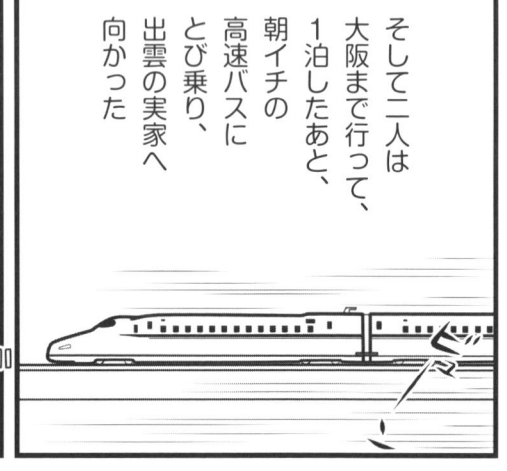

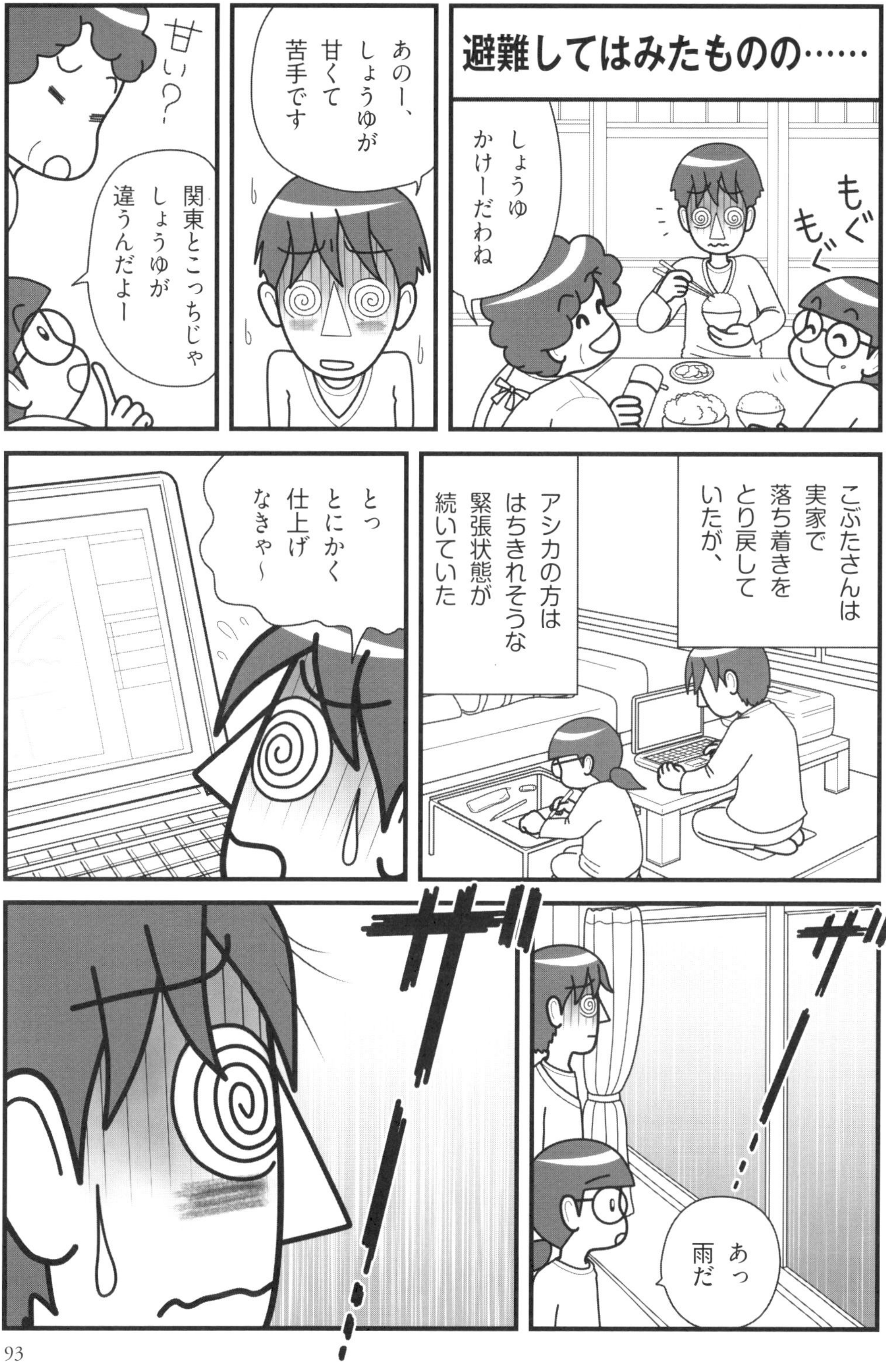

避難してはみたものの……
もぐもぐ
しょうゆかけーだわね
あのー、しょうゆが甘くて苦手です
甘い？
関東とこっちじゃしょうゆが違うんだよー
こぶたさんは実家で落ち着きをとり戻していたが、
アシカの方ははちきれそうな緊張状態が続いていた
とっとにかく仕上げなきゃ～
ザーー
ザーー
あっ雨だ

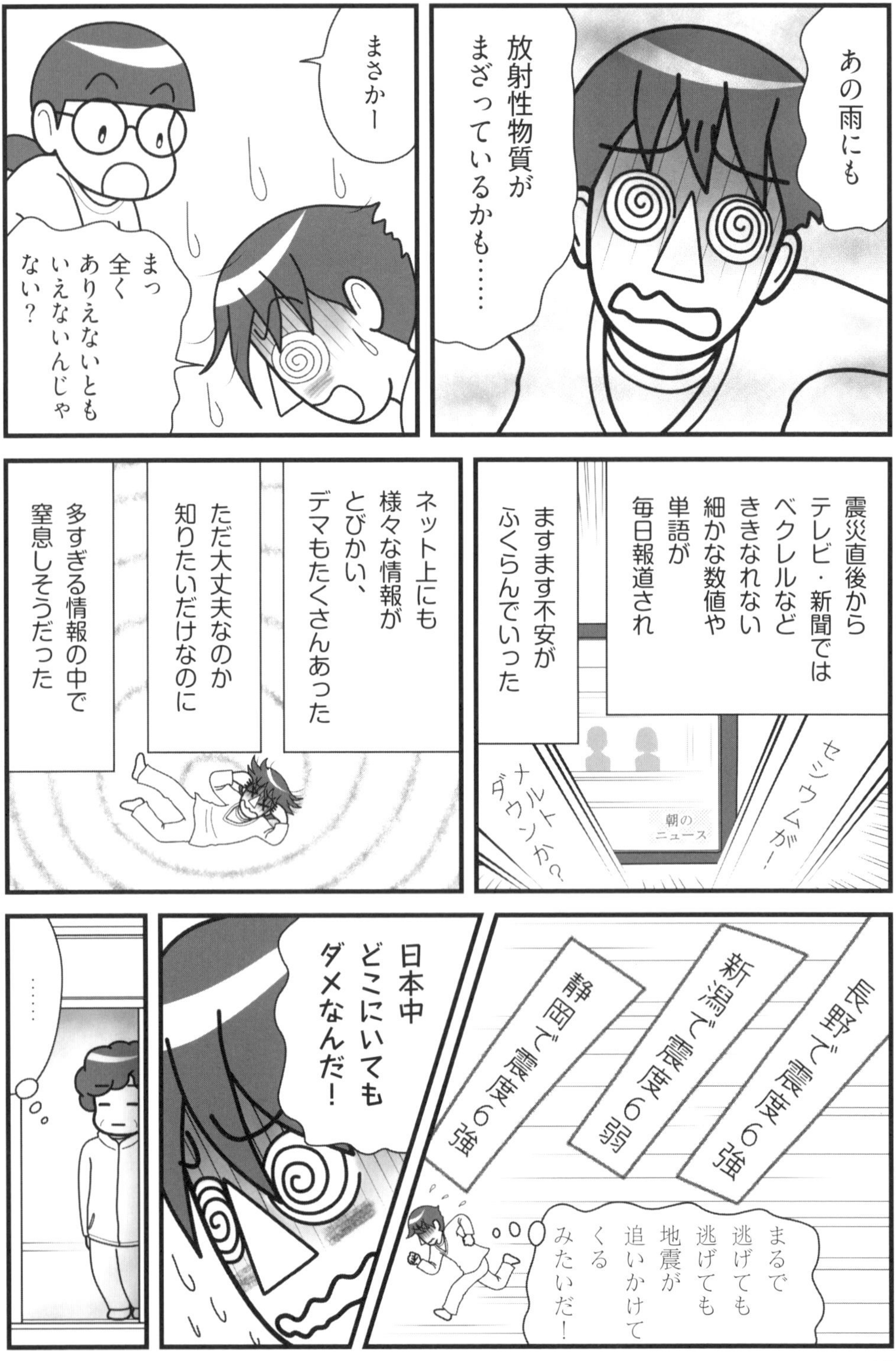

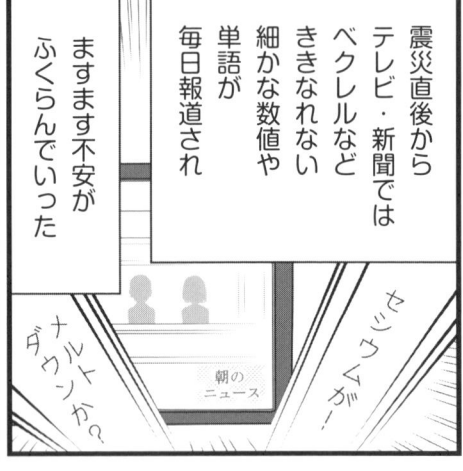

あの雨にも
放射性物質がまざっているかも……
まさかー
まっ全くありえないともいえないいんじゃない？
震災直後からテレビ・新聞ではベクレルなどききなれない細かな数値や単語が毎日報道され
ますます不安がふくらんでいった
セシウムがー
ナルトダウンか？
朝のニュース
ネット上にも様々な情報がとびかい、デマもたくさんあった
ただ大丈夫なのか知りたいだけなのに
多すぎる情報の中で窒息しそうだった
長野で震度6強
新潟で震度6弱
静岡で震度6強
まるで逃げても逃げても地震が追いかけてくるみたいだ！
日本中どこにいてもダメなんだ！
……

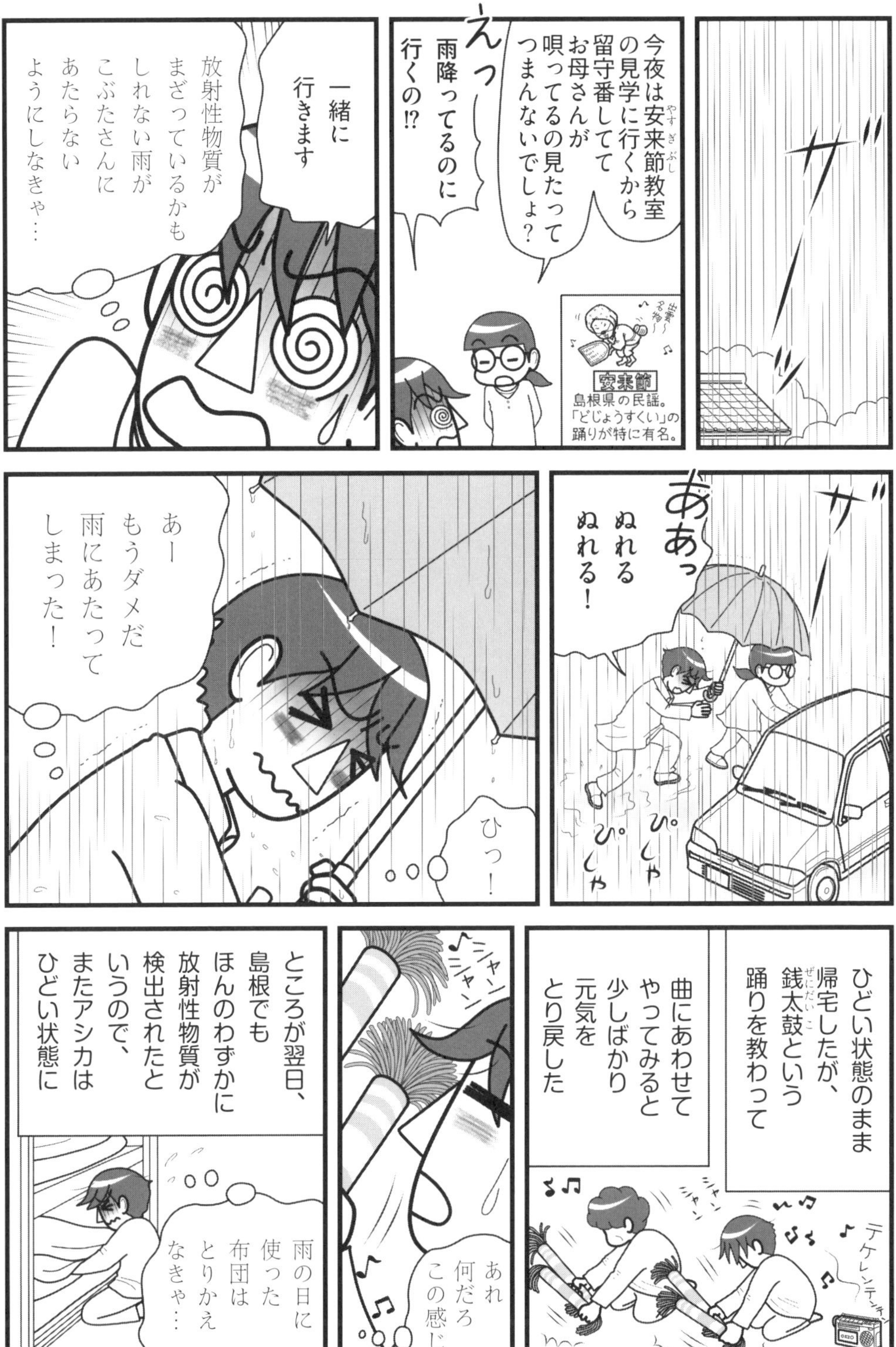
ザーーー
今夜は安来節《やすぎぶし》教室の見学に行くから留守番してて
お母さんが唄ってるの見たってつまんないでしょ？
えっ
雨降ってるのに行くの!?
出雲〜名物〜
安来節
島根県の民謡。「どじょうすくい」の踊りが特に有名。
一緒に行きます
放射性物質がまざっているかもしれない雨がこぶたさんにあたらないようにしなきゃ…
ザーー
あぁっ
ぬれるぬれる！
ぴしゃぴしゃ
あーもうダメだ雨にあたってしまった！
ひっ！
ひどい状態のまま帰宅したが、銭太鼓《ぜにだいこ》という踊りを教わって
曲にあわせてやってみると少しばかり元気をとり戻した
シャンシャン
テケレンテンテン
シャンシャン
あれ何だろこの感じ
ところが翌日、島根でもほんのわずかに放射性物質が検出されたというので、またアシカはひどい状態に
雨の日に使った布団はとりかえなきゃ…

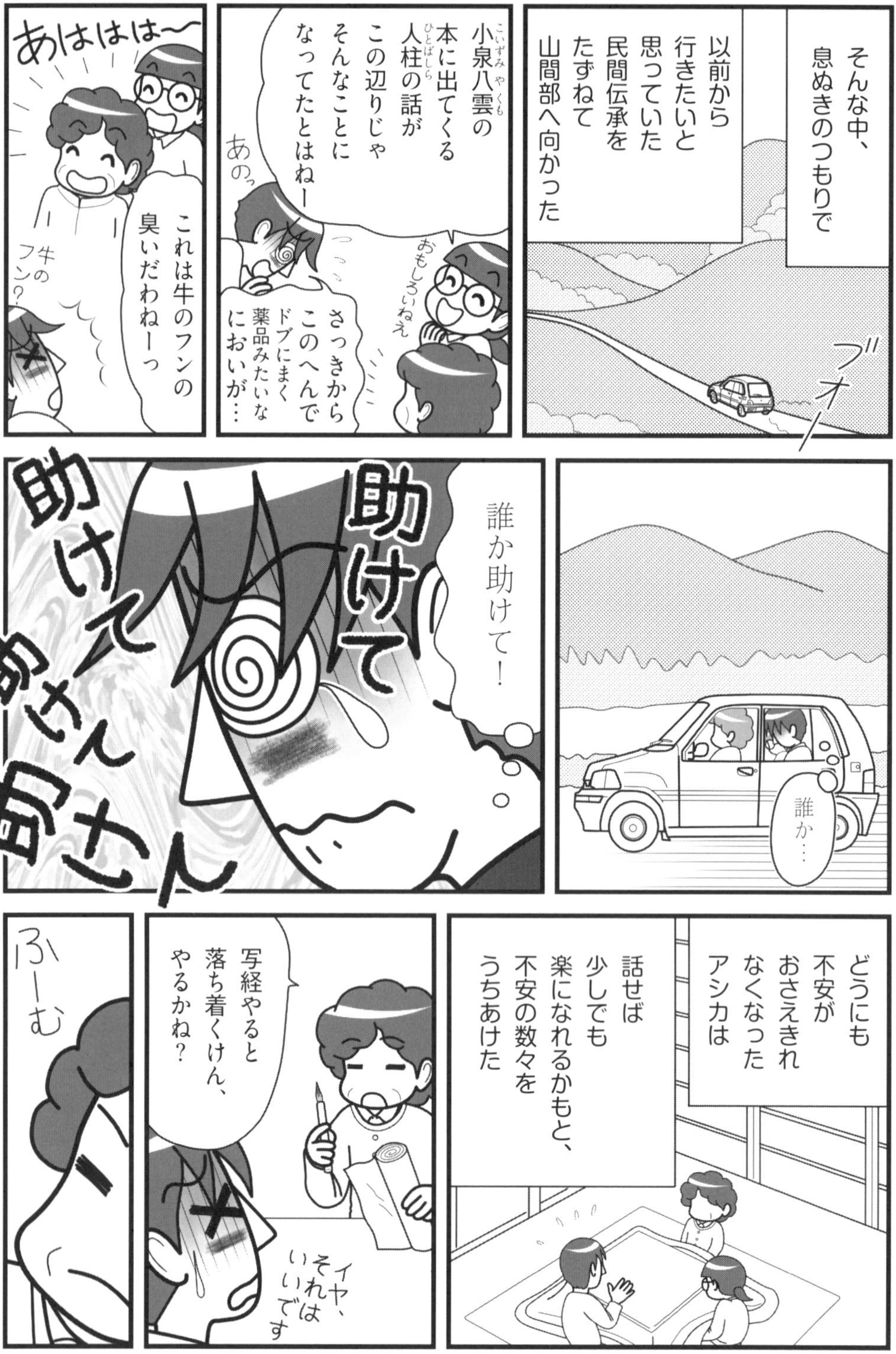

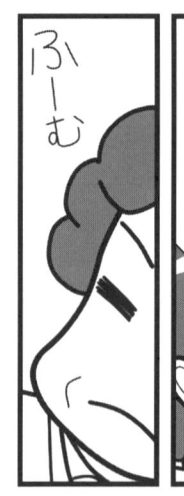

そんな中、息ぬきのつもりで
以前から行きたいと思っていた民間伝承をたずねて山間部へ向かった
ブオーン
小泉八雲《こいずみやくも》の本に出てくる人柱《ひとばしら》の話がこの辺りじゃそんなことになってたとはねー
おもしろいねえ
あのっ
さっきからこのへんでドブにまく薬品みたいなにおいが…
あはははー
これは牛のフンの臭いだわねーっ
牛のフン？
誰か…
誰か助けて！
助けて
助けて
助けん
助けん
どうにも不安がおさえきれなくなったアシカは
話せば少しでも楽になれるかもと、不安の数々をうちあけた
写経やると落ち着くけん、やるかね？
イヤ、それはいいです
ふーむ

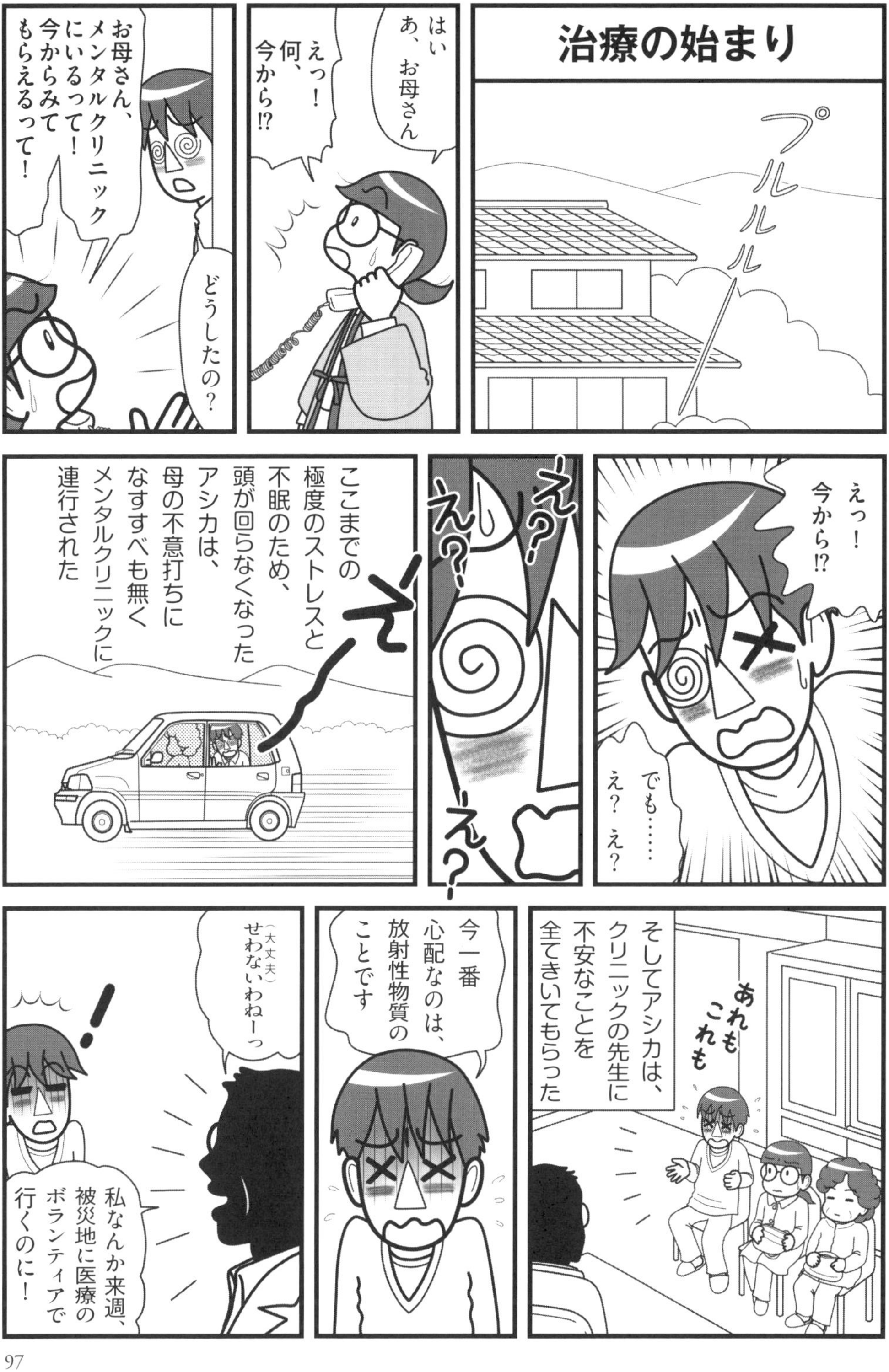
治療の始まり
プルルル
はい
あ、お母さん
えっ！
何、
今から!?
お母さん、
メンタルクリニック
にいるって！
今からみて
もらえるって！
どうしたの？
えっ！
今から!?
でも……
え？ え？
え？
え？
え？
ここまでの
極度のストレスと
不眠のため、
頭が回らなくなった
アシカは、
母の不意打ちに
なすすべも無く
メンタルクリニックに
連行された
そ〜
そしてアシカは、
クリニックの先生に
不安なことを
全てきいてもらった
あれも
これも
今一番
心配なのは、
放射性物質の
ことです
（大丈夫）
せわないわねーっ
！
私なんか来週、
被災地に医療の
ボランティアで
行くのに！

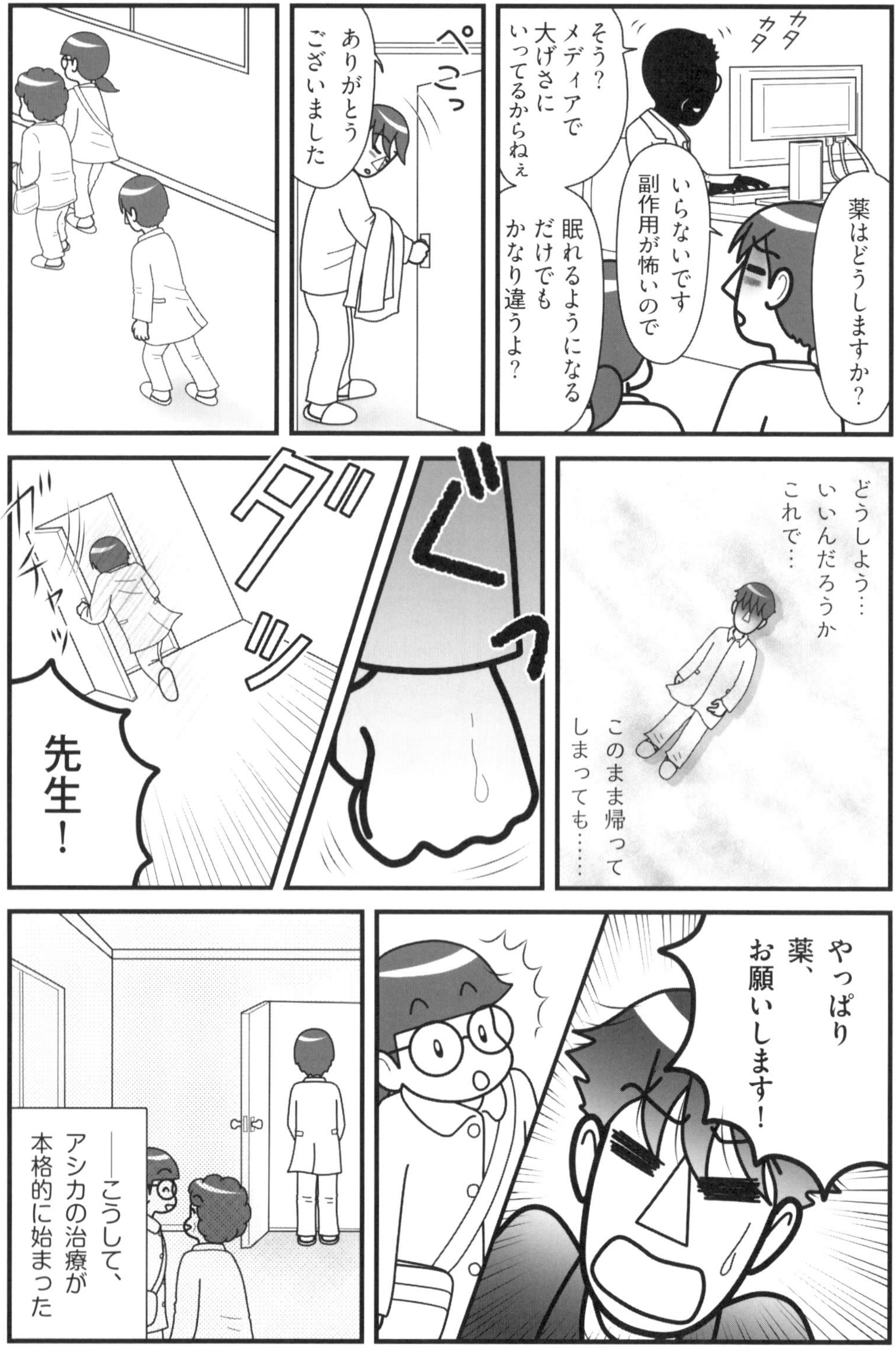

カタカタ
薬はどうしますか?
いらないです
副作用が怖いので
そう?
メディアで
大げさに
いってるからねぇ
眠れるようになる
だけでも
かなり違うよ?
ぺこっ
ありがとう
ございました
どうしよう…
いいんだろうか
これで…
このまま帰って
しまっても……
ぐっ
ダッ
ガチャッ
先生!
やっぱり
薬、
お願いします!
——こうして、
アシカの治療が
本格的に始まった

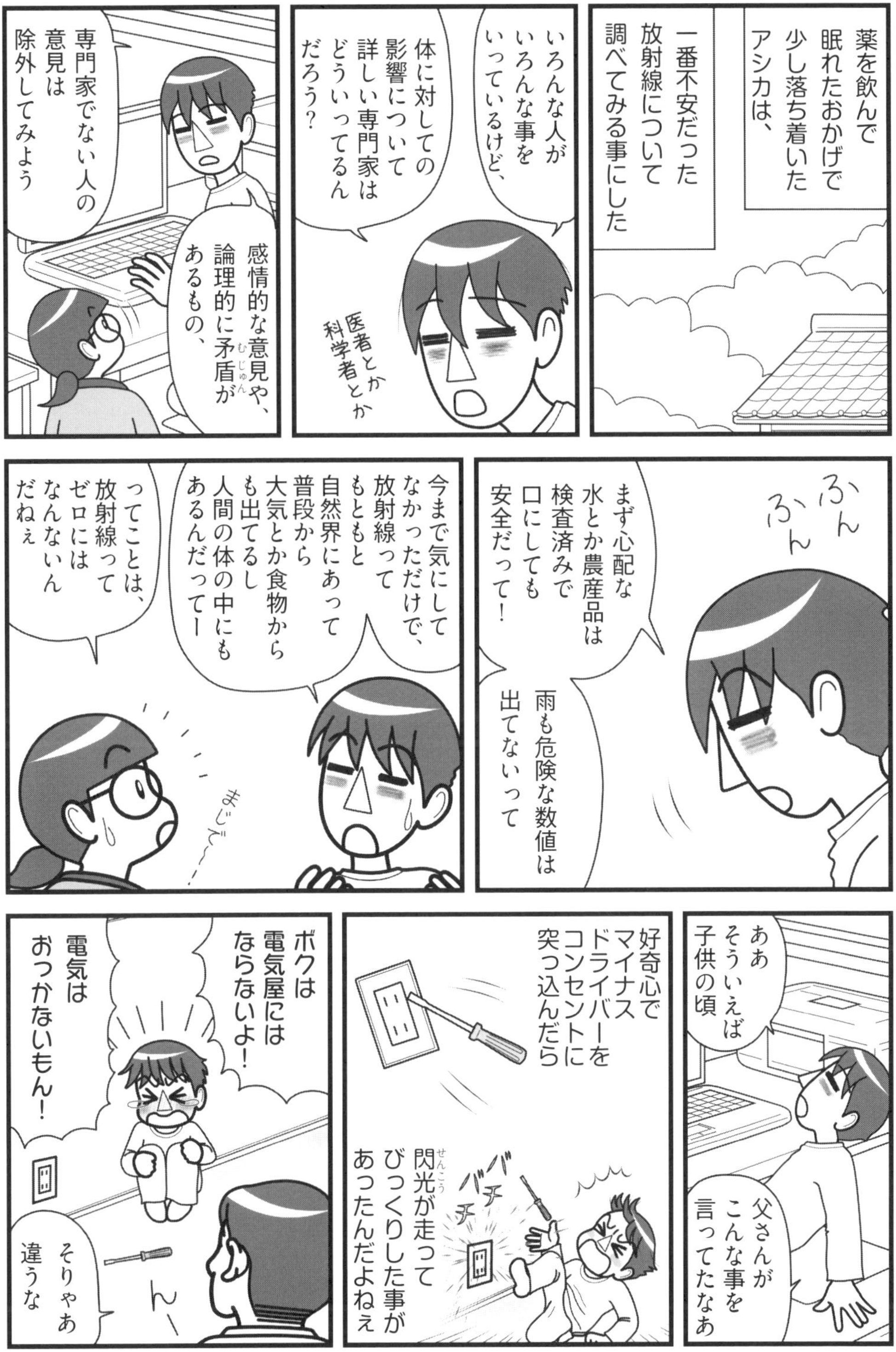
薬を飲んで眠れたおかげで少し落ち着いたアシカは、
一番不安だった放射線について調べてみる事にした
いろんな人がいろんな事をいっているけど、
体に対しての影響について詳しい専門家はどういってるんだろう？
医者とか科学者とか
専門家でない人の意見は除外してみよう
感情的な意見や、論理的に矛盾《むじゅん》があるもの、
ふんふん
まず心配な水とか農産品は検査済みで口にしても安全だって！
雨も危険な数値は出てないって
今まで気にしてなかっただけで、放射線ってもともと自然界にあって普段から大気とか食物からも出てるし人間の体の中にもあるんだってー
ってことは、放射線ってゼロにはなんないんだねぇ
まじで〜…！
あぁそういえば子供の頃
父さんがこんな事を言ってたなぁ
好奇心でマイナスドライバーをコンセントに突っ込んだら
バチバチ
閃光《せんこう》が走ってびっくりした事があったんだよねぇ
ボクは電気屋にはならないよ！
電気はおっかないもん！
そりゃあ違うな
ん〜

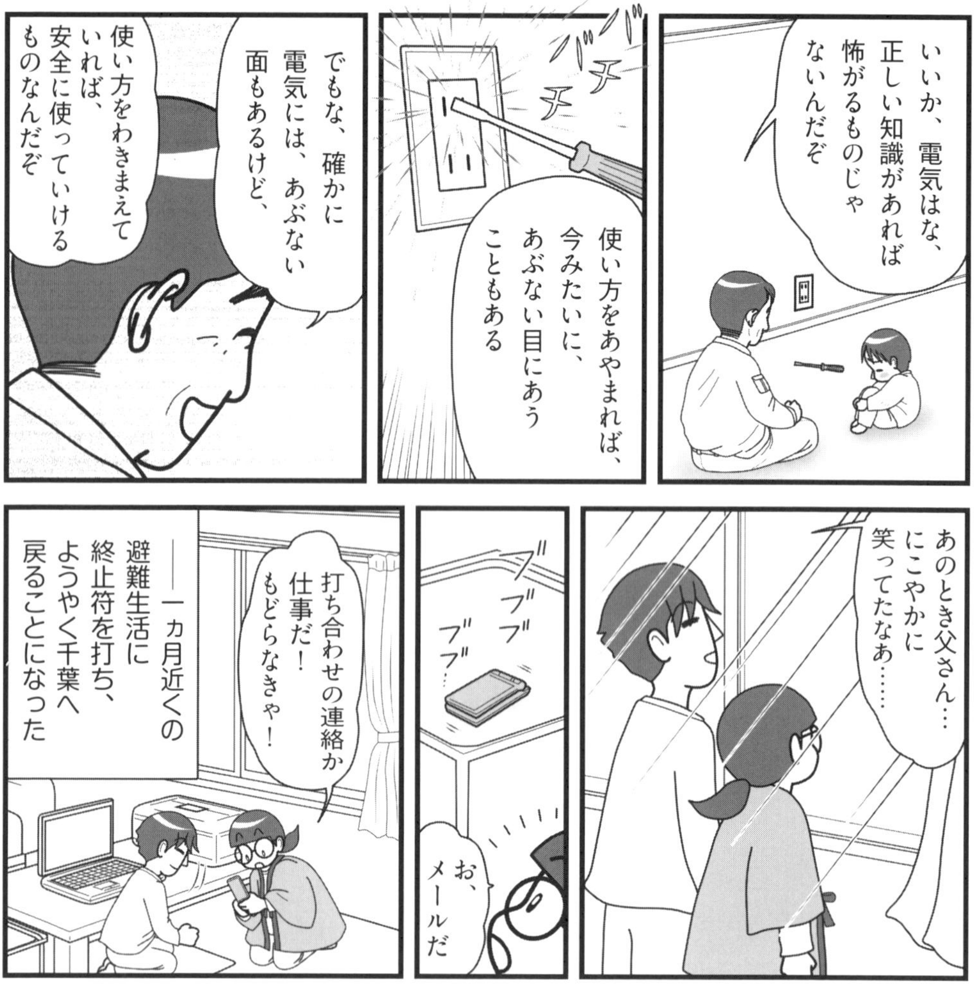
いいか、電気はな、正しい知識があれば怖がるものじゃないんだぞ
バチ
バチ
使い方をあやまれば、今みたいに、あぶない目にあうこともある
でもな、確かに電気には、あぶない面もあるけど、
使い方をわきまえていれば、安全に使っていけるものなんだぞ
あのとき父さん…にこやかに笑ってたなぁ……
ブブ
ブブ…
お、メールだ
打ち合わせの連絡か仕事だ！もどらなきゃ！
――一ヵ月近くの避難生活に終止符を打ち、ようやく千葉へ戻ることになった

東日本大震災で亡くなられた方々に
謹んで哀悼の意を表するとともに、
被災された方々に
心よりお見舞い申し上げます。
そして、被災地の復興のために
尽力されている方々に
敬意を表するとともに、
被災地域の一日も早い復興を
お祈り申し上げます。

第3章　治療する日々

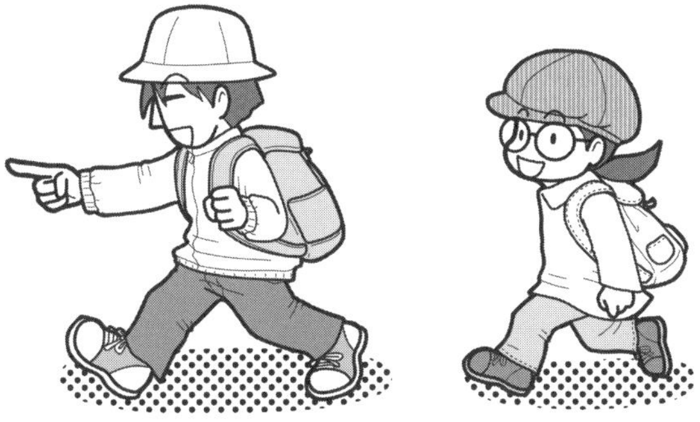

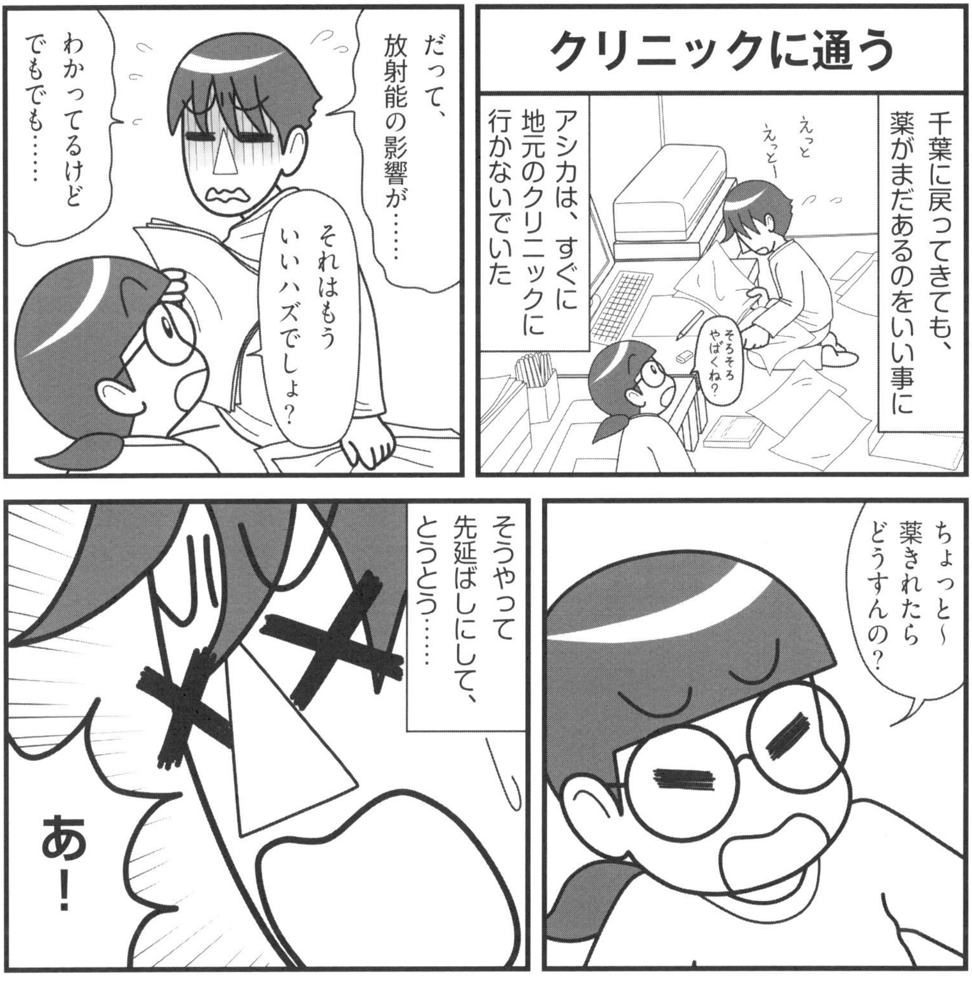

クリニックに通う
千葉に戻ってきても、薬がまだあるのをいい事に
アシカは、すぐに地元のクリニックに行かないでいた
えっと えっと～
そろそろやばくね？
だって、放射能の影響が……
それはもういいハズでしょ？
わかってるけどでもでも……
ちょっと～薬きれたらどうすんの？
そうやって先延ばしにして、とうとう……
あ！

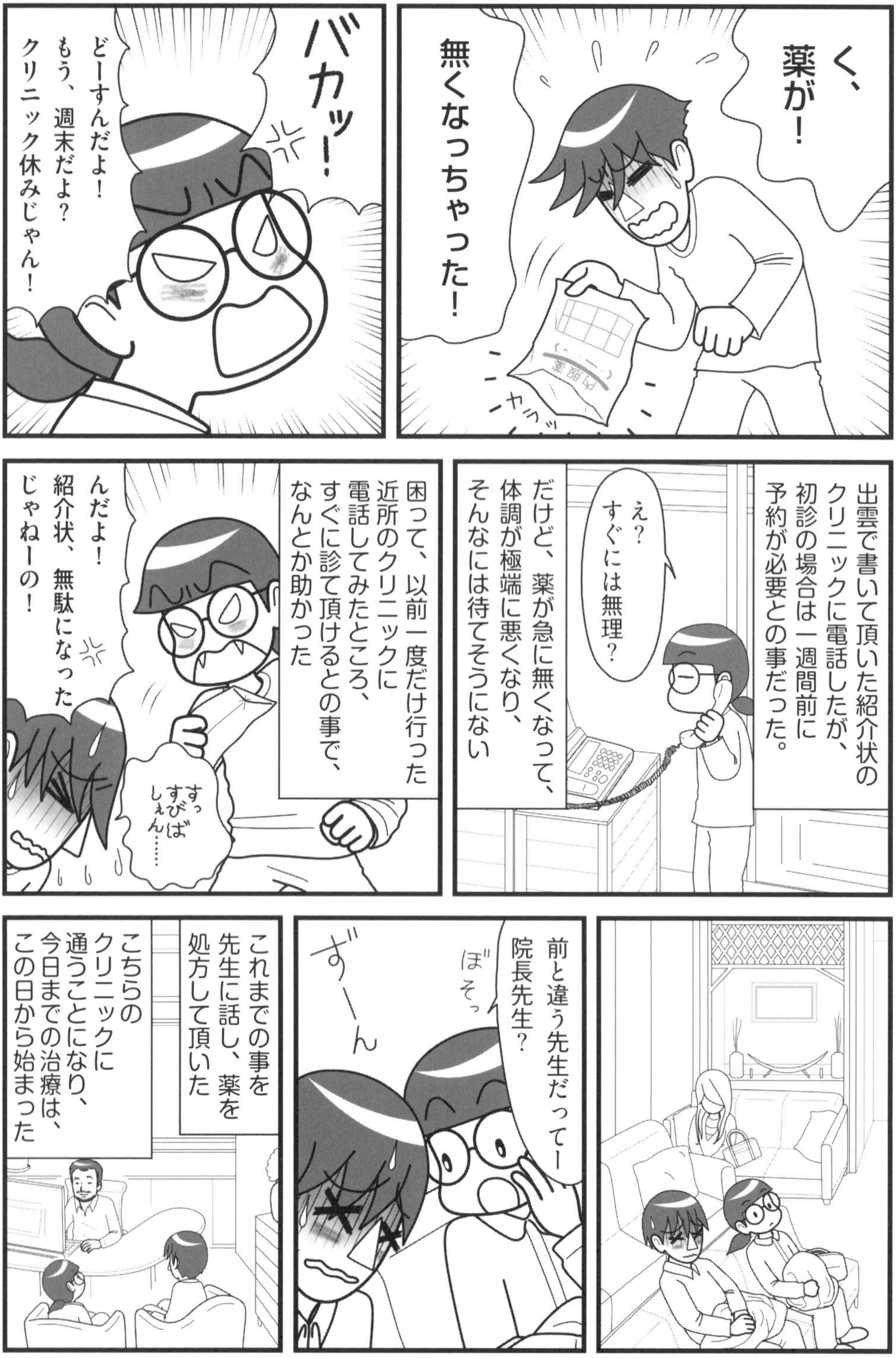
く、
薬が！
無くなっちゃった！
バカッ！
どーすんだよ！
もう、週末だよ？
クリニック休みじゃん！
出雲で書いて頂いた紹介状のクリニックに電話したが、初診の場合は一週間前に予約が必要との事だった。
え？
すぐには無理？
だけど、薬が急に無くなって、体調が極端に悪くなり、そんなには待てそうにない
困って、以前一度だけ行った近所のクリニックに電話してみたところ、すぐに診て頂けるとの事で、なんとか助かった
んだよ！
紹介状、無駄になったじゃねーの！
すっすびばしぇん……
前と違う先生だってー
院長先生？
ぼそっ
ずーん
これまでの事を先生に話し、薬を処方して頂いた
こちらのクリニックに通うことになり、今日までの治療は、この日から始まった

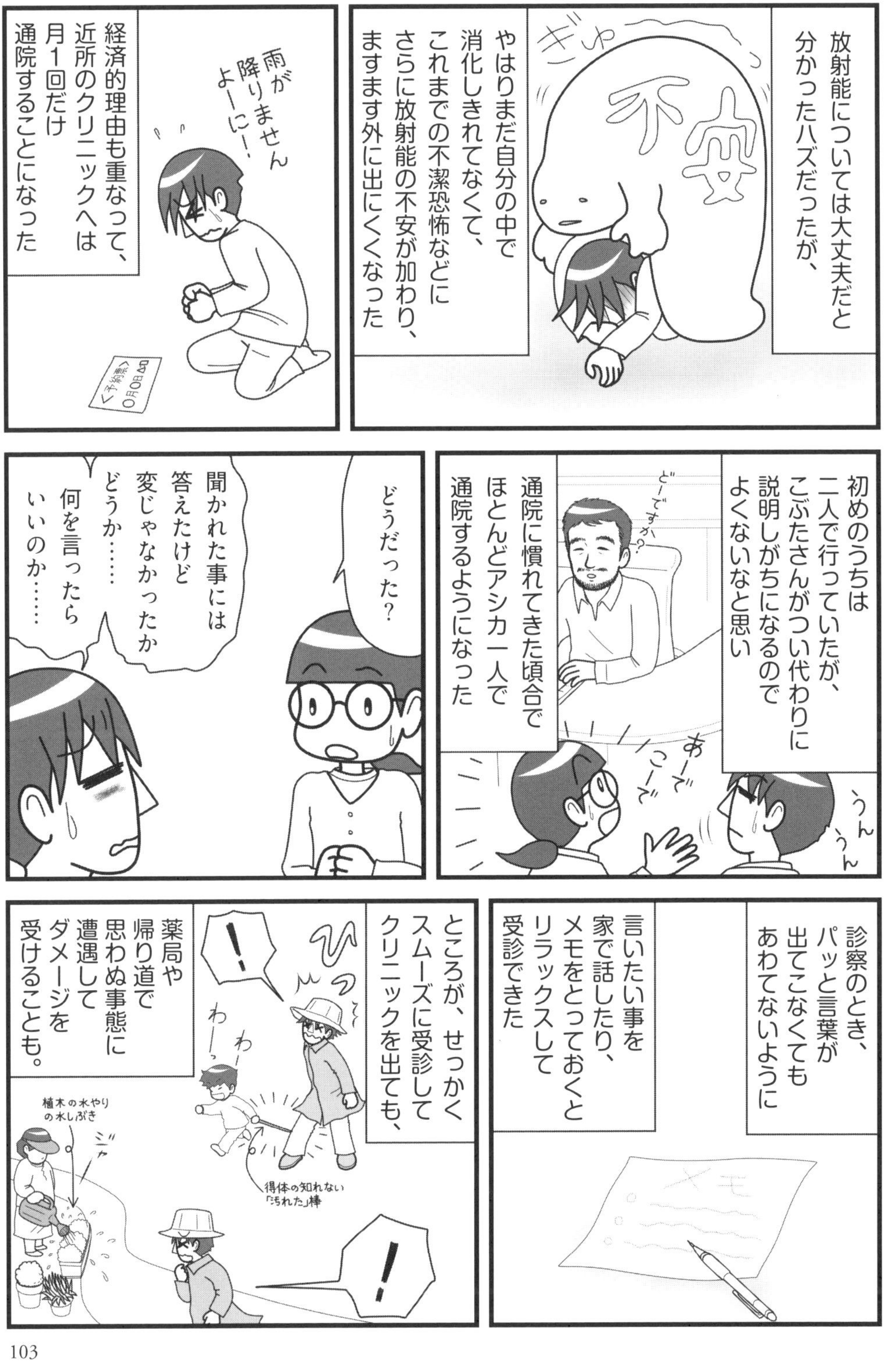

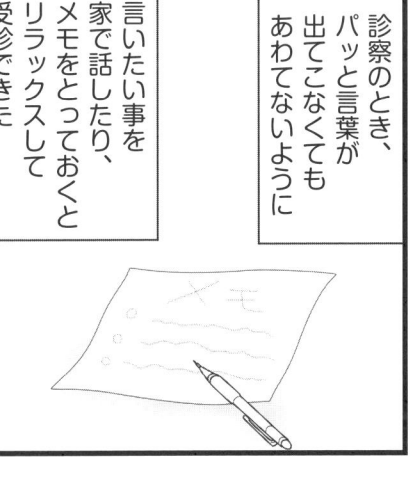

放射能については大丈夫だと分かったハズだったが、
ぎゅ〜〜〜っ
不安
やはりまだ自分の中で消化しきれてなくて、これまでの不潔恐怖などにさらに放射能の不安が加わり、ますます外に出にくくなった
雨が降りませんよーに!
経済的理由も重なって、近所のクリニックへは月1回だけ通院することになった
〈予約票〉 0月0日(0)
初めのうちは二人で行っていたが、こぶたさんがつい代わりに説明しがちになるのでよくないなと思い
どーですか?
あーでこーで
うんうん
通院に慣れてきた頃合でほとんどアシカ一人で通院するようになった
どうだった?
聞かれた事には答えたけど変じゃなかったかどうか……何を言ったらいいのか……
診察のとき、パッと言葉が出てこなくてもあわてないように
言いたい事を家で話したり、メモをとっておくとリラックスして受診できた
メモ
ところが、せっかくスムーズに受診してクリニックを出ても、
ひぃっ
!
わーっ
わーっ
得体の知れない「汚れた」棒
薬局や帰り道で思わぬ事態に遭遇してダメージを受けることも。
植木の水やりの水しぶき
ジャ
!

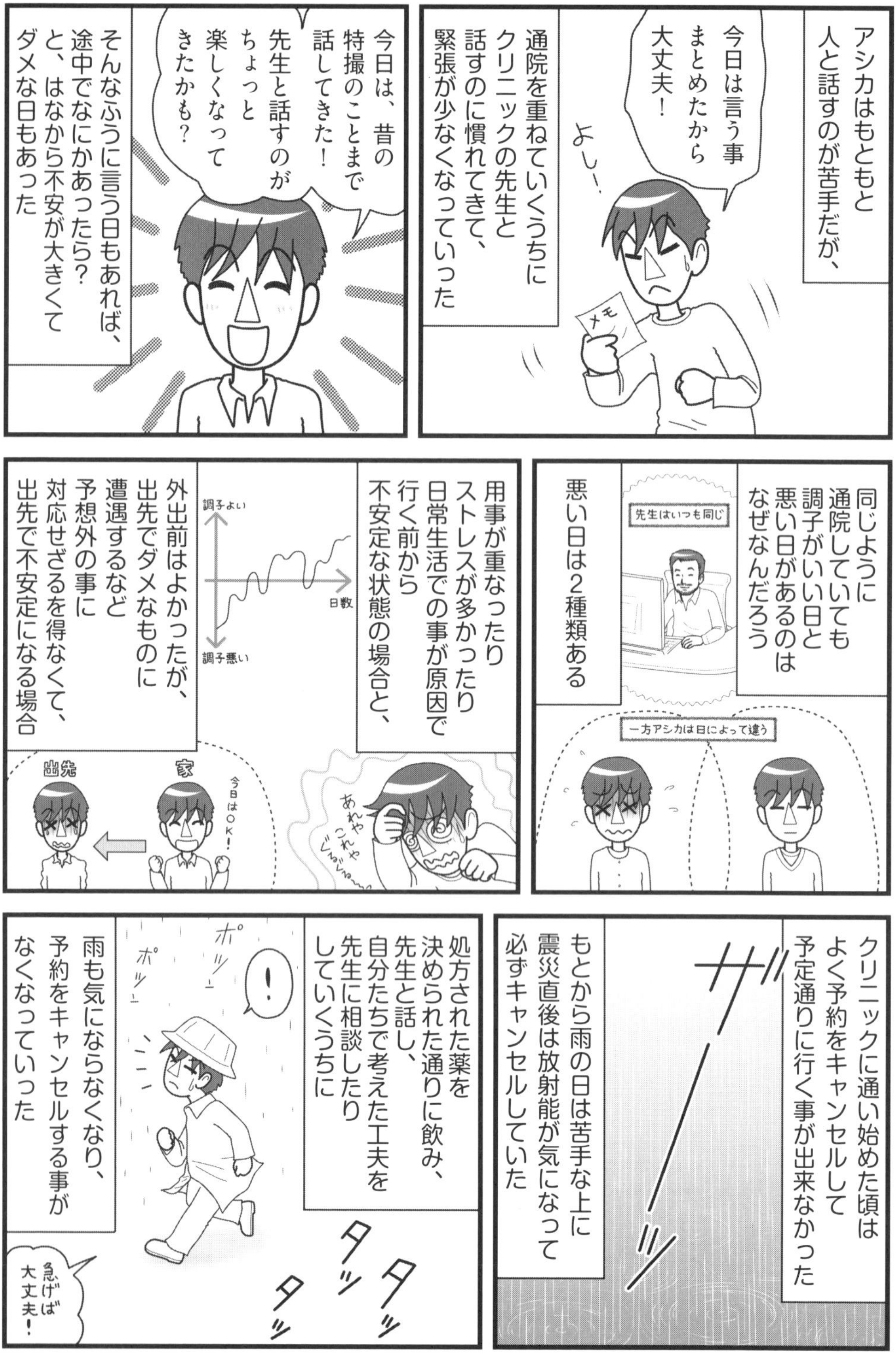

アシカはもともと人と話すのが苦手だが、
今日は言う事まとめたから大丈夫！
よし…
メモ
通院を重ねていくうちにクリニックの先生と話すのに慣れてきて、緊張が少なくなっていった
今日は、昔の特撮のことまで話してきた！先生と話すのがちょっと楽しくなってきたかも？
そんなふうに言う日もあれば、途中でなにかあったら？と、はなから不安が大きくてダメな日もあった
同じように通院していても調子がいい日と悪い日があるのはなぜなんだろう
先生はいつも同じ
悪い日は2種類ある
一方アシカは日によって違う
用事が重なったりストレスが多かったり日常生活での事が原因で行く前から不安定な状態の場合と、
あれやこれや
ぐるぐる～
調子よい
日数
調子悪い
外出前はよかったが、出先でダメなものに遭遇するなど予想外の事に対応せざるを得なくて、出先で不安定になる場合
今日はOK！
家
出先
クリニックに通い始めた頃はよく予約をキャンセルして予定通りに行く事が出来なかった
ザーーー
もとから雨の日は苦手な上に震災直後は放射能が気になって必ずキャンセルしていた
処方された薬を決められた通りに飲み、先生と話し、自分たちで考えた工夫を先生に相談したりしていくうちに
ポツ
ポツ
！
雨も気にならなくなり、予約をキャンセルする事がなくなっていった
急げば大丈夫！
タッ
タッ
タッ

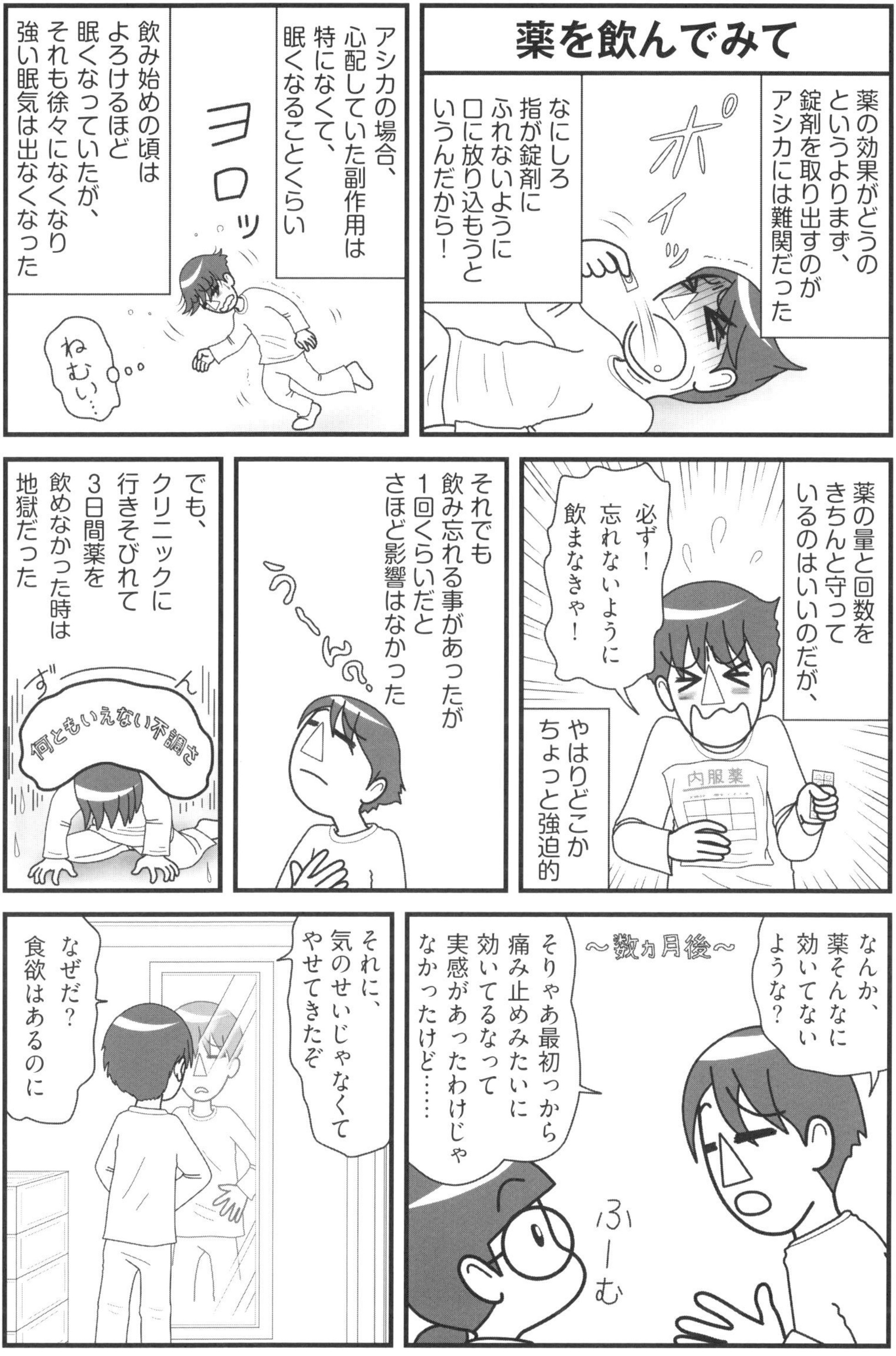
薬を飲んでみて
薬の効果がどうのというよりまず、錠剤を取り出すのがアシカには難関だった
ポイッ
なにしろ指が錠剤にふれないように口に放り込もうというんだから!
アシカの場合、心配していた副作用は特になくて、眠くなることくらい
ヨロッ
飲み始めの頃はよろけるほど眠くなっていたが、それも徐々になくなり強い眠気は出なくなった
ねむい…
薬の量と回数をきちんと守っているのはいいのだが、
必ず!忘れないように飲まなきゃ!
内服薬
やはりどこかちょっと強迫的
それでも飲み忘れる事があったが1回くらいだとさほど影響はなかった
う〜ん。
でも、クリニックに行きそびれて3日間薬を飲めなかった時は地獄だった
ず——ん
何ともいえない不調さ
なんか、薬そんなに効いてないような?
〜数ヵ月後〜
そりゃあ最初っから痛み止めみたいに効いてるなって実感があったわけじゃなかったけど……
ふーむ
それに、気のせいじゃなくてやせてきたぞ
なぜだ?食欲はあるのに

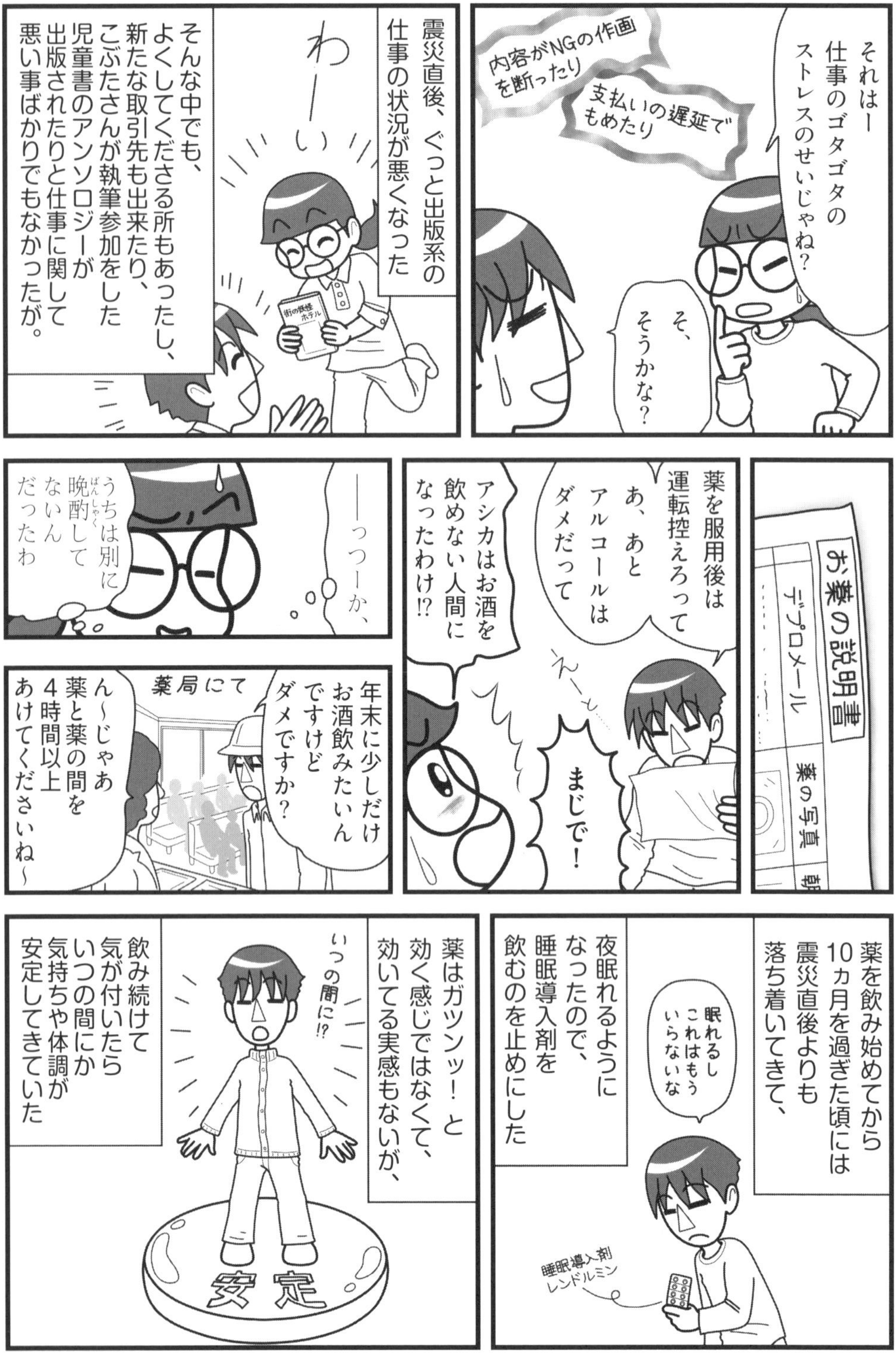
それはー仕事のゴタゴタのストレスのせいじゃね?
内容がNGの作画を断ったり
支払いの遅延でもめたり
そ、そうかな?
震災直後、ぐっと出版系の仕事の状況が悪くなった
わーい
街の妖怪ホテル
そんな中でも、よくしてくださる所もあったし、新たな取引先も出来たり、こぶたさんが執筆参加をした児童書のアンソロジーが出版されたりと仕事に関して悪い事ばかりでもなかったが。
お薬の説明書
デプロメール
薬の写真
薬を服用後は運転控えろって
あ、あとアルコールはダメだって
えーと……
まじで!
アシカはお酒を飲めない人間になったわけ!?
――っつーか、
うちは別に晩酌《ばんしゃく》してないんだったわ
薬局にて
年末に少しだけお酒飲みたいんですけどダメですか?
ん～じゃあ薬と薬の間を4時間以上あけてくださいね～
薬を飲み始めてから10ヵ月を過ぎた頃には震災直後よりも落ち着いてきて、
眠れるしこれはもういらないな
夜眠れるようになったので、睡眠導入剤を飲むのを止めにした
睡眠導入剤レンドルミン
薬はガツンッ!と効く感じではなくて、効いてる実感もないが、
いつの間に!?
安定
飲み続けて気が付いたらいつの間にか気持ちや体調が安定してきていた

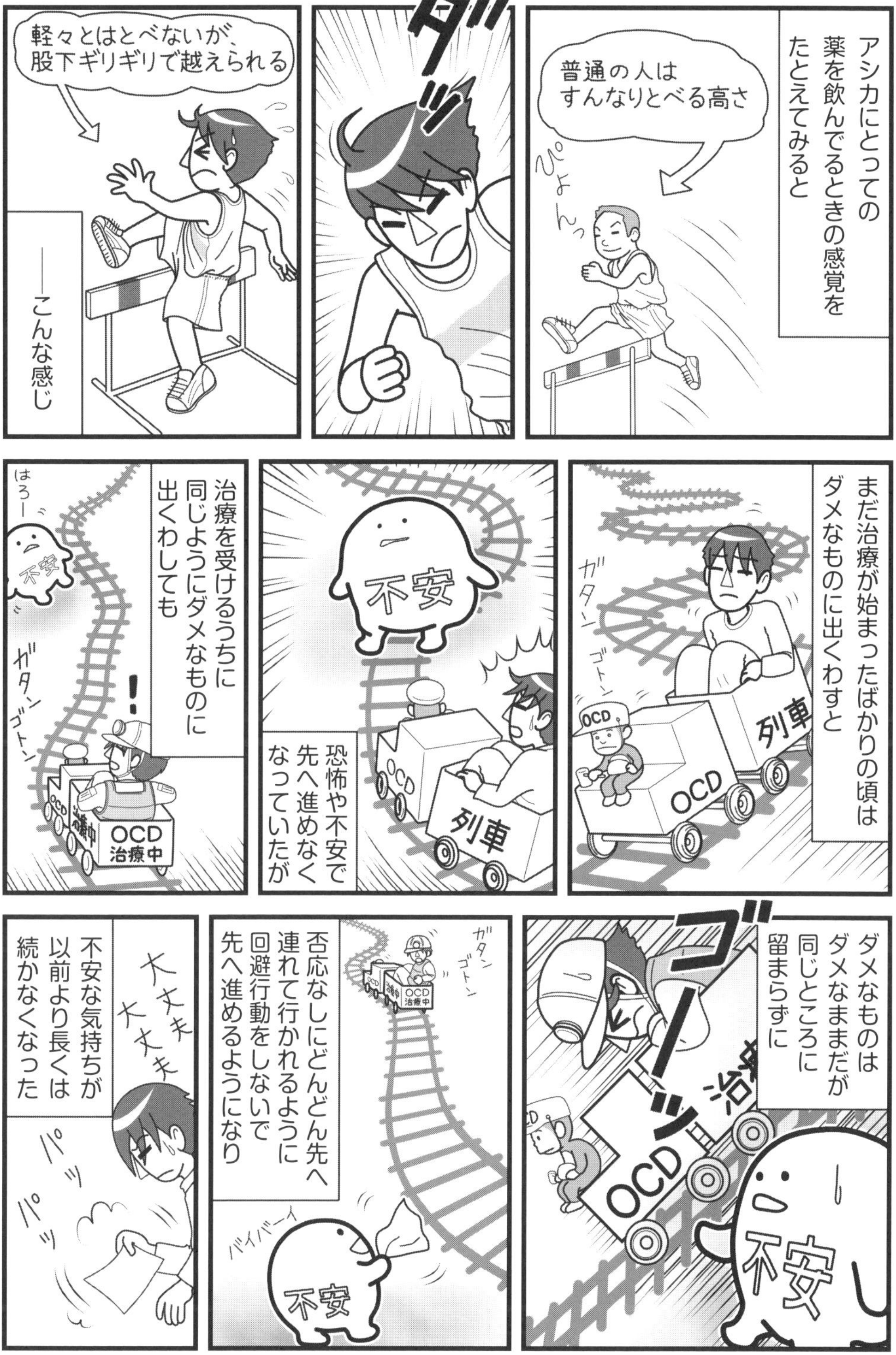

アシカにとっての薬を飲んでるときの感覚をたとえてみると
普通の人はすんなりとべる高さ
ぴょんっ
ダダッ
軽々とはとべないが、股下ギリギリで越えられる
——こんな感じ
まだ治療が始まったばかりの頃はダメなものに出くわすと
ガタン ゴトン
OCD
列車
不安
恐怖や不安で先へ進めなくなっていたが
OCD
列車
治療を受けるうちに同じようにダメなものに出くわしても
はろー
不安
ガタン ゴトン
!
OCD 治療中
ダメなものはダメなままだが同じところに留まらずに
ゴーーッ
治療
OCD
不安
否応なしにどんどん先へ連れて行かれるように回避行動をしないで先へ進めるようになり
ガタン ゴトン
OCD 治療中
バイバーイ
不安
不安な気持ちが以前より長くは続かなくなった
大丈夫 大丈夫
パッ パッ

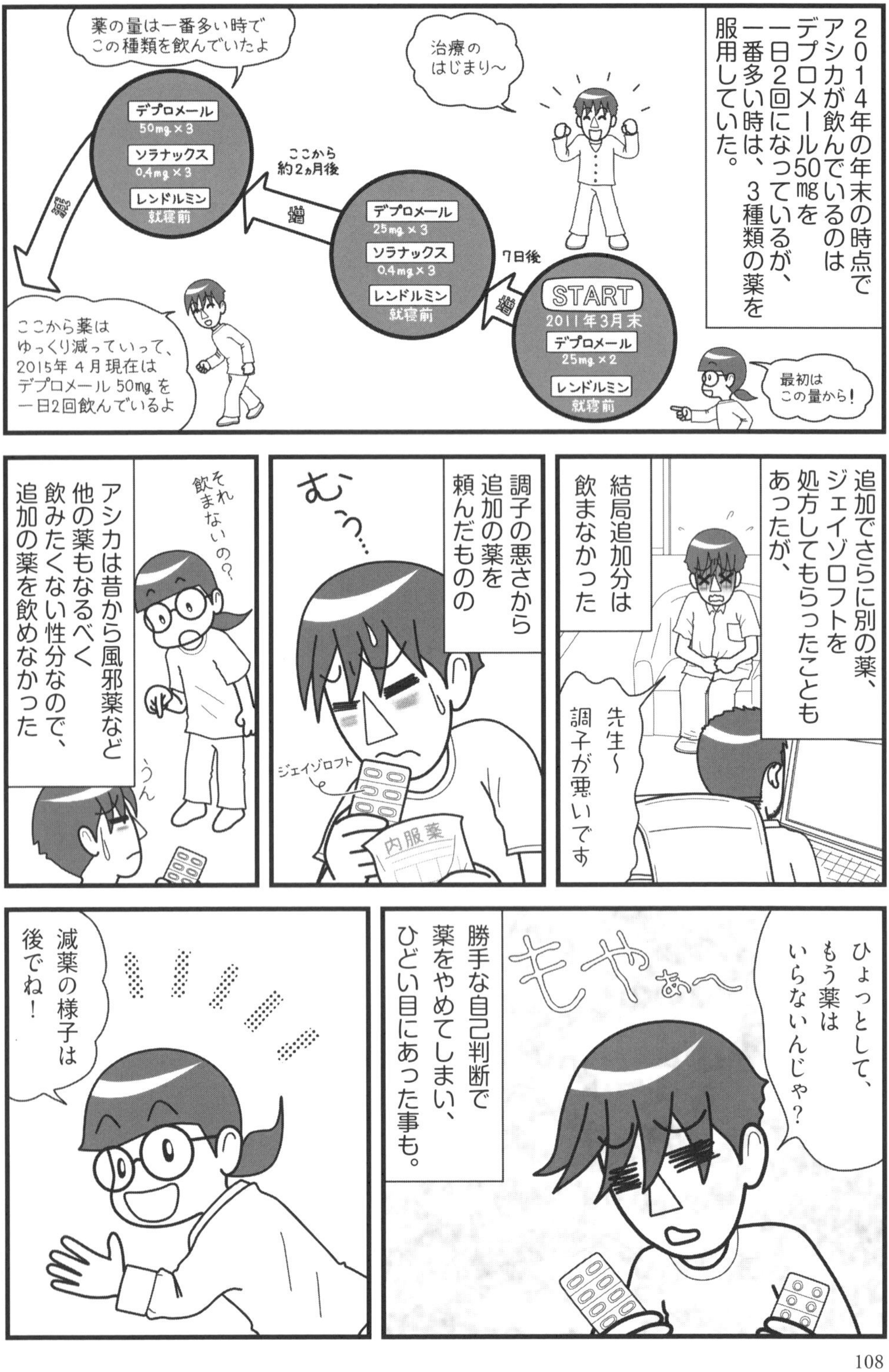

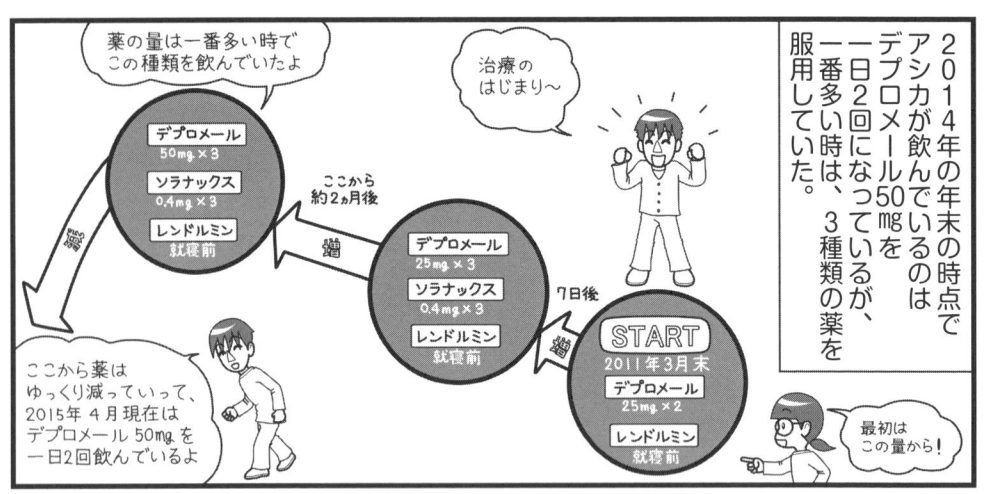

2014年の年末の時点で
アシカが飲んでいるのは
デプロメール50mgを
一日2回になっているが、
一番多い時は、3種類の薬を
服用していた。
治療のはじまり〜
最初はこの量から！
START
2011年3月末
デプロメール
25mg×2
レンドルミン
就寝前
増
7日後
デプロメール
25mg×3
ソラナックス
0.4mg×3
レンドルミン
就寝前
増
ここから約2ヵ月後
デプロメール
50mg×3
ソラナックス
0.4mg×3
レンドルミン
就寝前
薬の量は一番多い時でこの種類を飲んでいたよ
減
ここから薬はゆっくり減っていって、2015年4月現在はデプロメール 50mgを一日2回飲んでいるよ
追加でさらに別の薬、ジェイゾロフトを処方してもらったこともあったが、
先生〜調子が悪いです
結局追加分は飲まなかった
調子の悪さから追加の薬を頼んだものの
むぅ…
ジェイゾロフト
内服薬
アシカは昔から風邪薬など他の薬もなるべく飲みたくない性分なので、追加の薬を飲めなかった
それ飲まないの？
うん
ひょっとして、もう薬はいらないんじゃ？
もやぁ〜
勝手な自己判断で薬をやめてしまい、ひどい目にあった事も。
減薬の様子は後でね！

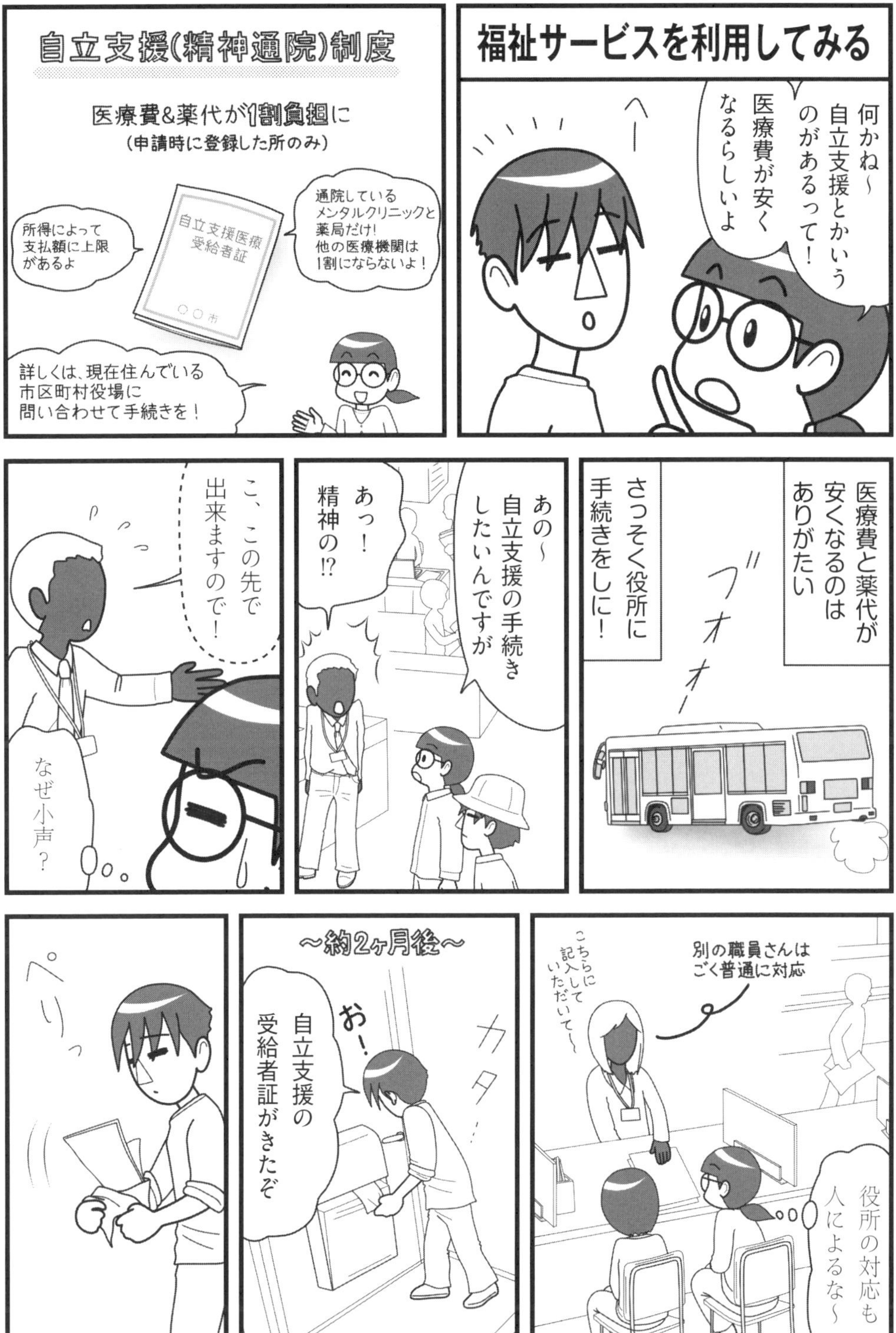
福祉サービスを利用してみる
何かね～自立支援とかいうのがあるって！医療費が安くなるらしぃよ
へー
自立支援(精神通院)制度
医療費&薬代が1割負担に
(申請時に登録した所のみ)
自立支援医療受給者証
○○市
所得によって支払額に上限があるよ
通院しているメンタルクリニックと薬局だけ！他の医療機関は1割にならないよ！
詳しくは、現在住んでいる市区町村役場に問い合わせて手続きを！
医療費と薬代が安くなるのはありがたい
さっそく役所に手続きをしに！
ブオオー
あの～自立支援の手続きしたいんですが
あっ！精神の!?
こ、この先で出来ますので！
なぜ小声？
別の職員さんはごく普通に対応
こちらに記入していただいて～
役所の対応も人によるな～
～約2ヶ月後～
カタ…
お！
自立支援の受給者証がきたぞ
ペリっ

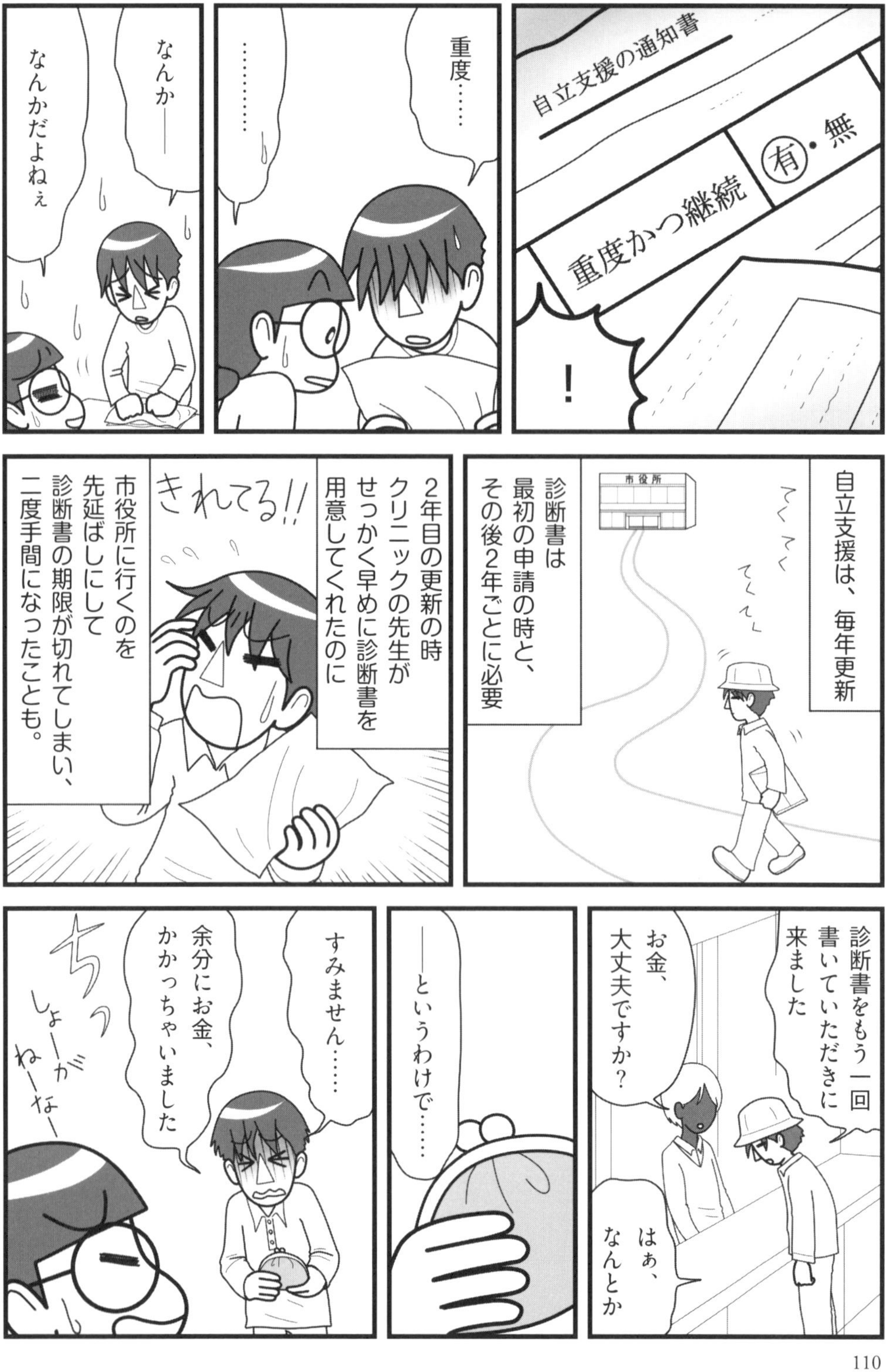
自立支援の通知書
重度かつ継続
有・無
！
重度……
…………
なんか――
なんかだよねぇ
自立支援は、毎年更新
てくてく
てくてく
市役所
診断書は
最初の申請の時と、
その後2年ごとに必要
2年目の更新の時
クリニックの先生が
せっかく早めに診断書を
用意してくれたのに
きれてる!!
市役所に行くのを
先延ばしにして
診断書の期限が切れてしまい、
二度手間になったことも。
診断書をもう一回
書いていただきに
来ました
お金、
大丈夫ですか？
はぁ、
なんとか
――というわけで……
すみません……
余分にお金、
かかっちゃいました
ちっ
しょーがねーなー

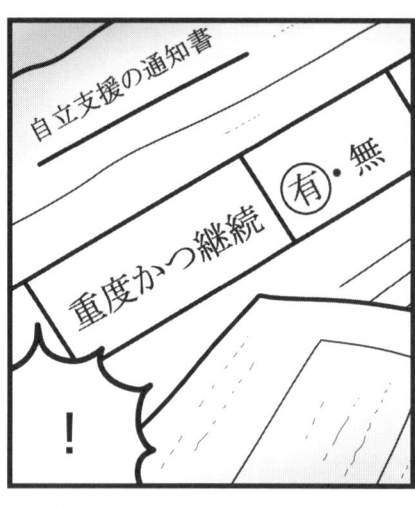

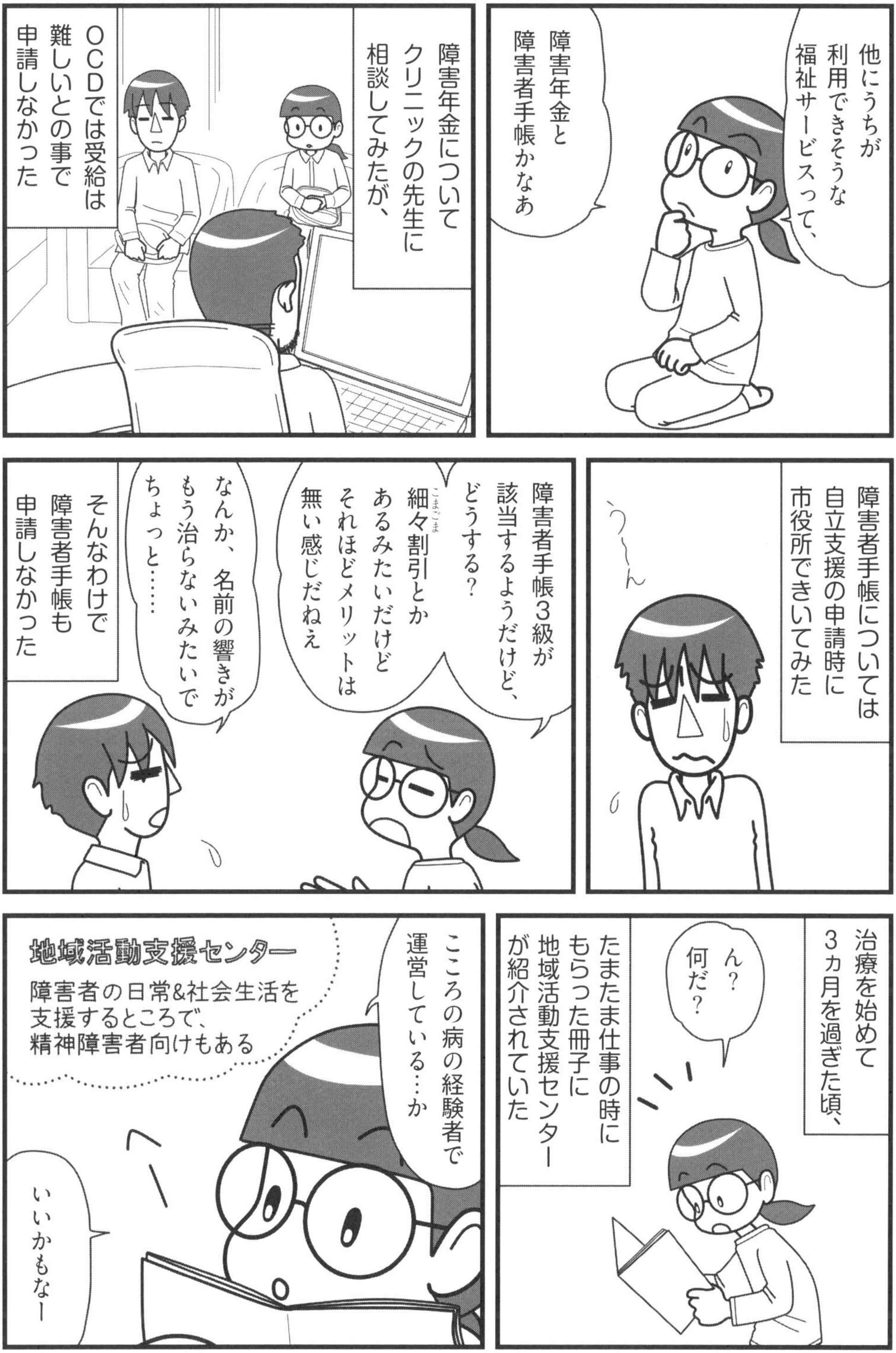

他にうちが利用できそうな福祉サービスって、
障害年金と障害者手帳かなぁ
障害年金についてクリニックの先生に相談してみたが、
OCDでは受給は難しいとの事で申請しなかった
障害者手帳については自立支援の申請時に市役所できいてみた
う〜ん
障害者手帳3級が該当するようだけど、どうする？
細々《こまごま》割引とかあるみたいだけどそれほどメリットは無い感じだねえ
なんか、名前の響きがもう治らないみたいでちょっと……
そんなわけで障害者手帳も申請しなかった
治療を始めて3ヵ月を過ぎた頃、
ん？何だ？
たまたま仕事の時にもらった冊子に地域活動支援センターが紹介されていた
こころの病の経験者で運営している…か
地域活動支援センター
障害者の日常&社会生活を支援するところで、精神障害者向けもある
いいかもなー

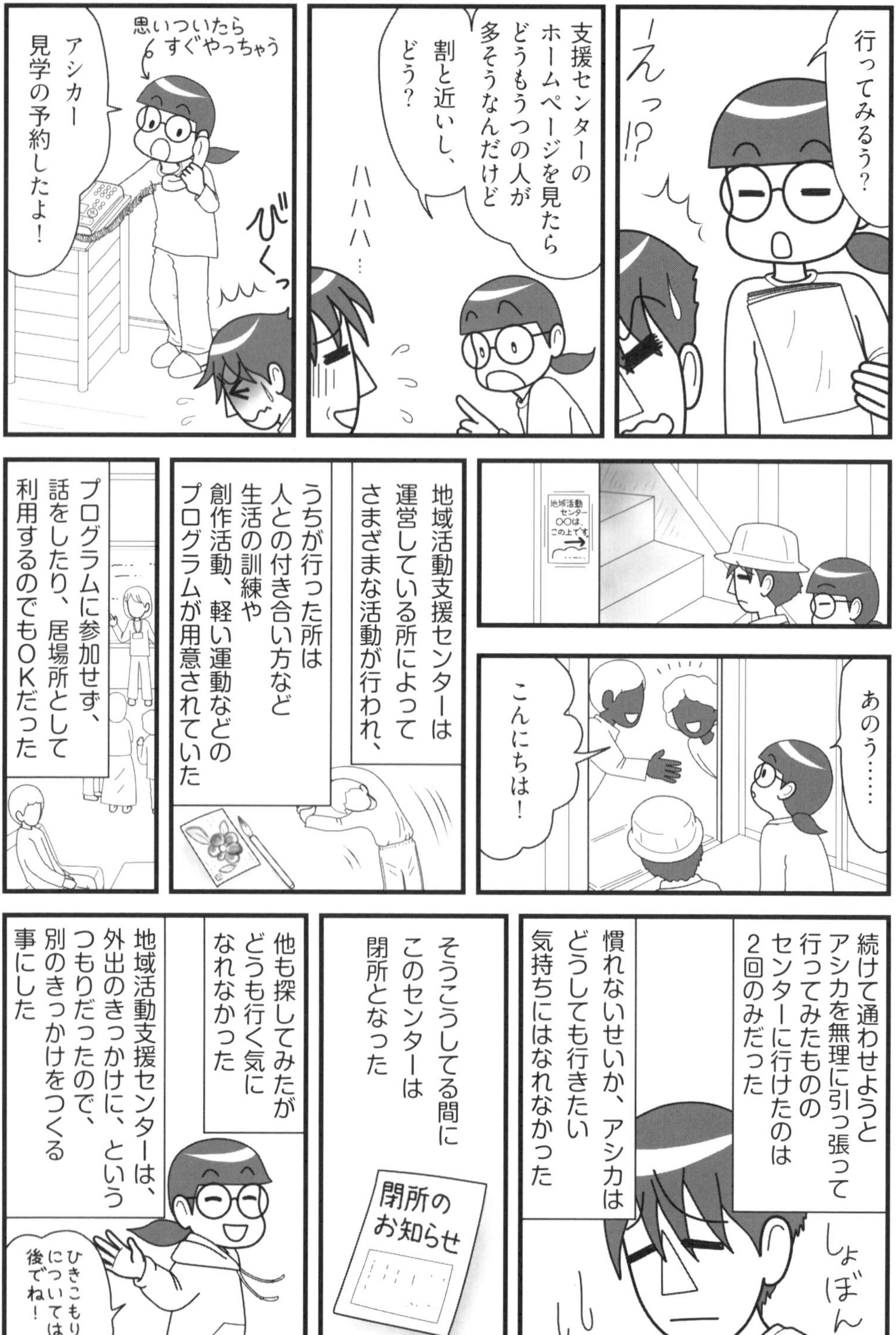
行ってみるぅ？
んっ!?
支援センターのホームページを見たらどうもうつの人が多そうなんだけど
割と近いし、どう？
ハハハ…
思いついたらすぐやっちゃう
アシカー見学の予約したよ！
びくっ
地域活動センター〇〇は、この上です
あのう……
こんにちは！
地域活動支援センターは運営している所によってさまざまな活動が行われ、
うちが行った所は人との付き合い方など生活の訓練や創作活動、軽い運動などのプログラムが用意されていた
プログラムに参加せず、話をしたり、居場所として利用するのでもＯＫだった
続けて通わせようとアシカを無理に引っ張って行ってみたもののセンターに行けたのは2回のみだった
慣れないせいか、アシカはどうしても行きたい気持ちにはなれなかった
しょぼん
そうこうしてる間にこのセンターは閉所となった
閉所のお知らせ
他も探してみたがどうも行く気になれなかった
地域活動支援センターは、外出のきっかけに、というつもりだったので、別のきっかけをつくる事にした
ひきこもりについては後でね！

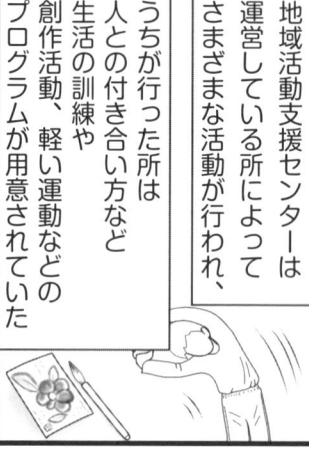

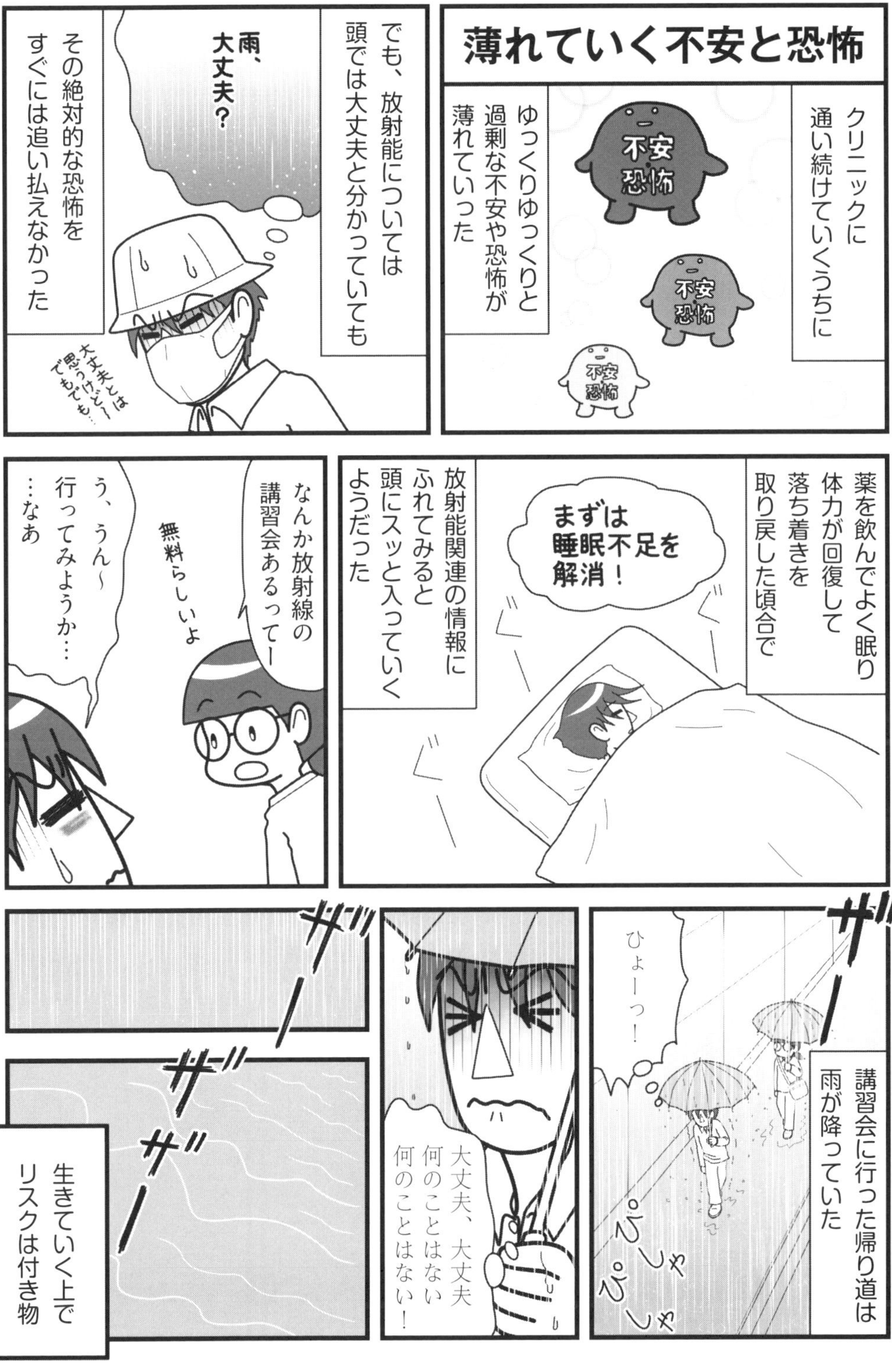
薄れていく不安と恐怖
クリニックに通い続けていくうちに
不安・恐怖
不安・恐怖
不安・恐怖
ゆっくりゆっくりと過剰な不安や恐怖が薄れていった
でも、放射能については頭では大丈夫と分かっていても
雨、大丈夫？
その絶対的な恐怖をすぐには追い払えなかった
大丈夫とは思うけど～でもでも…
薬を飲んでよく眠り体力が回復して落ち着きを取り戻した頃合で
まずは睡眠不足を解消！
放射能関連の情報にふれてみると頭にスッと入っていくようだった
なんか放射線の講習会あるってー
無料らしいよ
う、うん～行ってみようか…
…なぁ
講習会に行った帰り道は雨が降っていた
ひょーっ！
ザーー
ぴしゃぴしゃ
大丈夫、大丈夫何のことはない何のことはない！
ザザーー
ザザー
ザーー
生きていく上でリスクは付き物

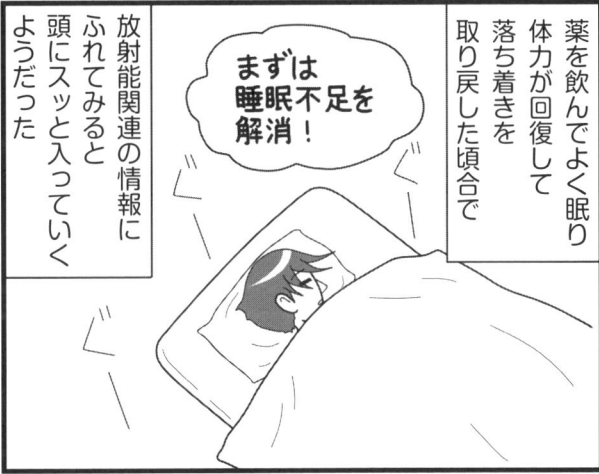

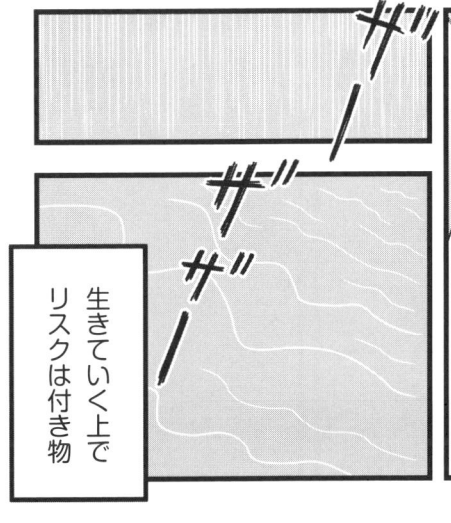

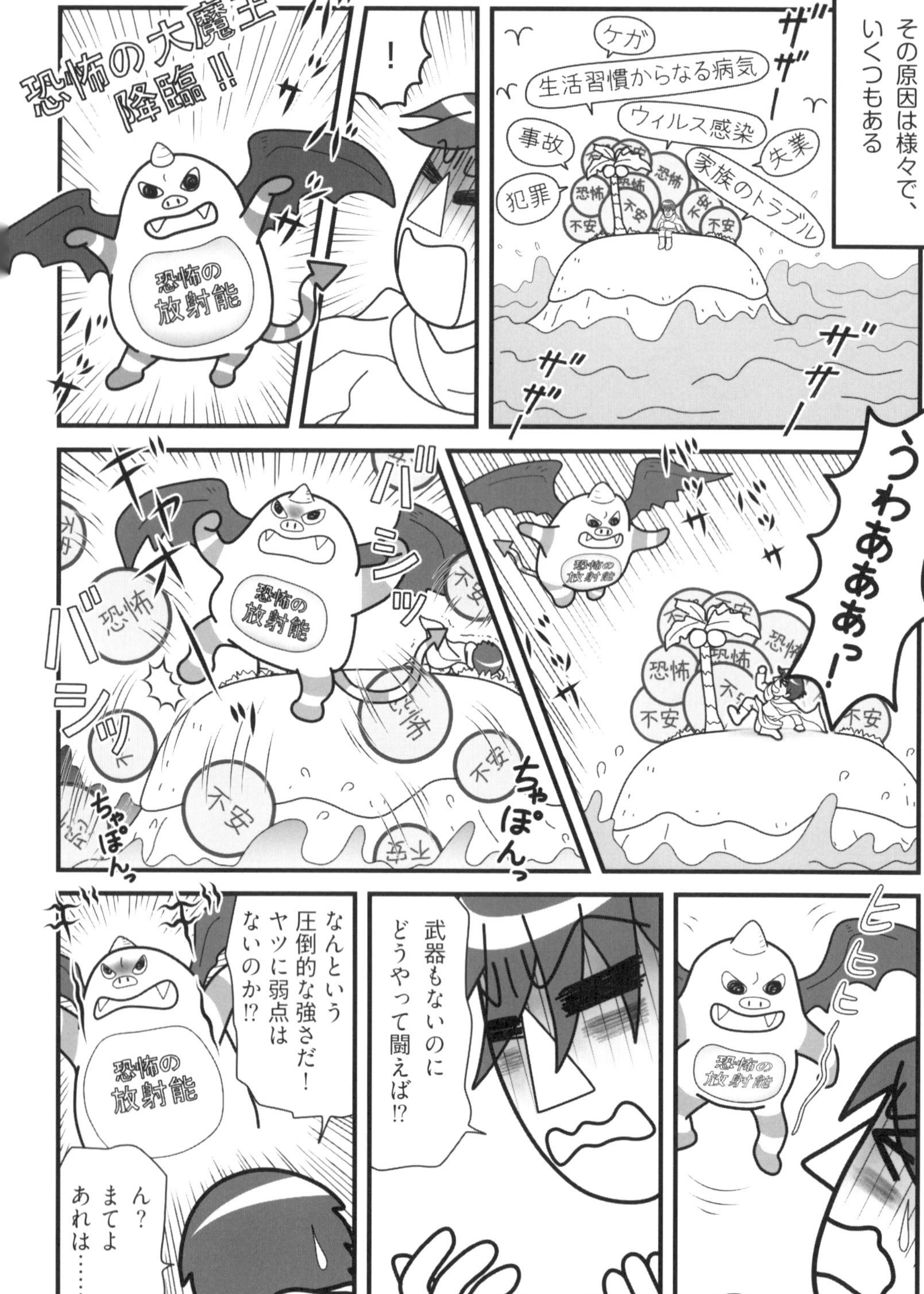
その原因は様々で、いくつもある
ザザー
ケガ
生活習慣からなる病気
ウィルス感染
事故
失業
家族のトラブル
犯罪
恐怖
不安
ザザー
ザザー
!
恐怖の大魔王降臨!!
恐怖の放射能
うわあああっ!
恐怖の放射能
恐怖
不安
ギャオ
バシッ
バシッ
恐怖の放射能
恐怖
不安
ちゃぽんっ
ちゃぽんっ
ヒヒヒ
恐怖の放射能
武器もないのにどうやって闘えば!?
なんという圧倒的な強さだ! ヤツに弱点はないのか!?
恐怖の放射能
ん? まてよ あれは……

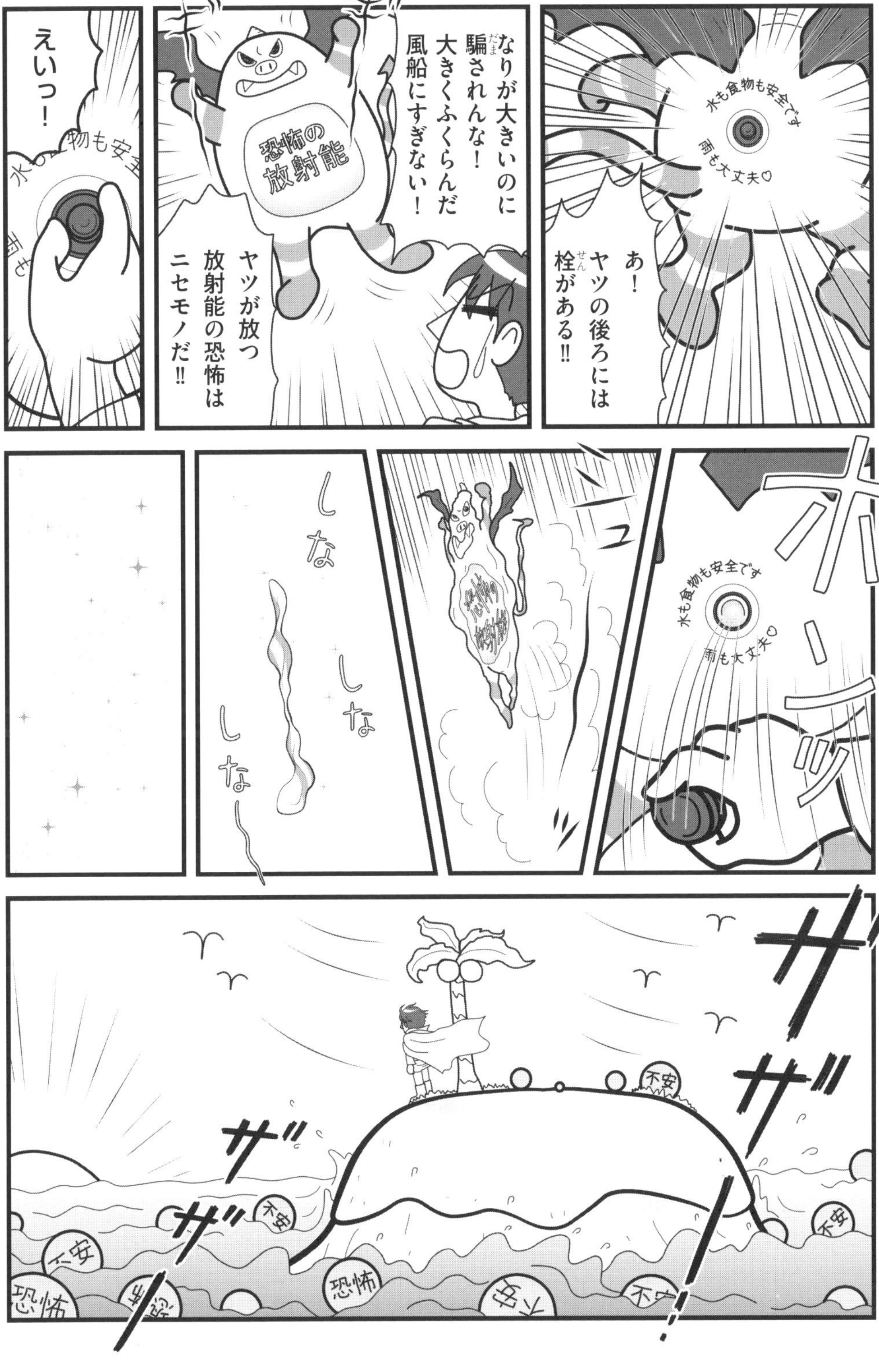
水も食物も安全です
雨も大丈夫♡
あ！ヤツの後ろには栓《せん》がある!!
なりが大きいのに騙《だま》されんな！大きくふくらんだ風船にすぎない！
恐怖の放射能
ヤツが放つ放射能の恐怖はニセモノだ!!
えいっ！
ポーーッ
水も食物も安全です
雨も大丈夫♡
シュ
しな しな しなー
ザザ
ザザー!!
不安
恐怖

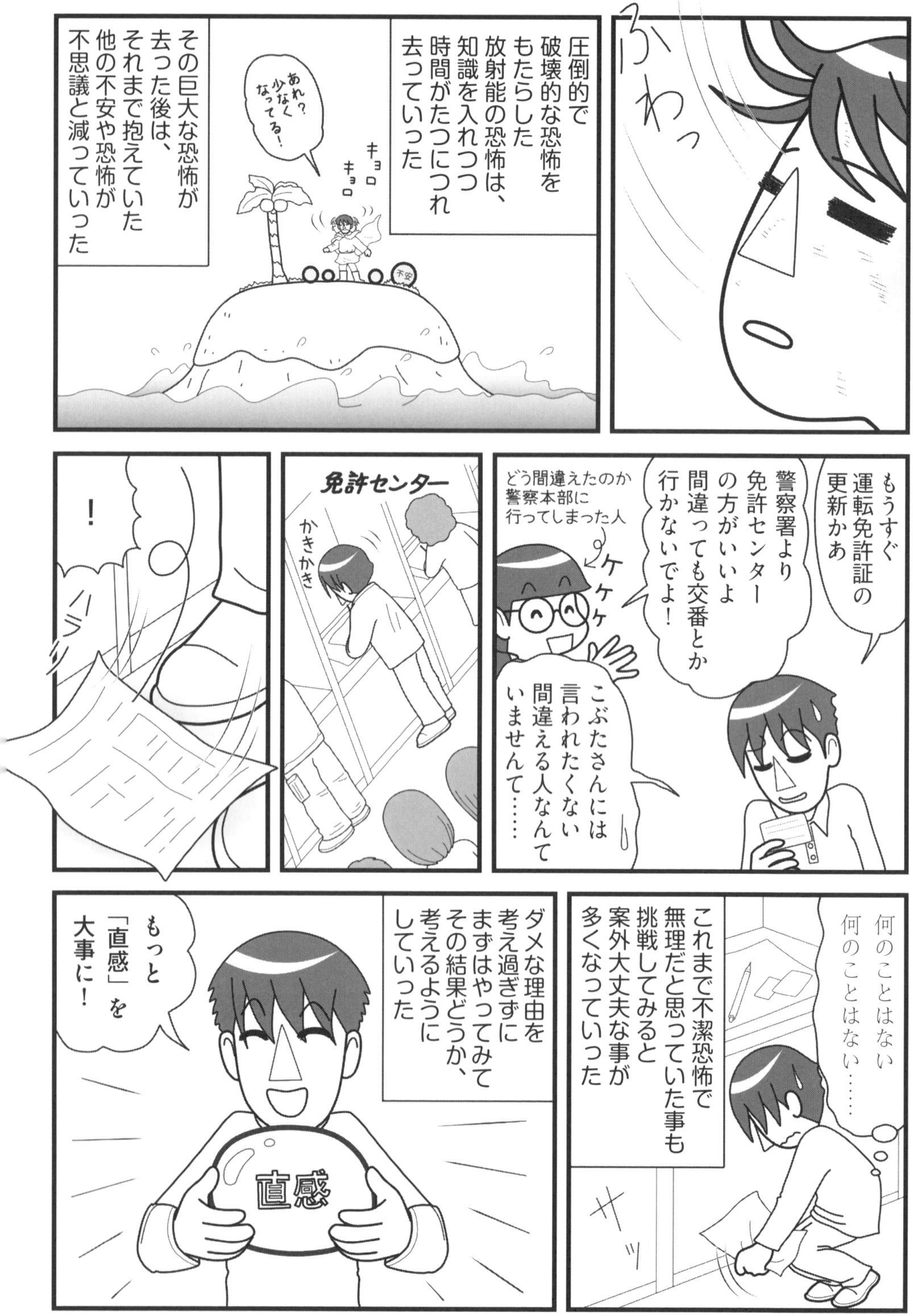
ふわっ
圧倒的で破壊的な恐怖をもたらした放射能の恐怖は、知識を入れつつ時間がたつにつれ去っていった
あれ？少なくなってる！
キョロキョロ
不安
その巨大な恐怖が去った後は、それまで抱えていた他の不安や恐怖が不思議と減っていった
もうすぐ運転免許証の更新かぁ
警察署より免許センターの方がいいよ間違っても交番とか行かないでよ！
ケケケ
どう間違えたのか警察本部に行ってしまった人
こぶたさんには言われたくない間違える人なんていませんて……
免許センター
かきかき
！
ハラッ
何のことはない何のことはない……
これまで不潔恐怖で無理だと思っていた事も挑戦してみると案外大丈夫な事が多くなっていった
サッ
ダメな理由を考え過ぎずにまずはやってみてその結果どうか、考えるようにしていった
もっと「直感」を大事に！
直感

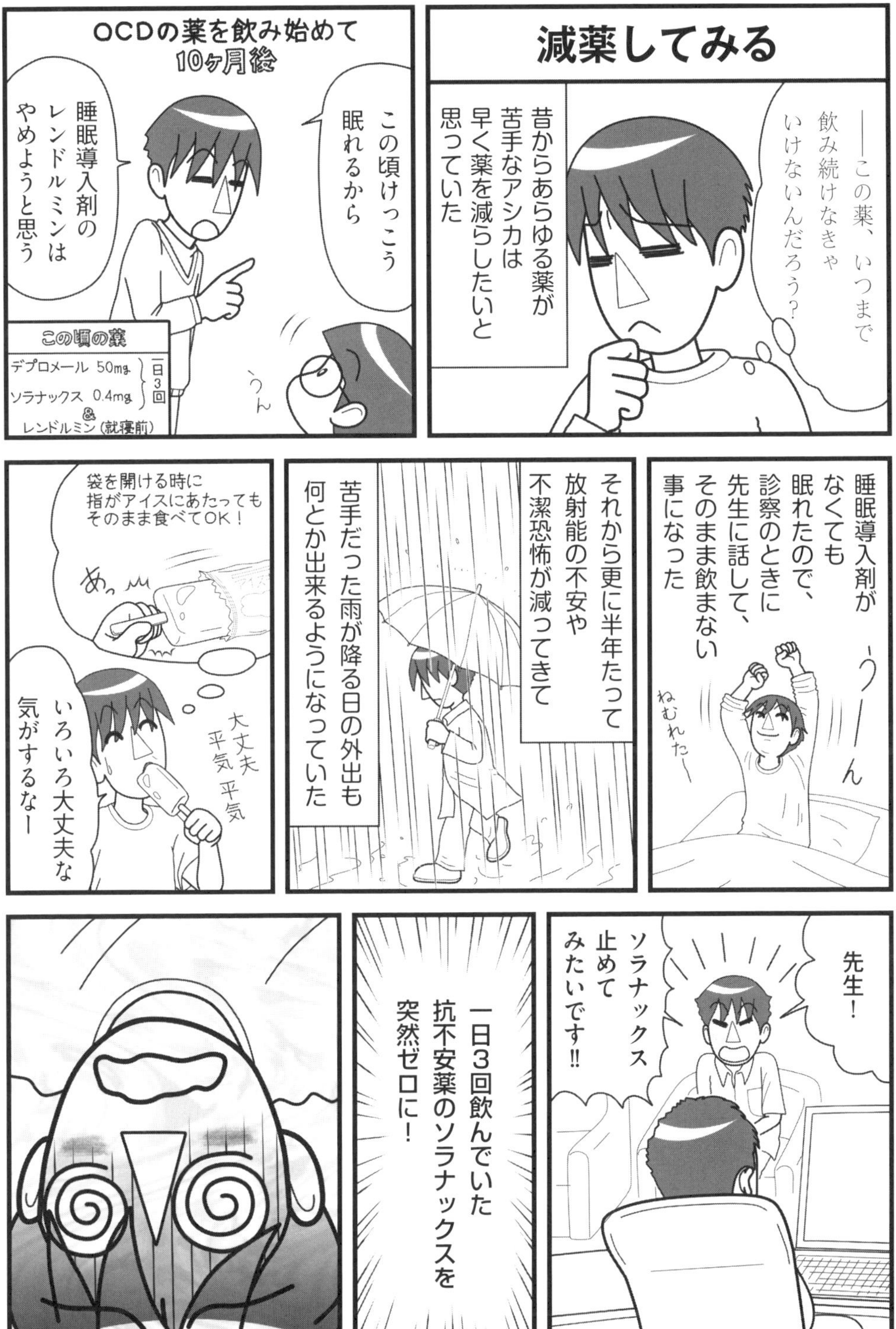
減薬してみる
——この薬、いつまで飲み続けなきゃいけないんだろう？
昔からあらゆる薬が苦手なアシカは早く薬を減らしたいと思っていた
OCDの薬を飲み始めて10ヶ月後
この頃けっこう眠れるから
睡眠導入剤のレンドルミンはやめようと思う
うん
この頃の薬
デプロメール 50mg
ソラナックス 0.4mg
一日3回
&
レンドルミン（就寝前）
睡眠導入剤がなくても眠れたので、診察のときに先生に話して、そのまま飲まない事になった
うーーん
ねむれた〜
それから更に半年たって放射能の不安や不潔恐怖が減ってきて
苦手だった雨が降る日の外出も何とか出来るようになっていた
袋を開ける時に指がアイスにあたってもそのまま食べてOK！
あっ
大丈夫 平気 平気
いろいろ大丈夫な気がするなー
先生！
ソラナックス止めてみたいです!!
一日3回飲んでいた抗不安薬のソラナックスを突然ゼロに！

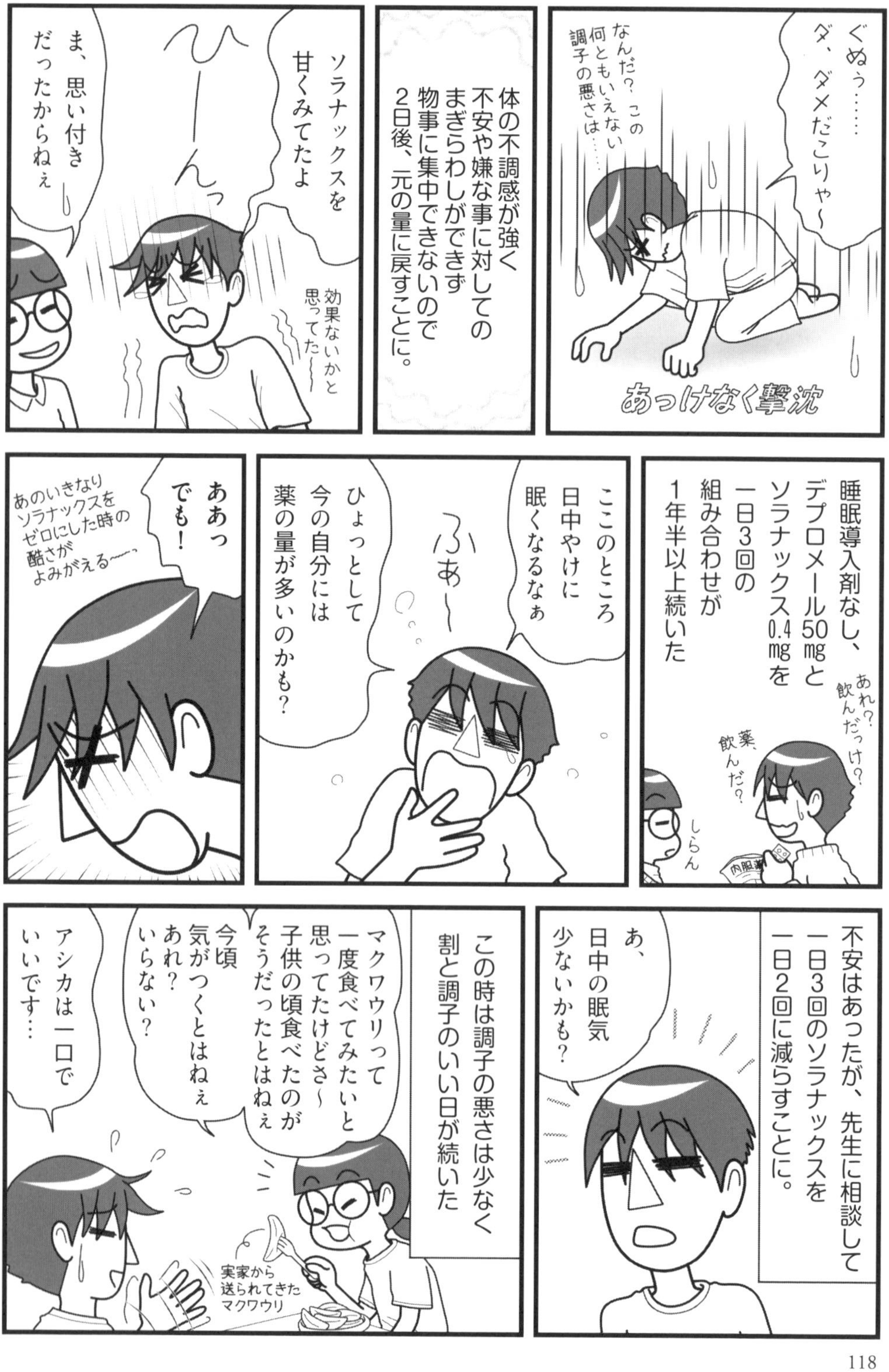
ぐぬぅ……
ダ、ダメだこりゃ～
なんだ？この何ともいえない調子の悪さは……
あっけなく撃沈
体の不調感が強く不安や嫌な事に対してのまぎらわしができず物事に集中できないので2日後、元の量に戻すことに。
ソラナックスを甘くみてたよ
ひーーんっ
効果ないかと思ってた～
ま、思い付きだったからねぇ
睡眠導入剤なし、デプロメール50mgとソラナックス0.4mgを一日3回の組み合わせが1年半以上続いた
あれ？飲んだっけ？
薬、飲んだ？
しらん
内服薬
ここのところ日中やけに眠くなるなぁ
ふあ～
ひょっとして今の自分には薬の量が多いのかも？
ああっでも！
あのいきなりソラナックスをゼロにした時の酷さがよみがえる～～
不安はあったが、先生に相談して一日3回のソラナックスを一日2回に減らすことに。
あ、日中の眠気少ないかも？
この時は調子の悪さは少なく割と調子のいい日が続いた
マクワウリって一度食べてみたいと思ってたけどさ～子供の頃食べたのがそうだったとはねぇ
今頃気がつくとはねぇ あれ？いらない？
アシカは一口でいいです…
実家から送られてきたマクワウリ

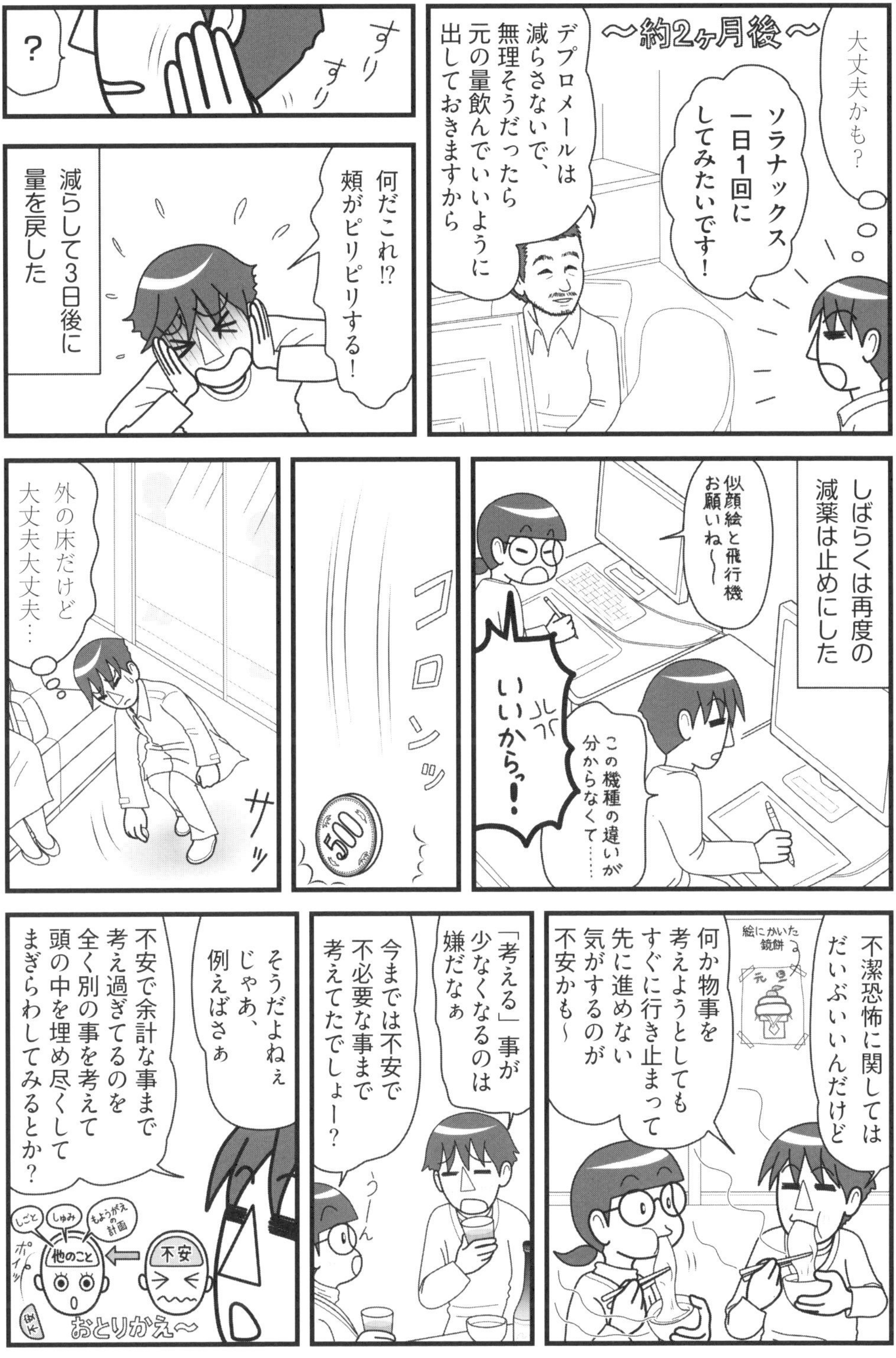
大丈夫かも？
～約2ヶ月後～
ソラナックス一日1回にしてみたいです！
デプロメールは減らさないで、無理そうだったら元の量飲んでいいように出しておきますから
すりすり
？
何だこれ!? 頬がピリピリする！
減らして3日後に量を戻した
しばらくは減薬は止めにした
似顔絵と飛行機お願いね～
この機種の違いが分からなくて……
いいからっ！
コロンッ
500
外の床だけど大丈夫大丈夫…
サッ
不潔恐怖に関してはだいぶいいんだけど
何か物事を考えようとしてもすぐに行き止まって先に進めない気がするのが不安かも～
絵にかいた鏡餅
「考える」事が少なくなるのは嫌だなぁ
今までは不安で不必要な事まで考えてたでしょー？
う～ん
そうだよねぇ じゃあ、例えばさぁ
不安で余計な事まで考え過ぎてるのを全く別の事を考えて頭の中を埋め尽くしてまぎらわしてみるとか？
しごと
しゅみ
もようがえの計画
他のこと
不安
ポイッ
おとりかえ～

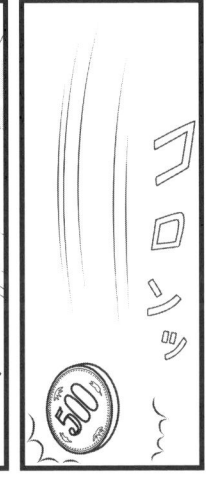

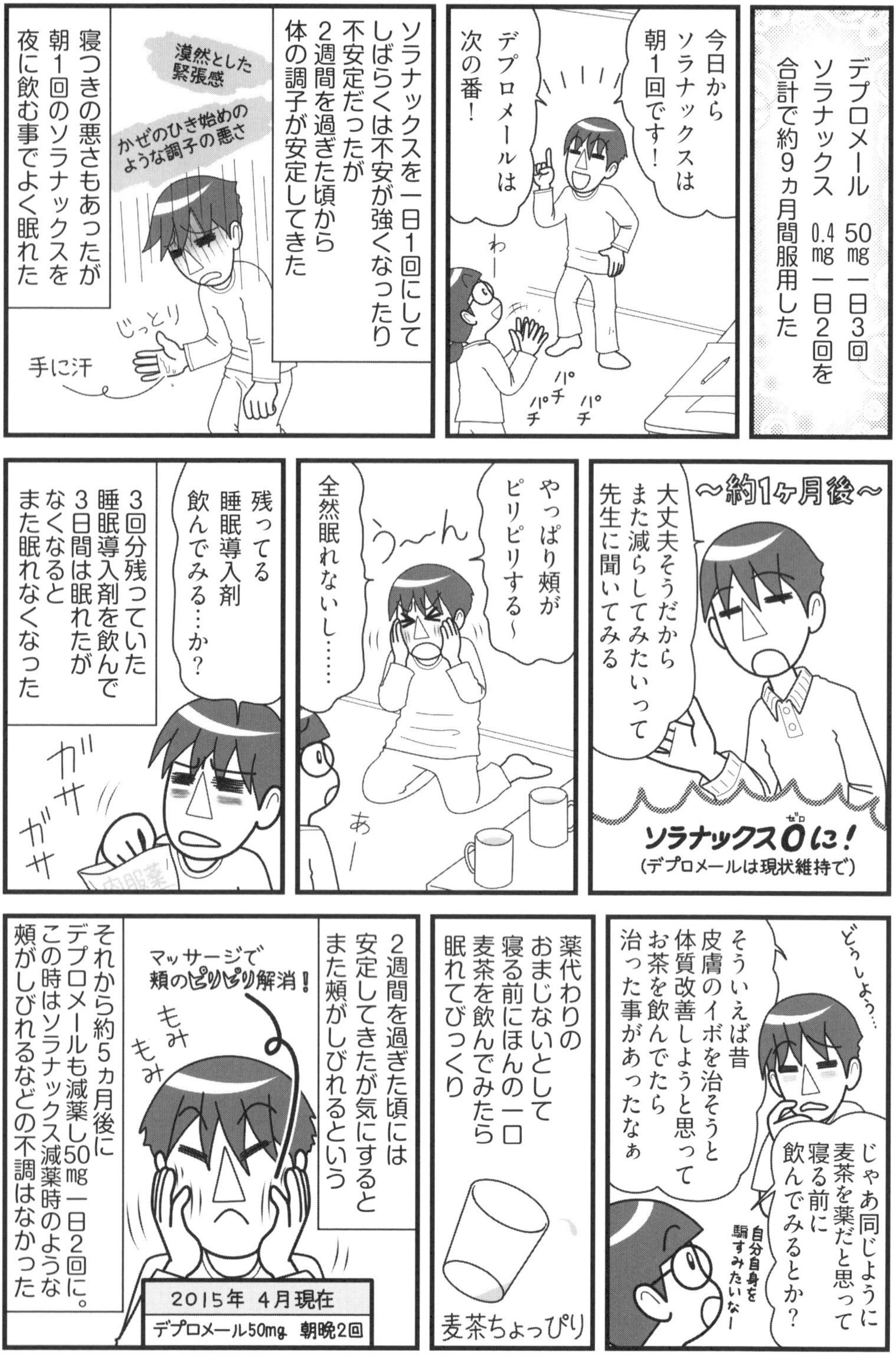
デプロメール 50mg 一日3回
ソラナックス 0.4mg 一日2回を
合計で約9ヵ月間服用した
今日から ソラナックスは 朝1回です！
デプロメールは 次の番！
わー
パチパチ パチパチ
ソラナックスを一日1回にして しばらくは不安が強くなったり 不安定だったが 2週間を過ぎた頃から 体の調子が安定してきた
漠然とした緊張感
かぜのひき始めのような調子の悪さ
じっとり
手に汗
寝つきの悪さもあったが 朝1回のソラナックスを 夜に飲む事でよく眠れた
〜約1ヶ月後〜
大丈夫そうだから また減らしてみたいって 先生に聞いてみる
ソラナックス0《ゼロ》に！
(デプロメールは現状維持で)
う〜ん
やっぱり頬が ピリピリする〜
全然眠れないし……
あー
残ってる 睡眠導入剤 飲んでみる…か？
3回分残っていた 睡眠導入剤を飲んで 3日間は眠れたが なくなると また眠れなくなった
ガサ ガサ
どうしよう…
そういえば昔 皮膚のイボを治そうと 体質改善しようと思って お茶を飲んでたら 治った事があったなぁ
じゃあ同じように 麦茶を薬だと思って 寝る前に 飲んでみるとか？
自分自身を 騙すみたいなー
薬代わりの おまじないとして 寝る前にほんの一口 麦茶を飲んでみたら 眠れてびっくり
麦茶ちょっぴり
2週間を過ぎた頃には 安定してきたが気にすると また頬がしびれるという
マッサージで 頬のピリピリ解消！
もみ もみ
2015年 4月現在
デプロメール50mg 朝晩2回
それから約5ヵ月後に デプロメールも減薬し50mg一日2回に。 この時はソラナックス減薬時のような 頬がしびれるなどの不調はなかった

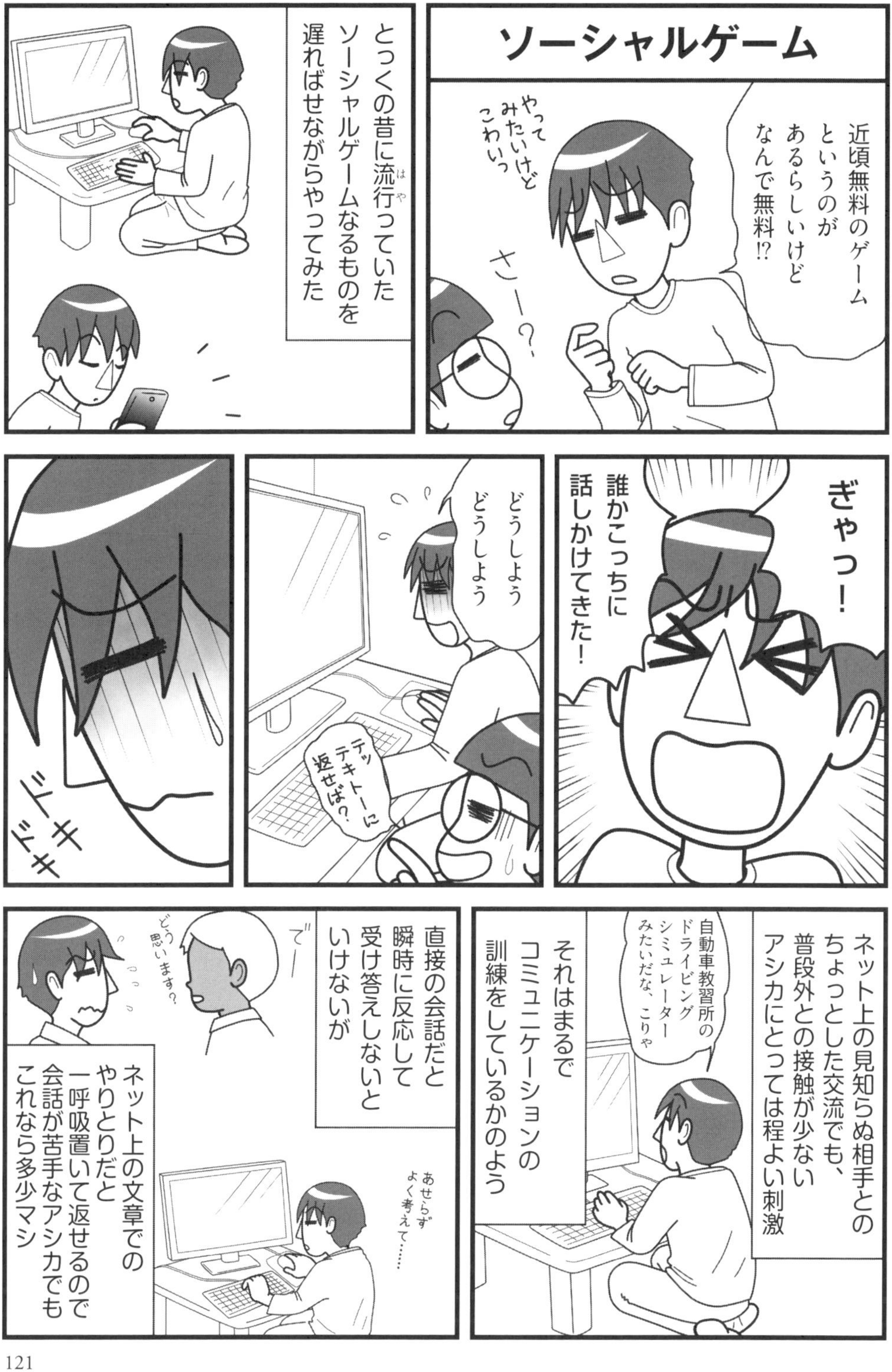

ソーシャルゲーム
近頃無料のゲームというのがあるらしいけどなんで無料!?
やってみたいけどこわいっ
さー?
とっくの昔に流行《はや》っていたソーシャルゲームなるものを遅ればせながらやってみた
ぎゃっ!
誰かこっちに話しかけてきた!
どうしようどうしよう
テッテキトーに返せば?
ドキドキ
ネット上の見知らぬ相手とのちょっとした交流でも、普段外との接触が少ないアシカにとっては程よい刺激
自動車教習所のドライビングシミュレーターみたいだな、こりゃ
それはまるでコミュニケーションの訓練をしているかのよう
直接の会話だと瞬時に反応して受け答えしないといけないが
でー
どう思います?
ネット上の文章でのやりとりだと一呼吸置いて返せるので会話が苦手なアシカでもこれなら多少マシ
あせらずよく考えて……

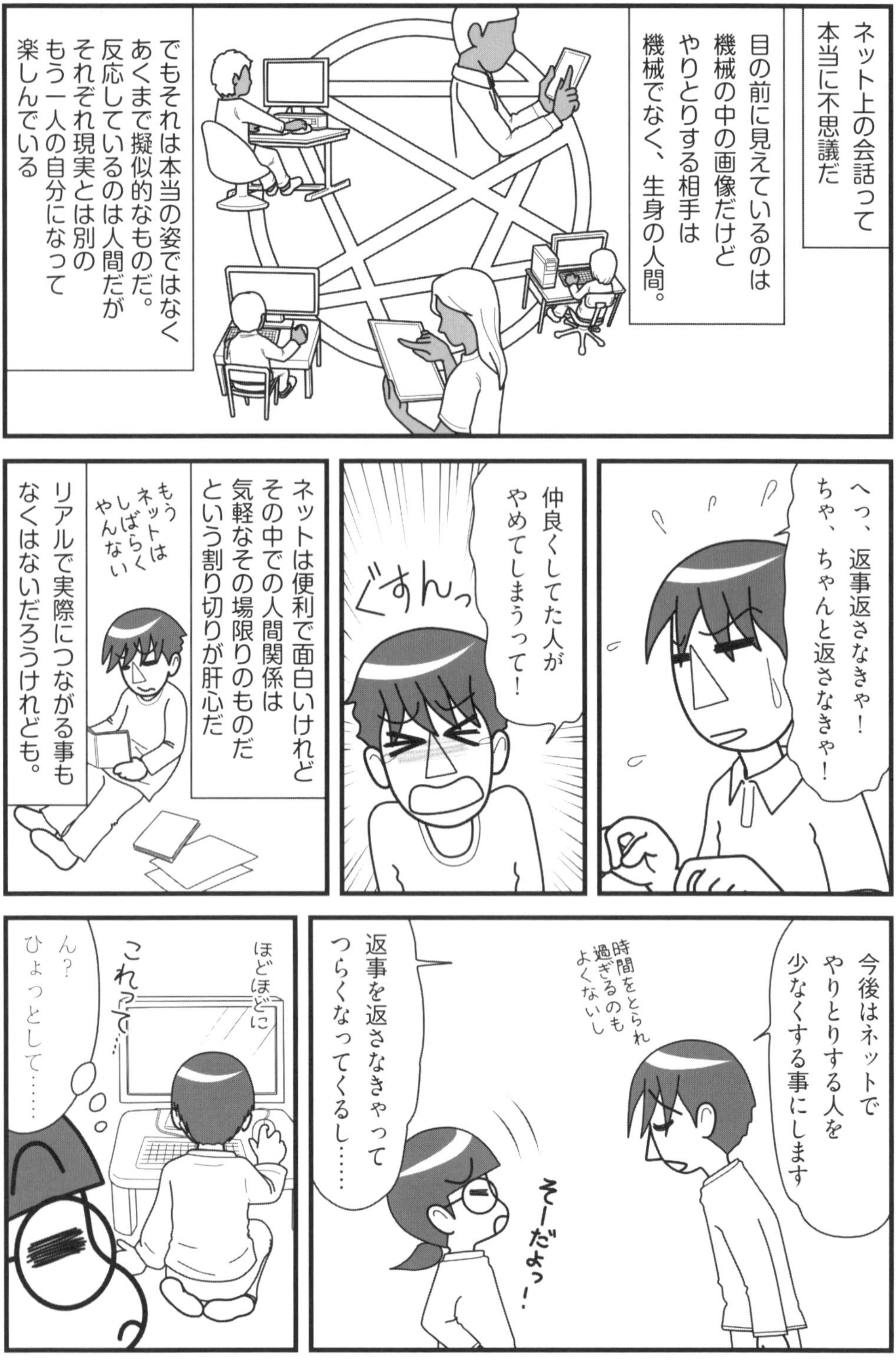
ネット上の会話って本当に不思議だ
目の前に見えているのは機械の中の画像だけどやりとりする相手は機械でなく、生身の人間。
でもそれは本当の姿ではなくあくまで擬似的なものだ。反応しているのは人間だがそれぞれ現実とは別のもう一人の自分になって楽しんでいる
へっ、返事返さなきゃ！ちゃ、ちゃんと返さなきゃ！
仲良くしてた人がやめてしまうって！
ぐすんっ
ネットは便利で面白いけれどその中での人間関係は気軽なその場限りのものだという割り切りが肝心だ
もうネットはしばらくやんない
リアルで実際につながる事もなくはないだろうけれども。
今後はネットでやりとりする人を少なくする事にします
時間をとられ過ぎるのもよくないし
返事を返さなきゃってつらくなってくるし……
そーだよっ！
ほどほどに
これって……
ん？ひょっとして……

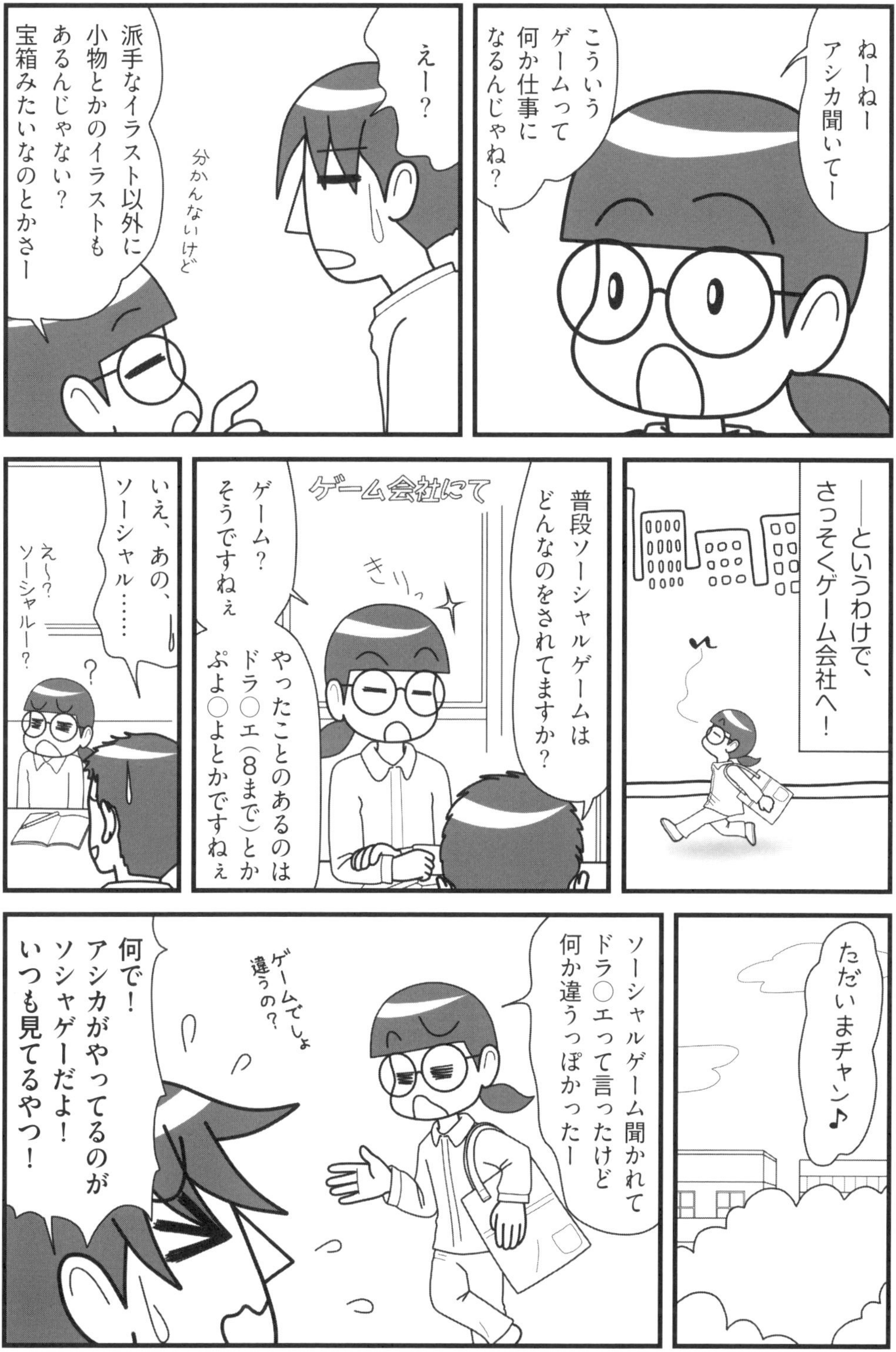

ねーねー
アシカ聞いてー
こういう
ゲームって
何か仕事に
なるんじゃね？
えー？
派手なイラスト以外に
小物とかのイラストも
あるんじゃない？
宝箱みたいなのとかさー
分かんないけど
――というわけで、
さっそくゲーム会社へ！
ゲーム会社にて
普段ソーシャルゲームは
どんなのをされてますか？
きりっ
ゲーム？
そうですねぇ
やったことのあるのは
ドラ○エ（8まで）とか
ぷよ○よとかですねぇ
いえ、あの、
ソーシャル……
え～？
ソーシャルー？
?
ただいまチャン♪
ソーシャルゲーム聞かれて
ドラ○エって言ったけど
何か違うっぽかったー
ゲームでしょ
違うの？
何で！
アシカがやってるのが
ソシャゲーだよ！
いつも見てるやつ！

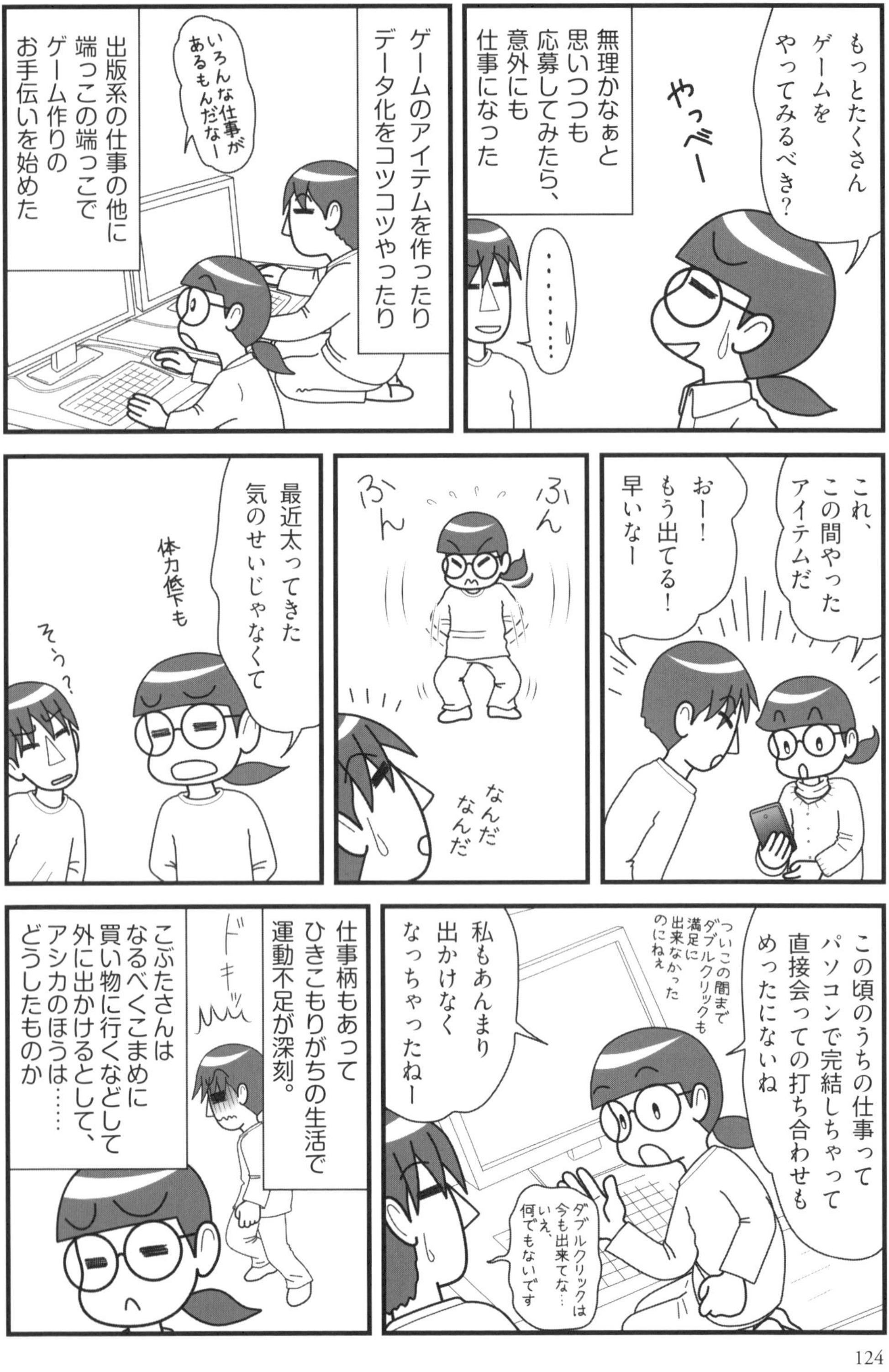
もっとたくさん
ゲームを
やってみるべき?
やっべー
無理かなぁと
思いつつも
応募してみたら、
意外にも
仕事になった
…………
ゲームのアイテムを作ったり
データ化をコツコツやったり
いろんな仕事が
あるもんだなー
出版系の仕事の他に
端っこの端っこで
ゲーム作りの
お手伝いを始めた
これ、
この間やった
アイテムだ
おー!
もう出てる!
早いなー
ふん
ふん
なんだ
なんだ
最近太ってきた
気のせいじゃなくて
体力低下も
そう?
この頃のうちの仕事って
パソコンで完結しちゃって
直接会っての打ち合わせも
めったにないね
ついこの間まで
ダブルクリックも
満足に
出来なかった
のにねぇ
私もあんまり
出かけなく
なっちゃったねー
ダブルクリックは
今も出来てな…
いえ、
何でもないです
仕事柄もあって
ひきこもりがちの生活で
運動不足が深刻。
ドキッ
こぶたさんは
なるべく買い物に行くなどして
外に出かけるとして、
アシカのほうは……
どうしたものか

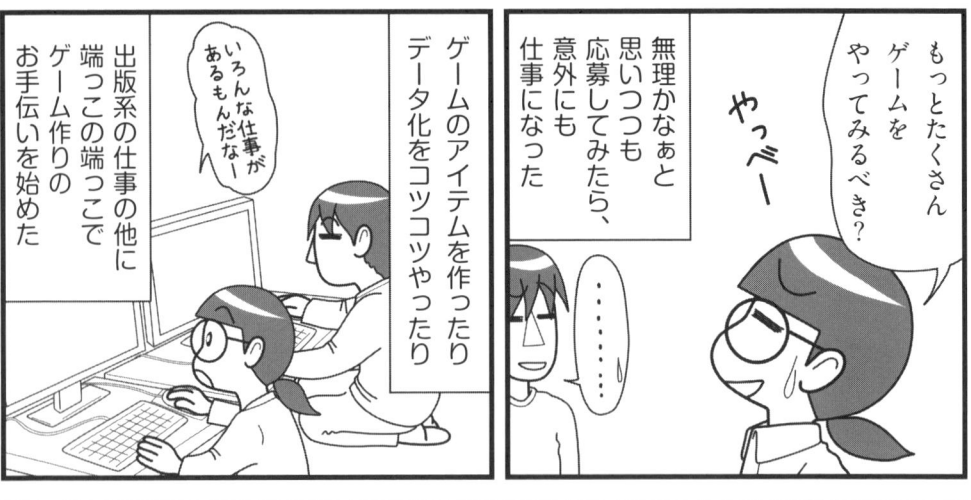

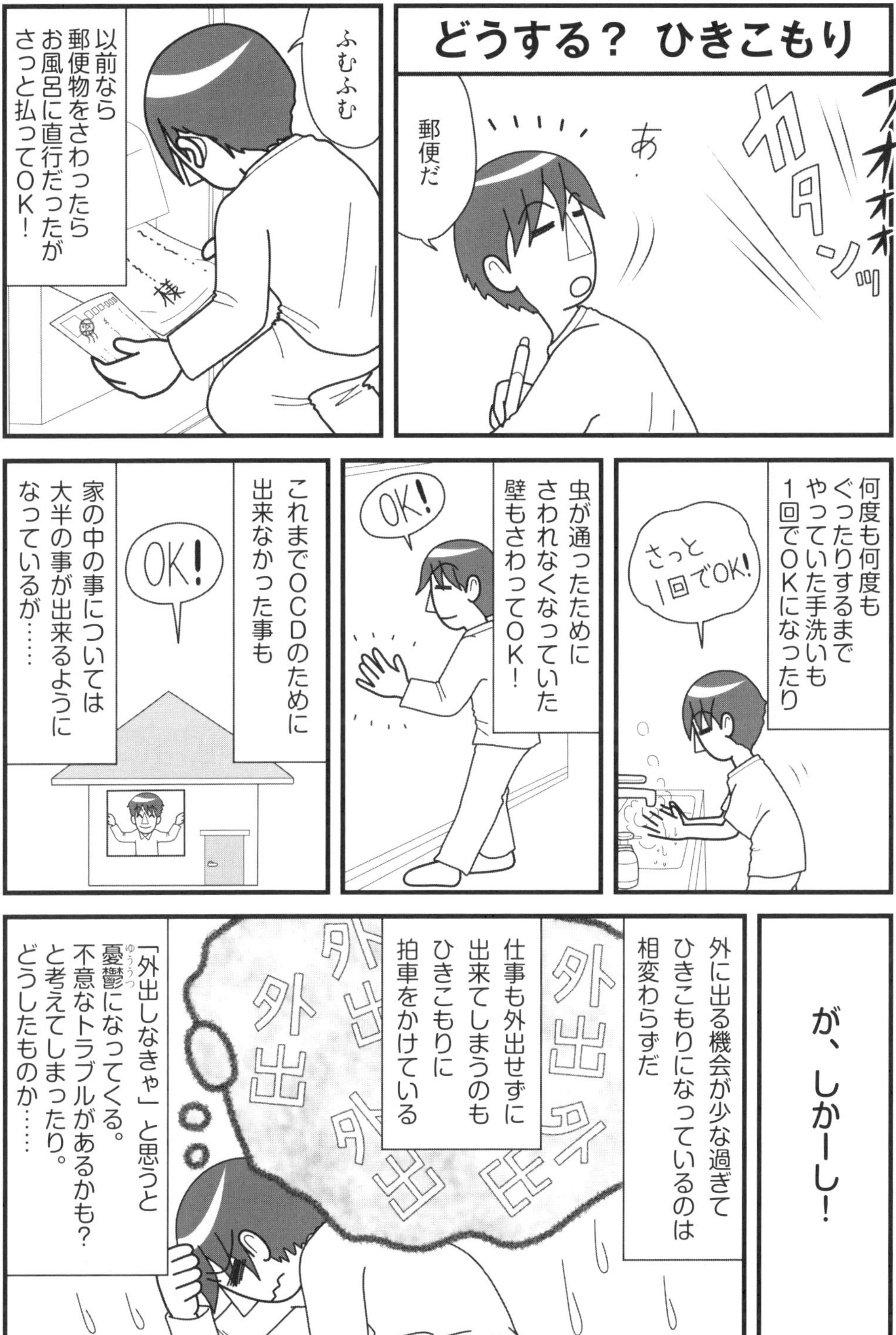
どうする？ ひきこもり
ブオオオォ
カタンッ
あ
郵便だ
ふむふむ
以前なら郵便物をさわったらお風呂に直行だったがさっと払ってOK！
何度も何度もぐったりするまでやっていた手洗いも1回でOKになったり
さっと1回でOK！
虫が通ったためにさわれなくなっていた壁もさわってOK！
OK！
これまでOCDのために出来なかった事も
OK！
家の中の事については大半の事が出来るようになっているが……
が、しかーし！
外に出る機会が少な過ぎてひきこもりになっているのは相変わらずだ
仕事も外出せずに出来てしまうのもひきこもりに拍車をかけている
外出
外出
外出
外出
「外出しなきゃ」と思うと憂鬱《ゆううつ》になってくる。不意なトラブルがあるかも？と考えてしまったり。どうしたものか……

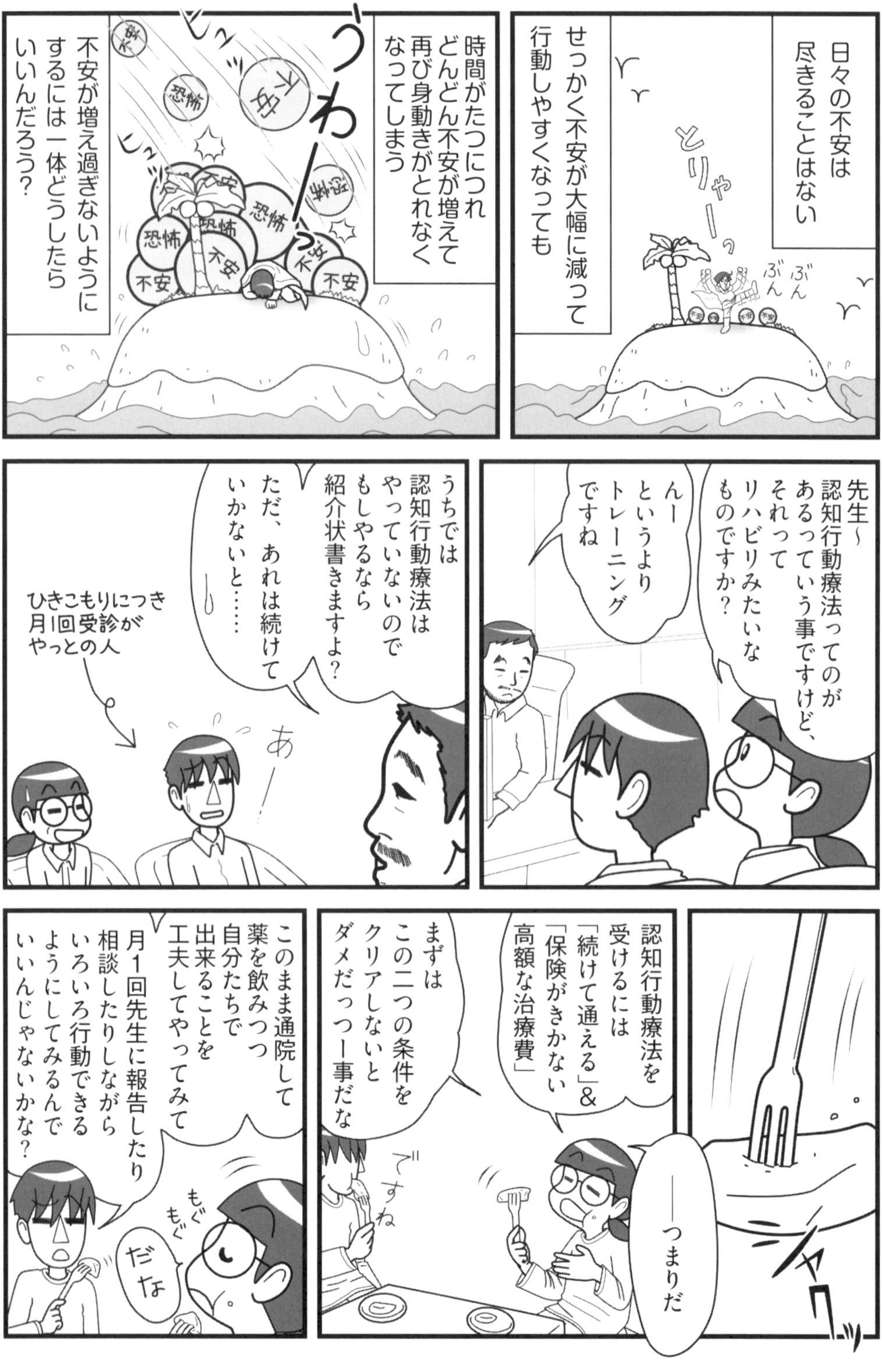

日々の不安は
尽きることはない
とりゃーっ
ぶん
ぶん
不安
せっかく不安が大幅に減って
行動しやすくなっても
時間がたつにつれ
どんどん不安が増えて
再び身動きがとれなく
なってしまう
うわ―――っ
不安
恐怖
不安が増え過ぎないようにするには一体どうしたらいいんだろう?
先生～
認知行動療法ってのがあるっていう事ですけど、
それってリハビリみたいなものですか?
んーというよりトレーニングですね
うちでは認知行動療法はやっていないのでもしやるなら紹介状書きますよ?
ただ、あれは続けていかないと……
ひきこもりにつき月1回受診がやっとの人
あー
シャクッ
——つまりだ
認知行動療法を受けるには「続けて通える」&「保険がきかない高額な治療費」
まずはこの二つの条件をクリアしないとダメだっつー事だな
ですね
このまま通院して薬を飲みつつ自分たちで出来ることを工夫してやってみて
月1回先生に報告したり相談したりしながらいろいろ行動できるようにしてみるんでいいんじゃないかな?
もぐ
もぐ
だな

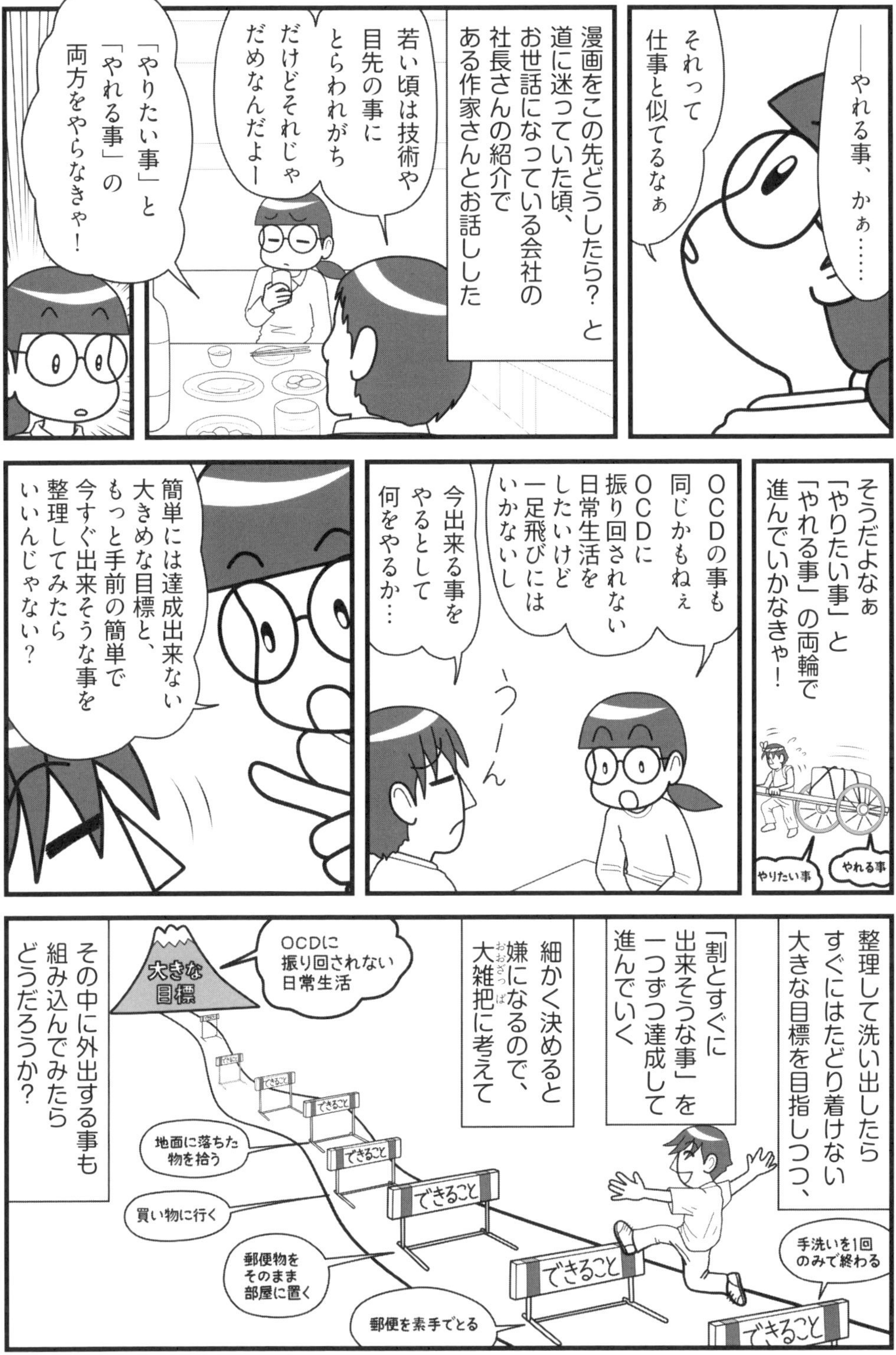
――やれる事、かぁ……
それって仕事と似てるなぁ
漫画をこの先どうしたら？と道に迷っていた頃、お世話になっている会社の社長さんの紹介である作家さんとお話しした
若い頃は技術や目先の事にとらわれがち
だけどそれじゃだめなんだよー
「やりたい事」と「やれる事」の両方をやらなきゃ！
そうだよなぁ「やりたい事」と「やれる事」の両輪で進んでいかなきゃ！
やれる事
やりたい事
OCDの事も同じかもねぇ
OCDに振り回されない日常生活をしたいけど一足飛びにはいかないし
今出来る事をやるとして何をやるか…
う〜ん
簡単には達成出来ない大きめな目標と、もっと手前の簡単で今すぐ出来そうな事を整理してみたらいいんじゃない？
整理して洗い出したらすぐにはたどり着けない大きな目標を目指しつつ、
「割とすぐに出来そうな事」を一つずつ達成して進んでいく
細かく決めると嫌になるので、大雑把《おおざっぱ》に考えて
その中に外出する事も組み込んでみたらどうだろうか？
大きな目標
OCDに振り回されない日常生活
地面に落ちた物を拾う
買い物に行く
郵便物をそのまま部屋に置く
郵便を素手でとる
手洗いを1回のみで終わる
できること

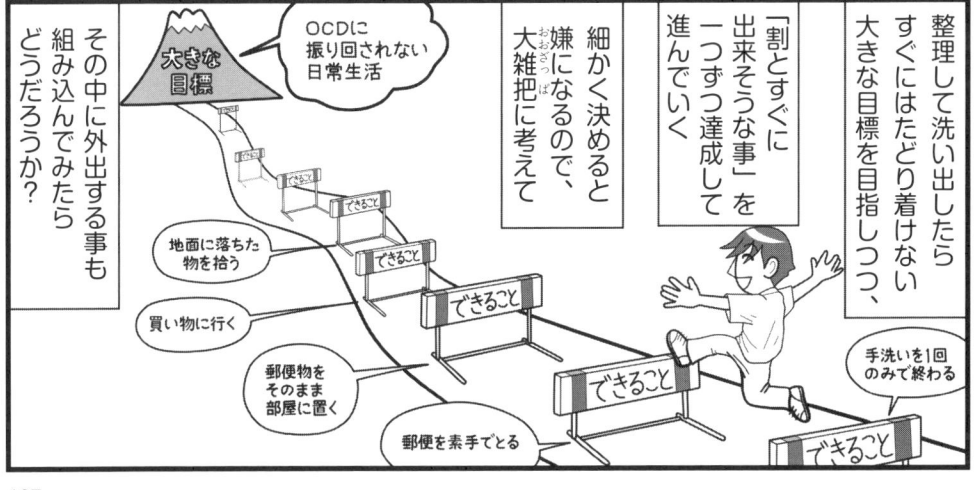

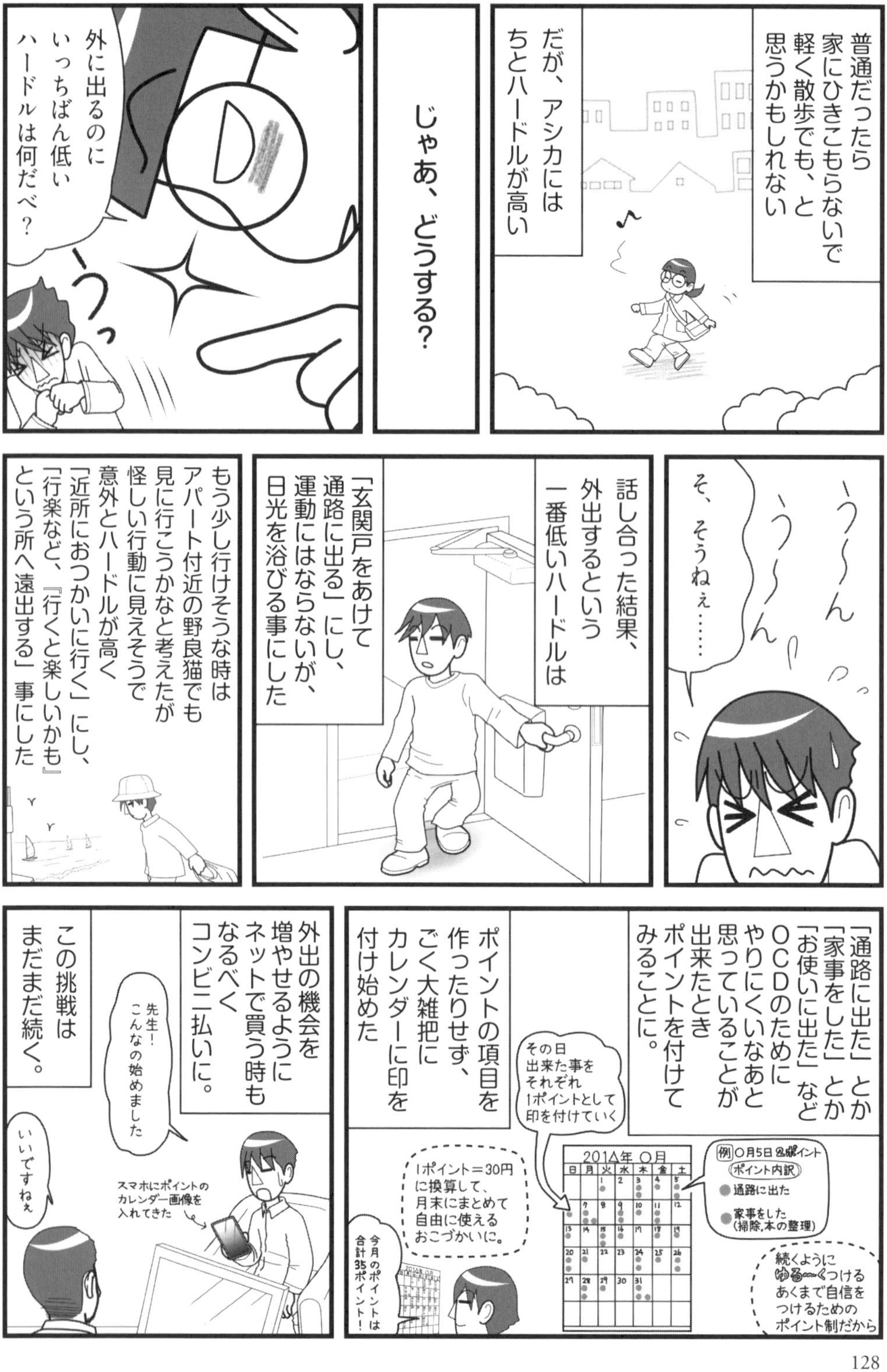
普通だったら家にひきこもらないで軽く散歩でも、と思うかもしれない
だが、アシカにはちとハードルが高い
じゃあ、どうする？
外に出るのにいっちばん低いハードルは何だべ？
うっ
う〜ん う〜ん
そ、そうねぇ……
話し合った結果、外出するという一番低いハードルは
「玄関戸をあけて通路に出る」にし、運動にはならないが、日光を浴びる事にした
もう少し行けそうな時はアパート付近の野良猫でも見に行こうかなと考えたが怪しい行動に見えそうで意外とハードルが高く「近所におつかいに行く」にし、「行楽など、『行くと楽しいかも』という所へ遠出する」事にした
「通路に出た」とか「家事をした」とか「お使いに出た」などOCDのためにやりにくいなあと思っていることが出来たときポイントを付けてみることに。
ポイントの項目を作ったりせず、ごく大雑把にカレンダーに印を付け始めた
その日出来た事をそれぞれ1ポイントとして印を付けていく
201△年 ○月
日 月 火 水 木 金 土
例 ○月5日 2ポイント
ポイント内訳
通路に出た
家事をした(掃除,本の整理)
1ポイント＝30円に換算して、月末にまとめて自由に使えるおこづかいに。
今月のポイントは合計35ポイント！
続くようにゆる〜くつける あくまで自信をつけるためのポイント制だから
外出の機会を増やせるようにネットで買う時もなるべくコンビニ払いに。
この挑戦はまだまだ続く。
先生！こんなの始めました
スマホにポイントのカレンダー画像を入れてきた
いいですねぇ

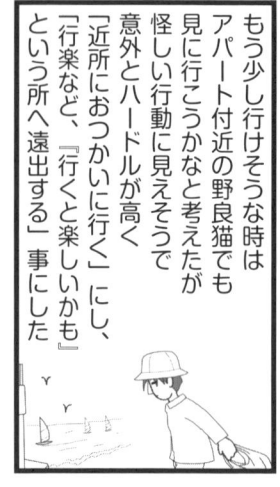

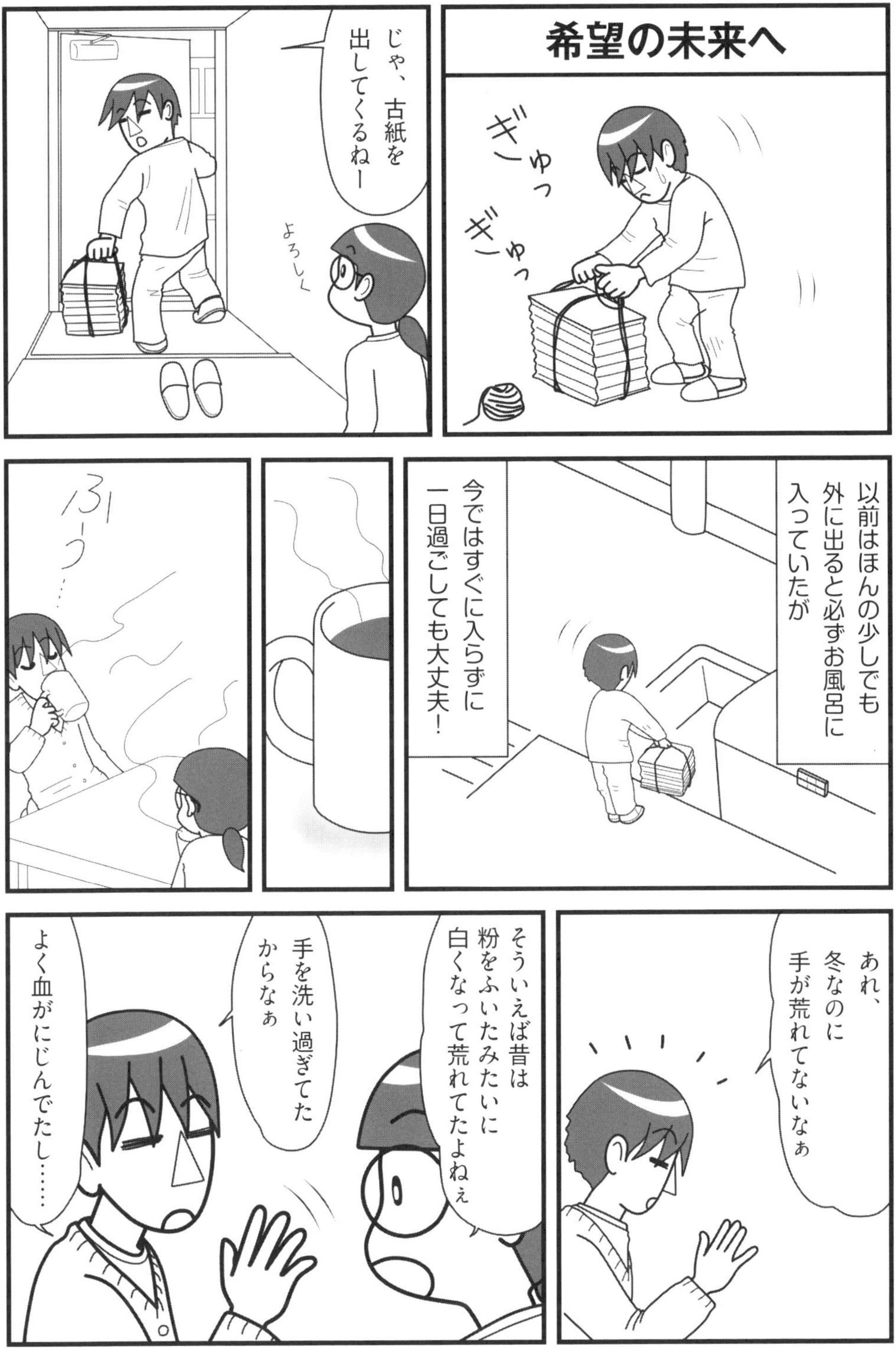
希望の未来へ
ぎゅっ
ぎゅっ
じゃ、古紙を出してくるねー
よろしく
以前はほんの少しでも外に出ると必ずお風呂に入っていたが
今ではすぐに入らずに一日過ごしても大丈夫!
ふーっ……
あれ、冬なのに手が荒れてないなぁ
そういえば昔は粉をふいたみたいに白くなって荒れてたよねぇ
手を洗い過ぎてたからなぁ
よく血がにじんでたし……

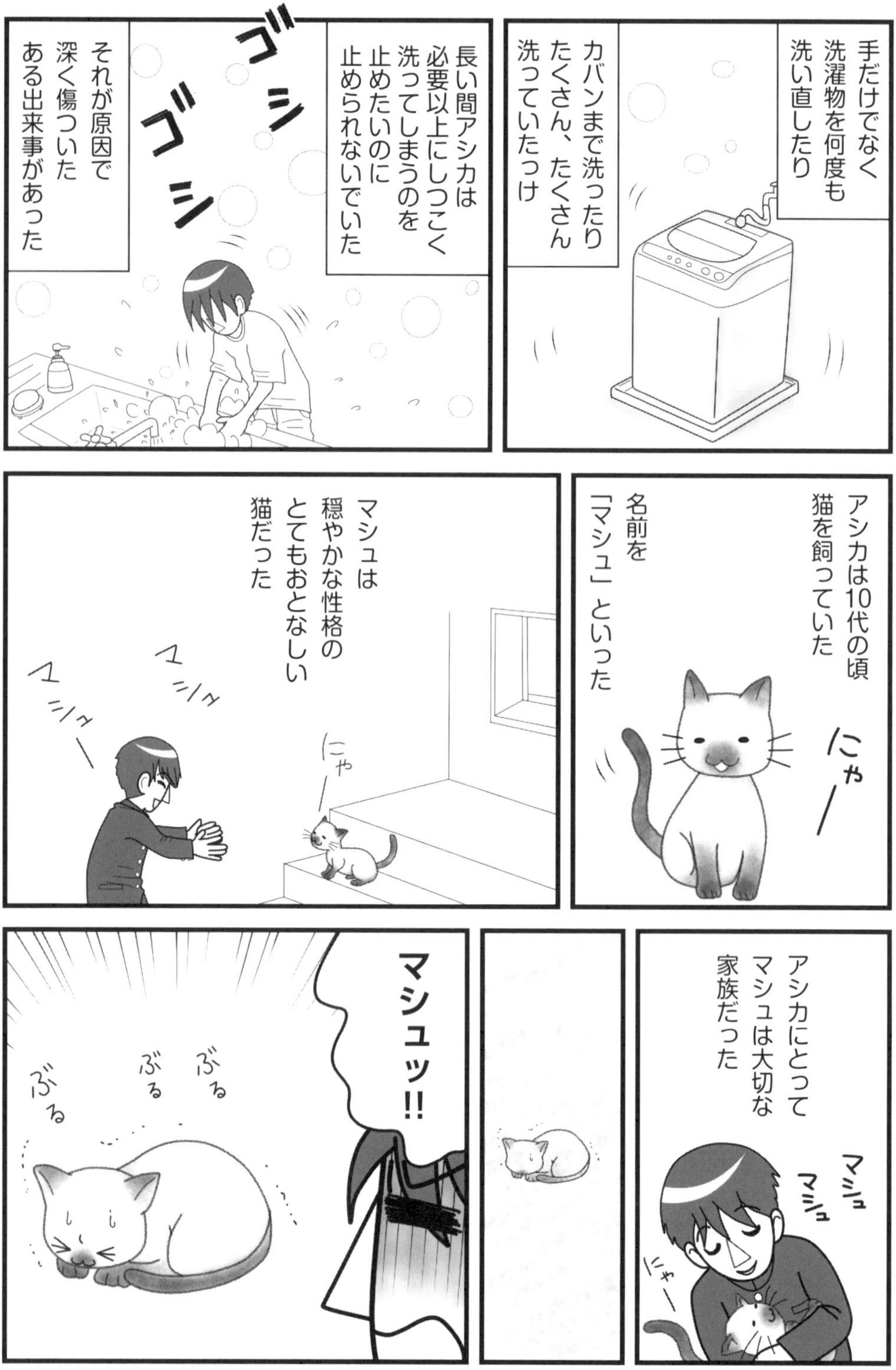

手だけでなく
洗濯物を何度も
洗い直したり
カバンまで洗ったり
たくさん、たくさん
洗っていたっけ
長い間アシカは
必要以上にしつこく
洗ってしまうのを
止めたいのに
止められないでいた
ゴシ
ゴシ
それが原因で
深く傷ついた
ある出来事があった
アシカは10代の頃
猫を飼っていた
名前を
「マシュ」といった
にゃー
マシュは
穏やかな性格の
とてもおとなしい
猫だった
マシュ
マシュー
にゃー
アシカにとって
マシュは大切な
家族だった
マシュ
マシュ
にゃー
マシュッ!!
ぶる
ぶる
ぶる

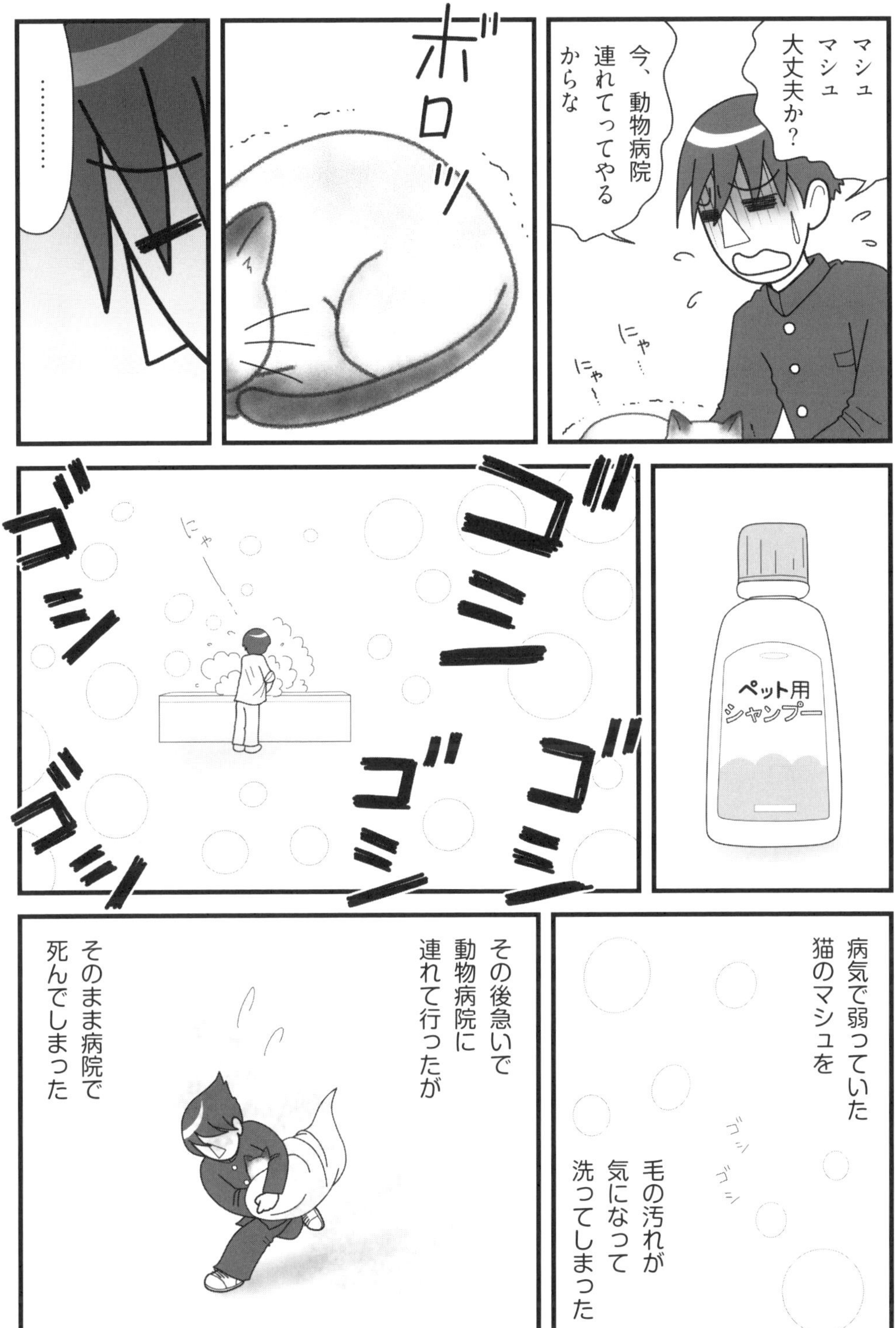

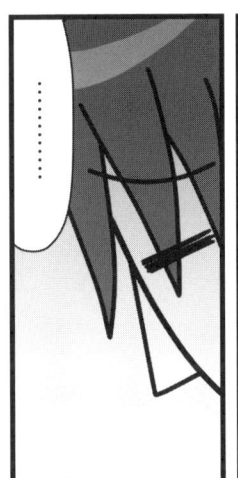

マシュ
マシュ
大丈夫か?
今、動物病院
連れてってやる
からな
にゃ…
にゃ〜…
ボロッ
……………
ペット用
シャンプー
ゴシ
ゴシ
ゴシ
ゴシ
ゴシ
にゃー……
病気で弱っていた
猫のマシュを
毛の汚れが
気になって
洗ってしまった
ゴシ
ゴシ
その後急いで
動物病院に
連れて行ったが
そのまま病院で
死んでしまった

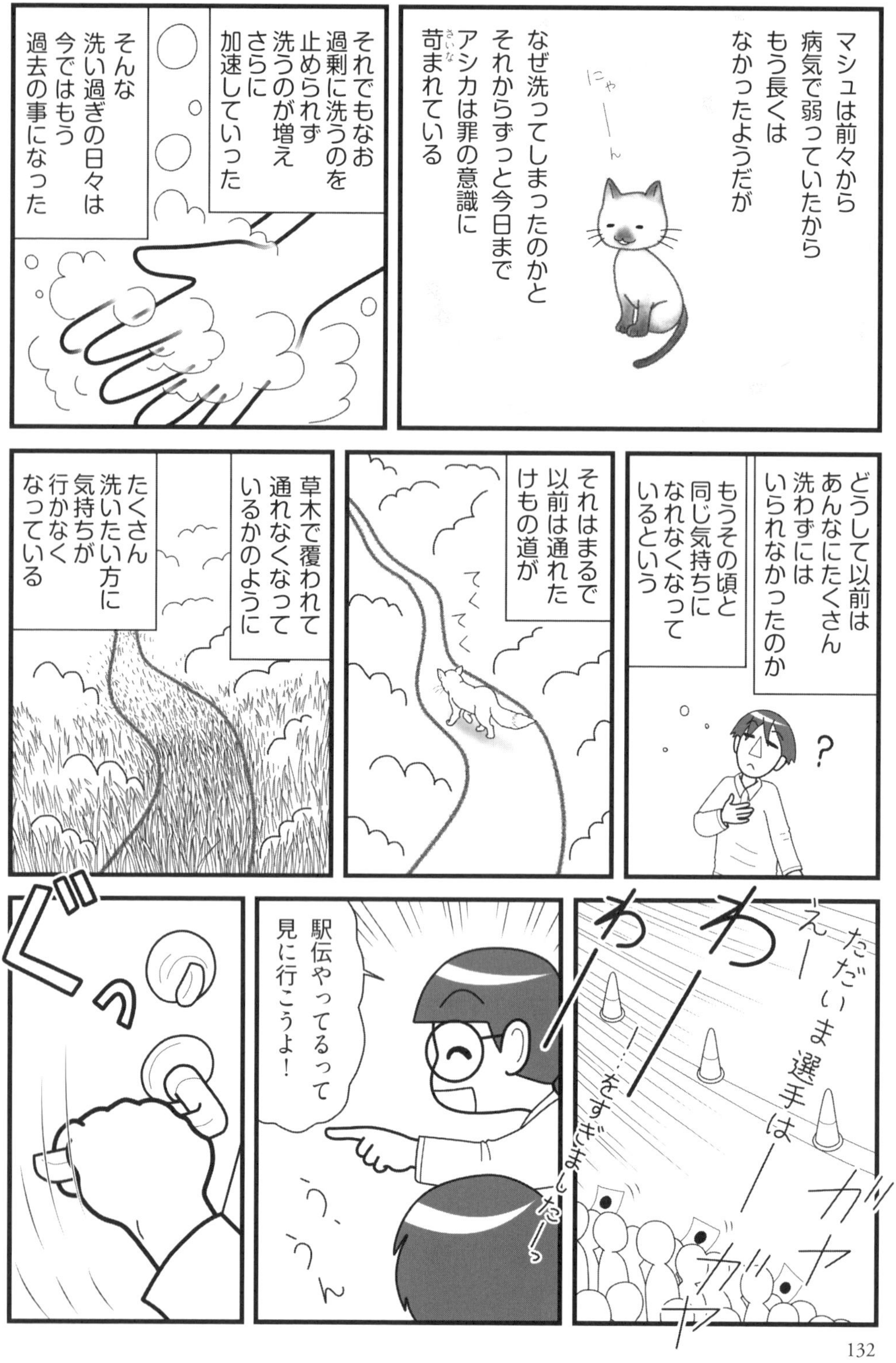
マシュは前々から
病気で弱っていたから
もう長くは
なかったようだが
にゃーーん
なぜ洗ってしまったのかと
それからずっと今日まで
アシカは罪の意識に
苛《さいな》まれている
それでもなお
過剰に洗うのを
止められず
洗うのが増え
さらに
加速していった
そんな
洗い過ぎの日々は
今ではもう
過去の事になった
どうして以前は
あんなにたくさん
洗わずには
いられなかったのか
もうその頃と
同じ気持ちに
なれなくなって
いるという
？
それはまるで
以前は通れた
けもの道が
てくてく
草木で覆われて
通れなくなって
いるかのように
たくさん
洗いたい方に
気持ちが
行かなく
なっている
わーー
わーー
ただいま選手は
えーー
ー…をすぎましたー
駅伝やってるって
見に行こうよ！
う、うん
ぎゅっ

ふわっ
強迫行為に時間を費やし
傷ついて、失ってきた
何気ない日常生活
わーわーーっ
パチパチパチパチ
不潔恐怖の大部分から
解放されたけれど、
まだまだ治療中
他の人と同じに
生きられない
もどかしさを
抱えている
でも、
それでもいいじゃないか
焦らずにいこう
以前のアシカの手は、
洗い過ぎで荒れて
血がにじんでいた
カサカサの皮膚は
粉をふき、
人目が気になるほど
白かった
だけど

もう、
アシカの手は
白くない

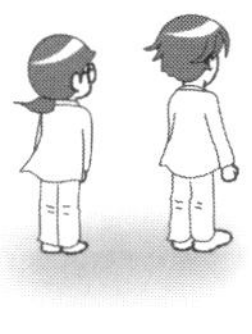

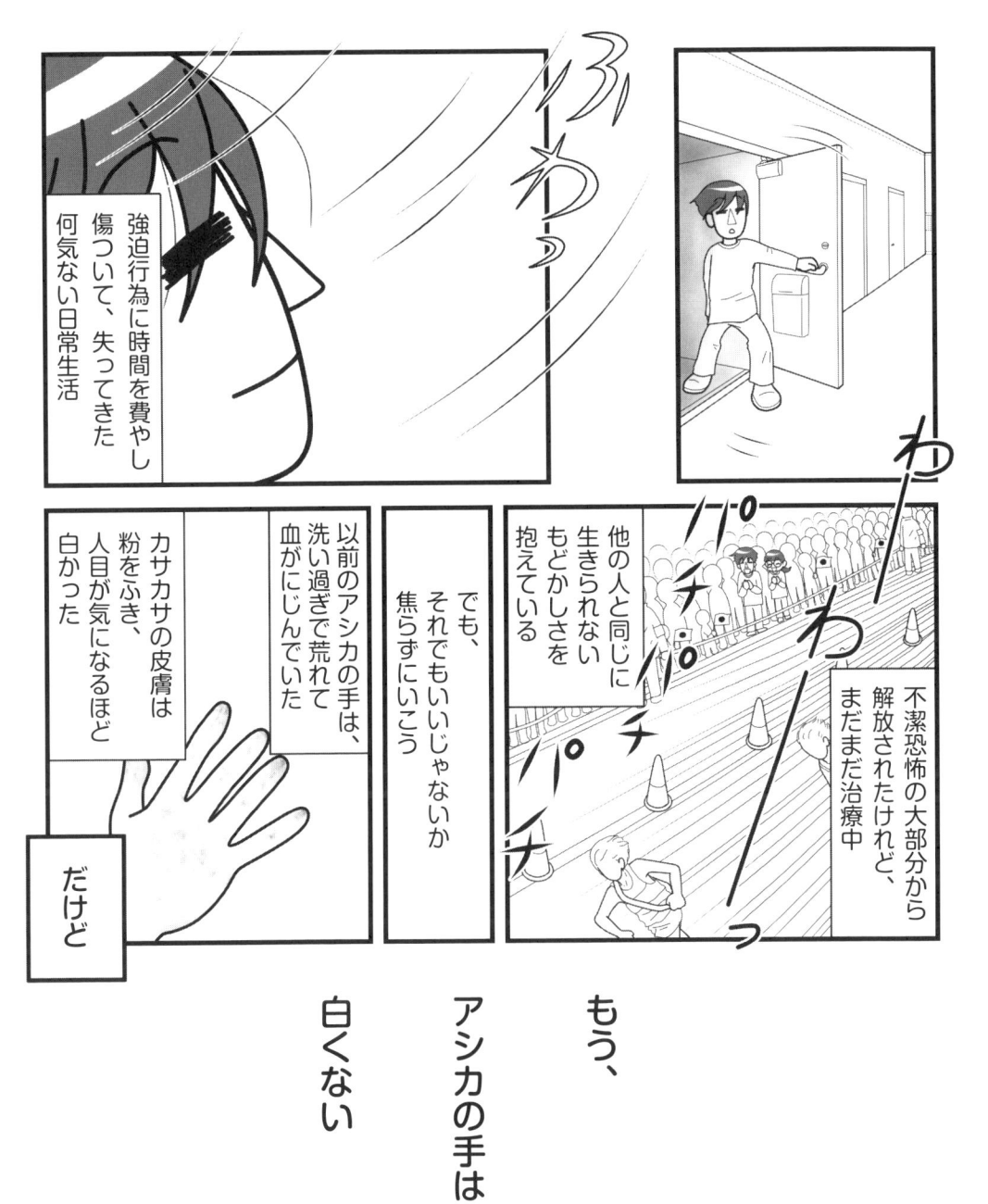

第4章　やってみてよかったこと10項目

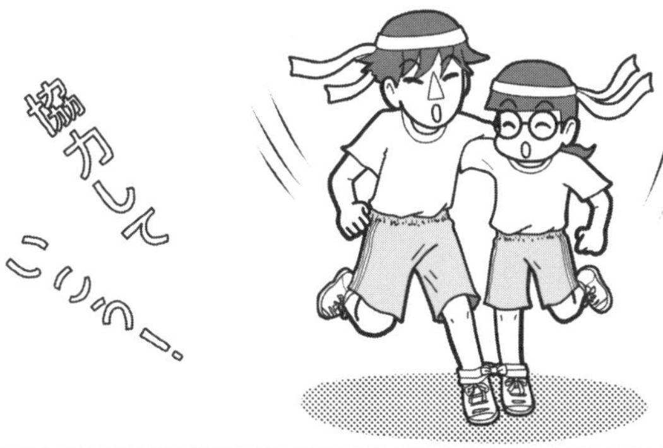

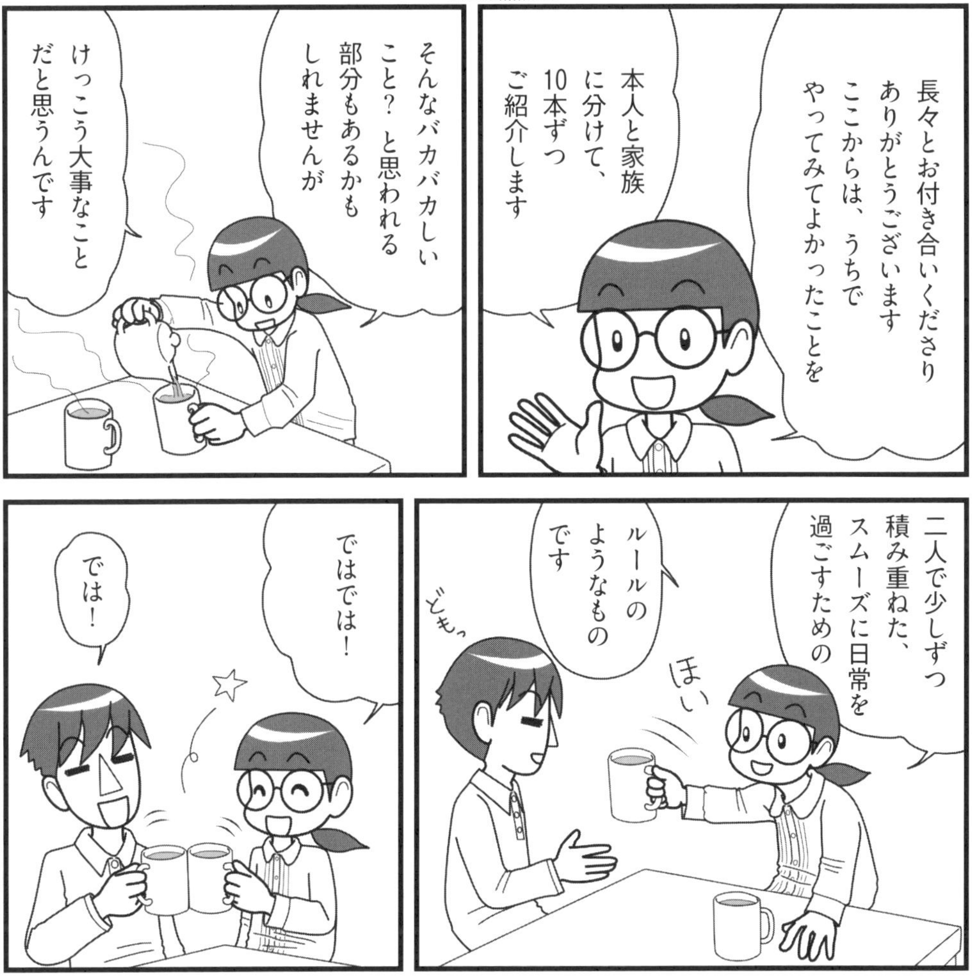

本人 ①ひと呼吸おく

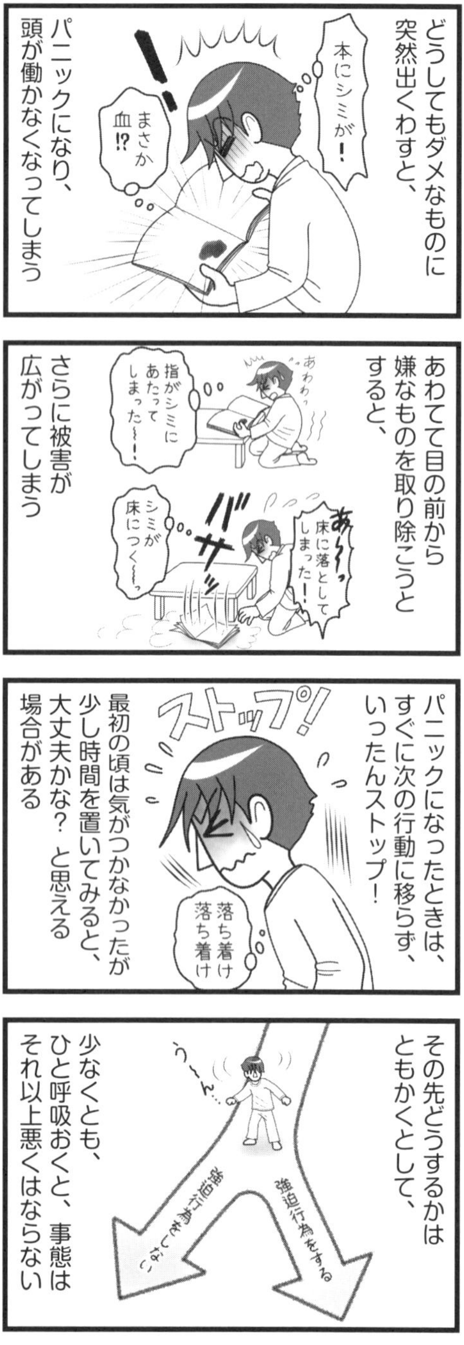

家族 ①ひと呼吸おく

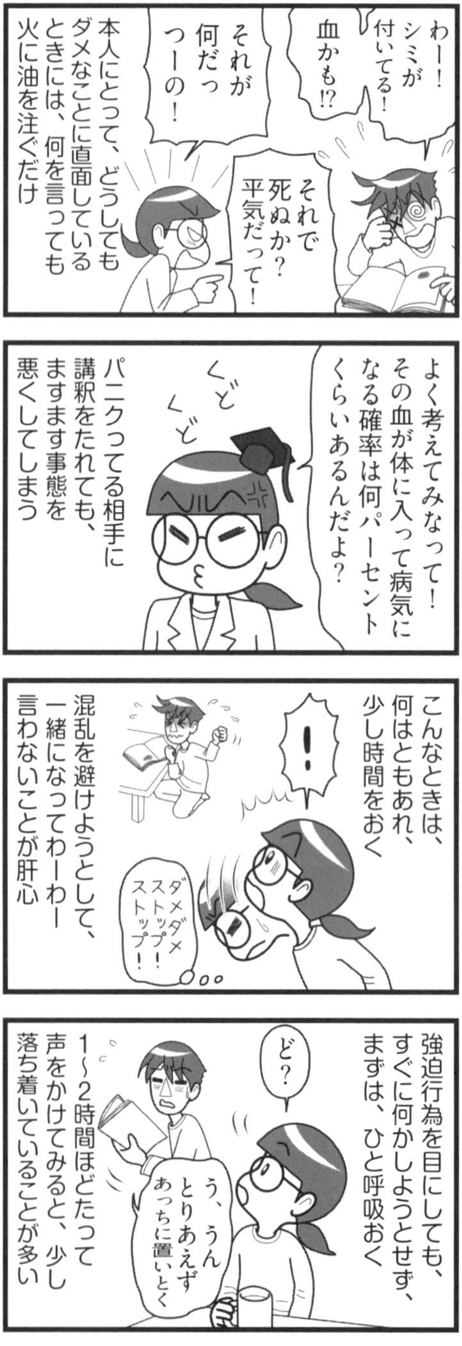

本人 ②あきらめる

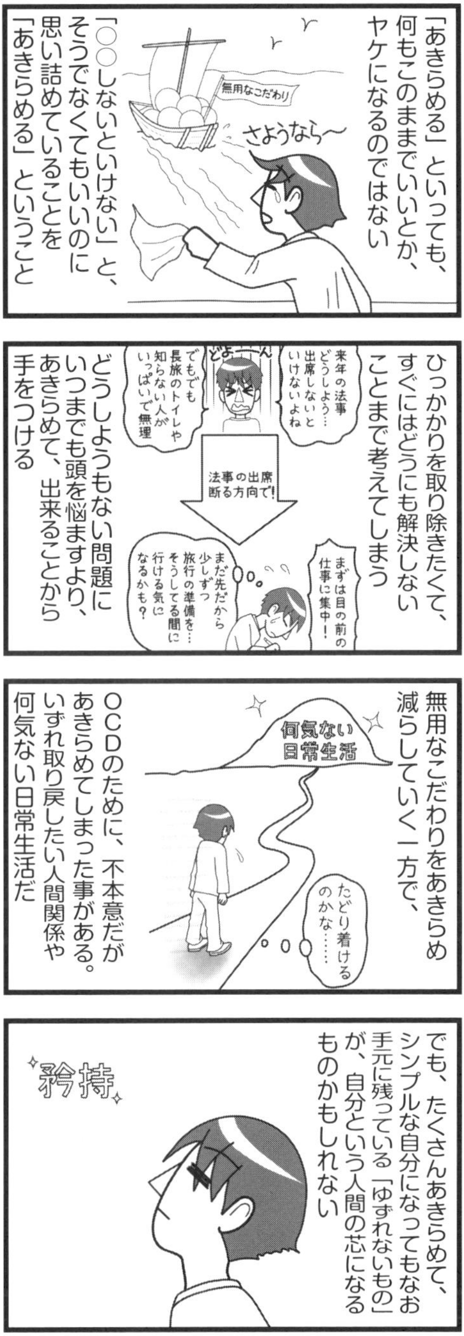
「あきらめる」といっても、何もこのままでいいとか、ヤケになるのではない
「○○しないといけない」と、そうでなくてもいいのに思い詰めていることを「あきらめる」ということ
無用なこだわり
さようなら〜
ひっかかりを取り除きたくて、すぐにはどうにも解決しないことまで考えてしまう
来年の法事どうしよう…出席しないといけないよね
でもでも長旅のトイレや知らない人がいっぱいで無理
どよ〜〜ん
法事の出席断る方向で!
まずは目の前の仕事に集中!
まだ先だから少しずつ旅行の準備を…そうしてる間に行ける気になるかも?
どうしようもない問題にいつまでも頭を悩ますより、あきらめて、出来ることから手をつける
無用なこだわりをあきらめ減らしていく一方で、
何気ない日常生活
たどり着けるのかな……
OCDのために、不本意だがあきらめてしまった事がある。いずれ取り戻したい人間関係や何気ない日常生活だ
でも、たくさんあきらめて、シンプルな自分になってもなお手元に残っている「ゆずれないもの」が、自分という人間の芯になるものかもしれない
矜持

家族 ②あきらめる

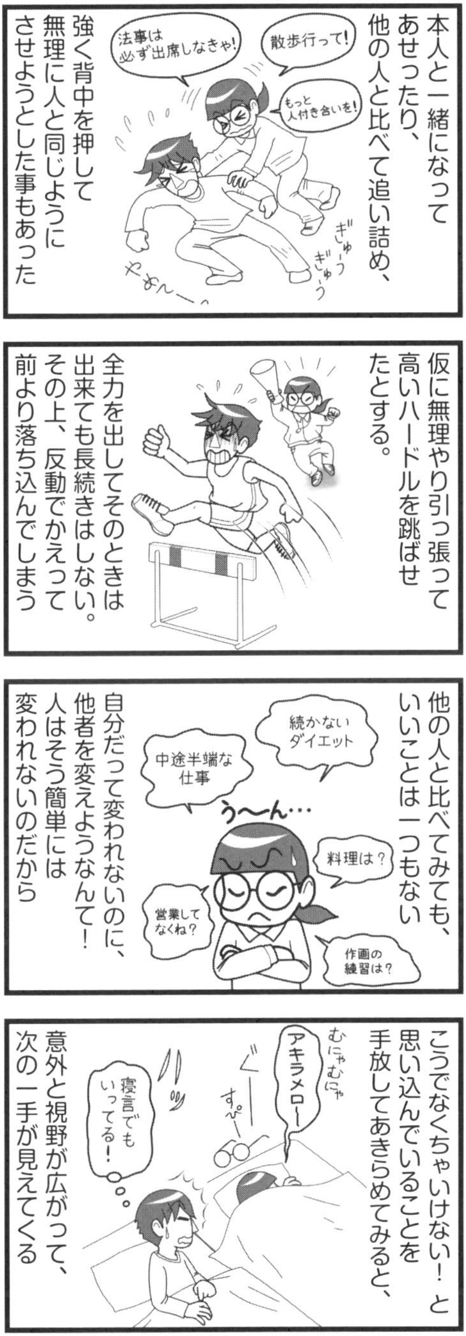
本人と一緒になってあせったり、他の人と比べて追い詰め、
散歩行って!
法事は必ず出席しなきゃ!
もっと人付き合いを!
ぎゅうぎゅう
やめ〜〜
強く背中を押して無理に人と同じようにさせようとした事もあった
仮に無理やり引っ張って高いハードルを跳ばせたとする。
全力を出してそのときは出来ても長続きはしない。その上、反動でかえって前より落ち込んでしまう
他の人と比べてみても、いいことは一つもない
続かないダイエット
中途半端な仕事
う〜ん…
料理は?
営業してなくね?
作画の練習は?
自分だって変われないのに、他者を変えようなんて!人はそう簡単には変われないのだから
こうでなくちゃいけない!と思い込んでいることを手放してあきらめてみると、
むにゃむにゃ
アキラメロー
ぐー
すぴー
寝言でもいってる!
意外と視野が広がって、次の一手が見えてくる

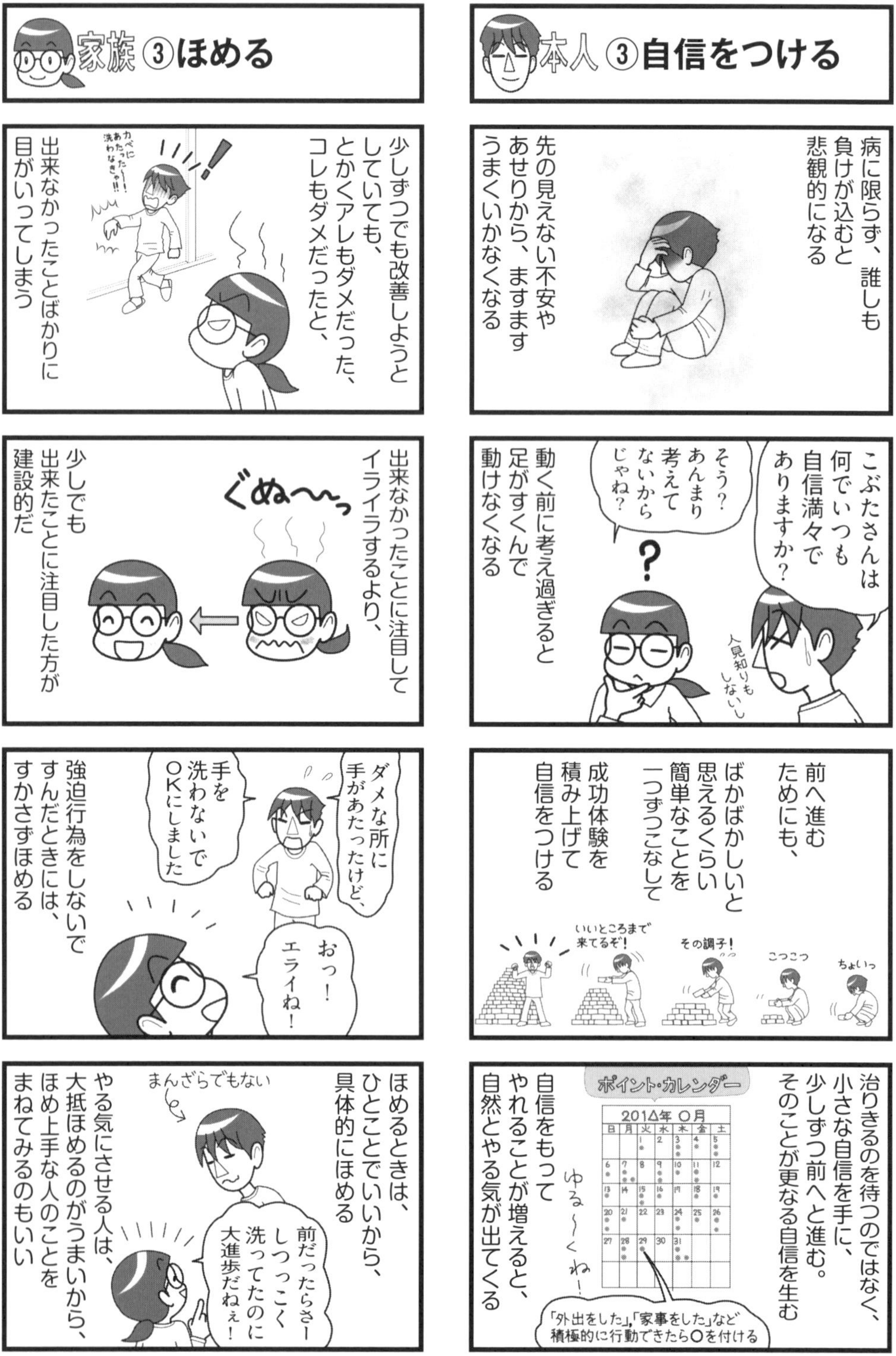
本人 ③自信をつける
病に限らず、誰しも負けが込むと悲観的になる
先の見えない不安やあせりから、ますますうまくいかなくなる
こぶたさんは何でいつも自信満々でありますか？
人見知りもしないし
そう？あんまり考えてないからじゃね？
？
動く前に考え過ぎると足がすくんで動けなくなる
前へ進むためにも、
ばかばかしいと思えるくらい簡単なことを一つずつこなして
成功体験を積み上げて自信をつける
ちょいっ
こつこつ
その調子！
いいところまで来てるぞ！
治りきるのを待つのではなく、小さな自信を手に、少しずつ前へと進む。そのことが更なる自信を生む
ポイント・カレンダー
201△年 ○月
日 月 火 水 木 金 土
「外出をした」「家事をした」など積極的に行動できたら○を付ける
ゆる〜くね！
自信をもってやれることが増えると、自然とやる気が出てくる
家族 ③ほめる
少しずつでも改善しようとしていても、とかくアレもダメだった、コレもダメだったと、
カベにあたった〜！洗わなきゃ!!
出来なかったことばかりに目がいってしまう
出来なかったことに注目してイライラするより、
ぐぬ〜〜っ
少しでも出来たことに注目した方が建設的だ
ダメな所に手があたったけど、
手を洗わないでOKにしました
おっ！エライね！
強迫行為をしないですんだときには、すかさずほめる
ほめるときは、ひとことでいいから、具体的にほめる
まんざらでもない
前だったらさーしつっこく洗ってたのに大進歩だねぇ！
やる気にさせる人は、大抵ほめるのがうまいから、ほめ上手な人のことをまねてみるのもいい

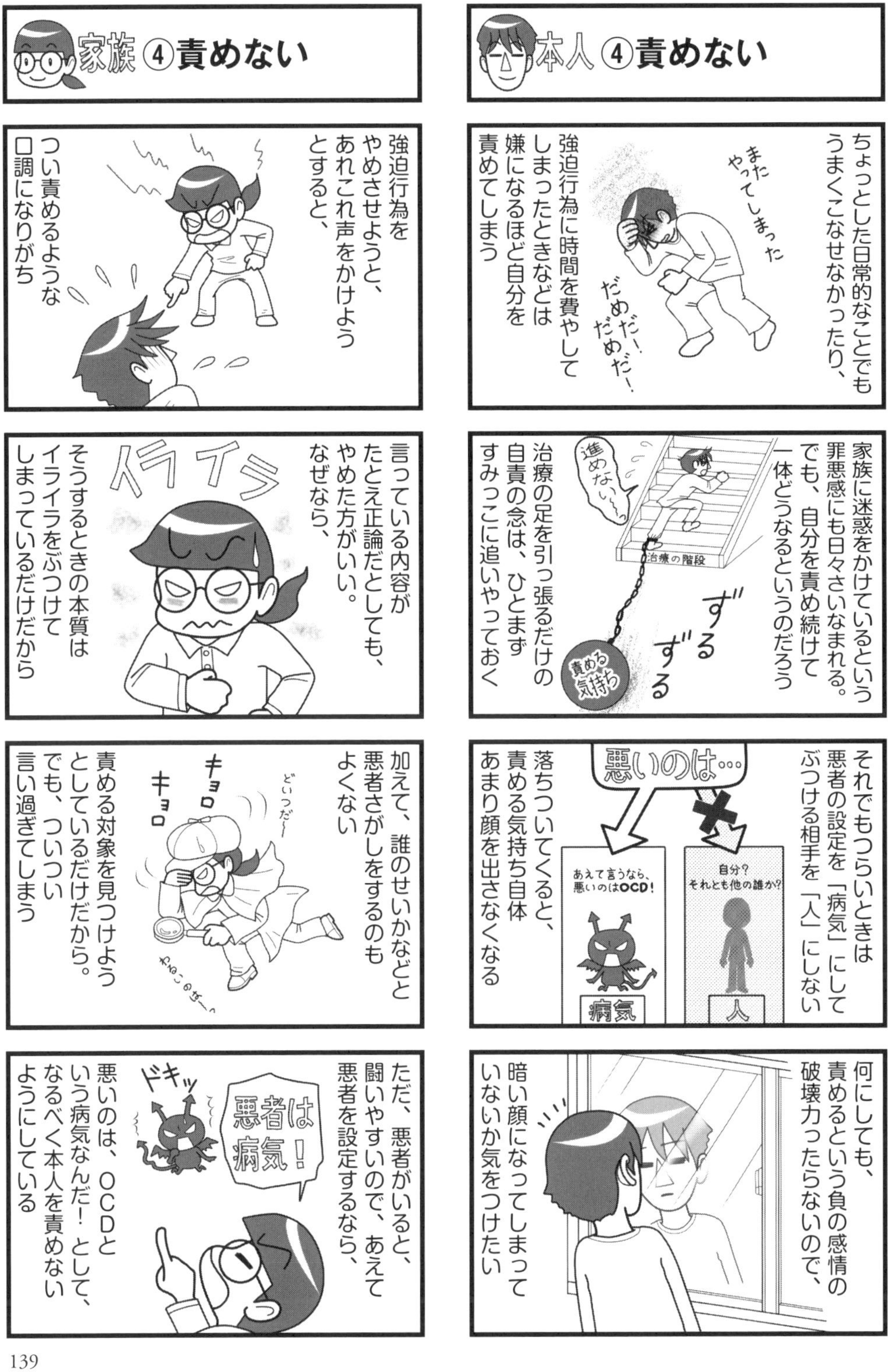
本人④責めない
ちょっとした日常的なことでも
うまくこなせなかったり、
強迫行為に時間を費やして
しまったときなどは
嫌になるほど自分を
責めてしまう
またやってしまった
だめだ！だめだ！
家族に迷惑をかけているという
罪悪感にも日々さいなまれる。
でも、自分を責め続けて
一体どうなるというのだろう
治療の足を引っ張るだけの
自責の念は、ひとまず
すみっこに追いやっておく
進めない…
治療の階段
ずるずる
責める気持ち
それでもつらいときは
悪者の設定を「病気」にして
ぶつける相手を「人」にしない
落ちついてくると、
責める気持ち自体
あまり顔を出さなくなる
悪いのは…
あえて言うなら、悪いのはOCD！
病気
自分？それとも他の誰か？
人
何にしても、
責めるという負の感情の
破壊力ったらないので、
暗い顔になってしまって
いないか気をつけたい
家族④責めない
強迫行為を
やめさせようと、
あれこれ声をかけよう
とすると、
つい責めるような
口調になりがち
言っている内容が
たとえ正論だとしても、
やめた方がいい。
なぜなら、
そうするときの本質は
イライラをぶつけて
しまっているだけだから
イライラ
加えて、誰のせいかなどと
悪者さがしをするのも
よくない
責める対象を見つけよう
としているだけだから。
でも、ついつい
言い過ぎてしまう
キョロキョロ
どいつだ～
ただ、悪者がいると、
闘いやすいので、あえて
悪者を設定するなら、
悪いのは、OCDと
いう病気なんだ！として、
なるべく本人を責めない
ようにしている
悪者は病気！
ドキッ

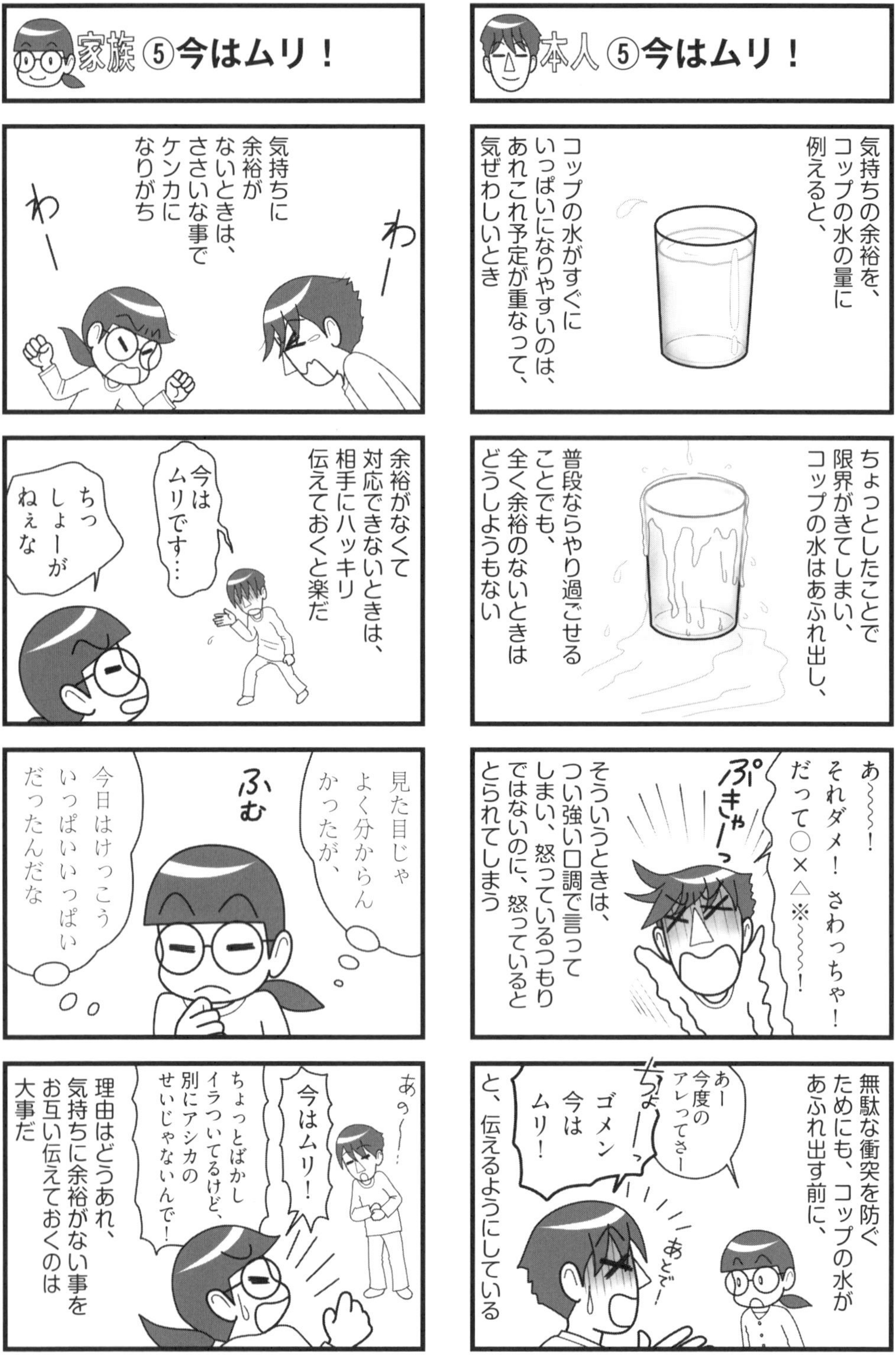
本人⑤今はムリ！
気持ちの余裕を、コップの水の量に例えると、
コップの水がすぐにいっぱいになりやすいのは、あれこれ予定が重なって、気ぜわしいとき
ちょっとしたことで限界がきてしまい、コップの水はあふれ出し、
普段ならやり過ごせることでも、全く余裕のないときはどうしようもない
あ〰〰！それダメ！さわっちゃ！だって○×△※〰〰！
ぷきゃーっ
そういうときは、つい強い口調で言ってしまい、怒っているつもりではないのに、怒っているととられてしまう
無駄な衝突を防ぐためにも、コップの水があふれ出す前に、
あー今度のアレってさー
ちょっ
ゴメン今はムリ！
あとで！
と、伝えるようにしている
家族⑤今はムリ！
気持ちに余裕がないときは、ささいな事でケンカになりがち
わー
わー
余裕がなくて対応できないときは、相手にハッキリ伝えておくと楽だ
今はムリです…
ちっしょーがねぇな
見た目じゃよく分からんかったが、
ふむ
今日はけっこういっぱいいっぱいだったんだな
あの〜！
今はムリ！
ちょっとばかしイラついてるけど、別にアシカのせいじゃないんで！
理由はどうあれ、気持ちに余裕がない事をお互い伝えておくのは大事だ

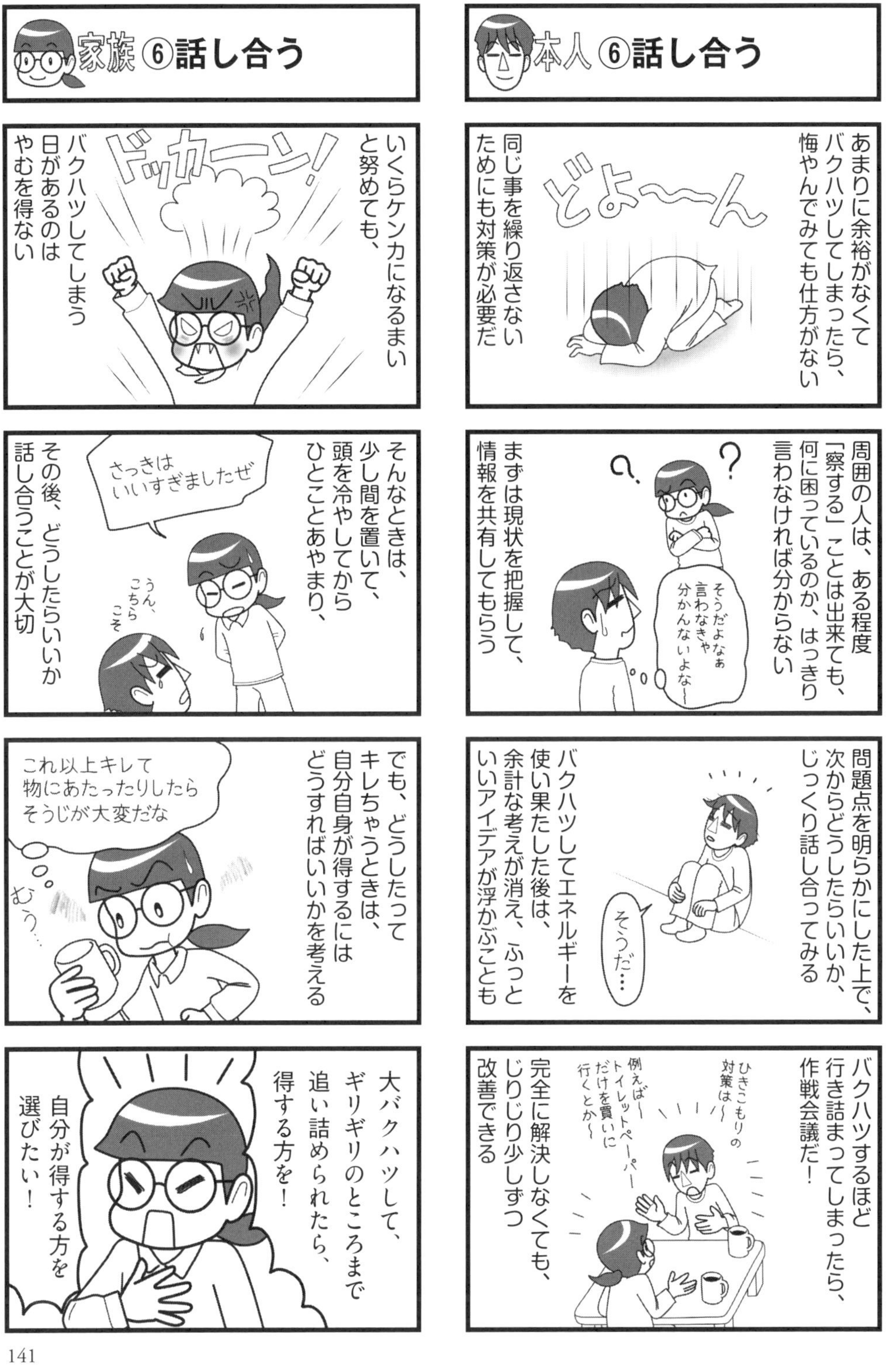
本人 ⑥話し合う
あまりに余裕がなくて
バクハツしてしまったら、
悔やんでみても仕方がない
どよ〜〜ん
同じ事を繰り返さない
ためにも対策が必要だ
周囲の人は、ある程度
「察する」ことは出来ても、
何に困っているのか、はっきり
言わなければ分からない
?
そうだよなぁ 言わなきゃ 分かんないよな〜
まずは現状を把握して、
情報を共有してもらう
問題点を明らかにした上で、
次からどうしたらいいか、
じっくり話し合ってみる
そうだ…
バクハツしてエネルギーを
使い果たした後は、
余計な考えが消え、ふっと
いいアイデアが浮かぶことも
バクハツするほど
行き詰まってしまったら、
作戦会議だ!
ひきこもりの 対策は〜
例えば〜 トイレットペーパーだけを買いに行くとか〜
完全に解決しなくても、
じりじり少しずつ
改善できる
家族 ⑥話し合う
いくらケンカになるまい
と努めても、
ドッカーーン!
バクハツしてしまう
日があるのは
やむを得ない
そんなときは、
少し間を置いて、
頭を冷やしてから
ひとことあやまり、
さっきは いいすぎましたぜ
うん、こちらこそ
その後、どうしたらいいか
話し合うことが大切
でも、どうしたって
キレちゃうときは、
自分自身が得するには
どうすればいいかを考える
これ以上キレて 物にあたったりしたら そうじが大変だな
むう…
大バクハツして、
ギリギリのところまで
追い詰められたら、
得する方を!
自分が得する方を
選びたい!

本人 ⑦「ありがとう」を言う

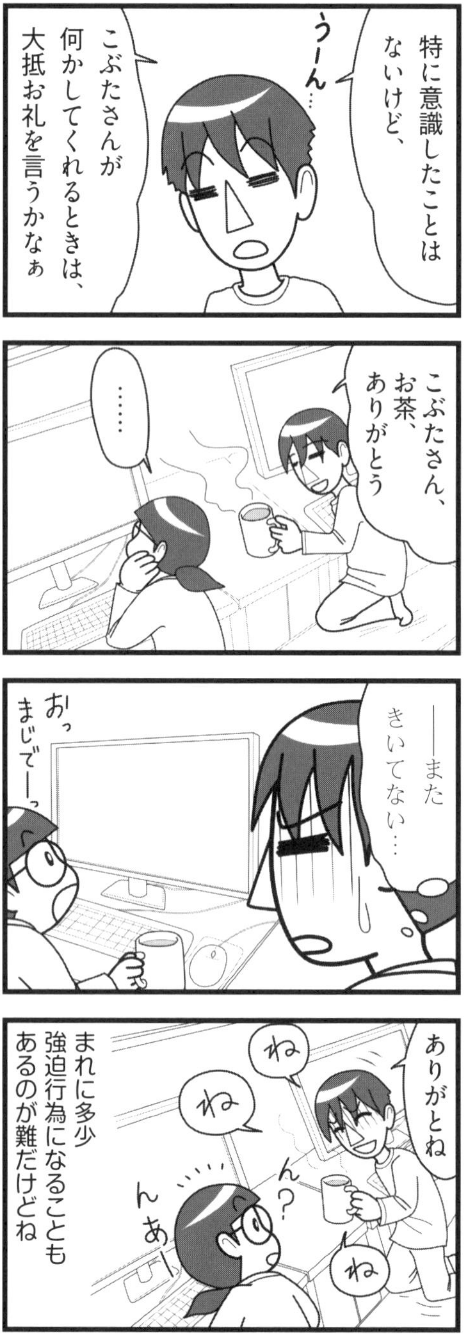
特に意識したことはないけど、
うーん…
こぶたさんが何かしてくれるときは、大抵お礼を言うかなぁ
こぶたさん、お茶、ありがとう
……
——またきいてない…
おっまじでーっ
ありがとね
ね
ね
ね
ん？
んあー
まれに多少強迫行為になることもあるのが難だけどね

家族 ⑦「ありがとう」を言う

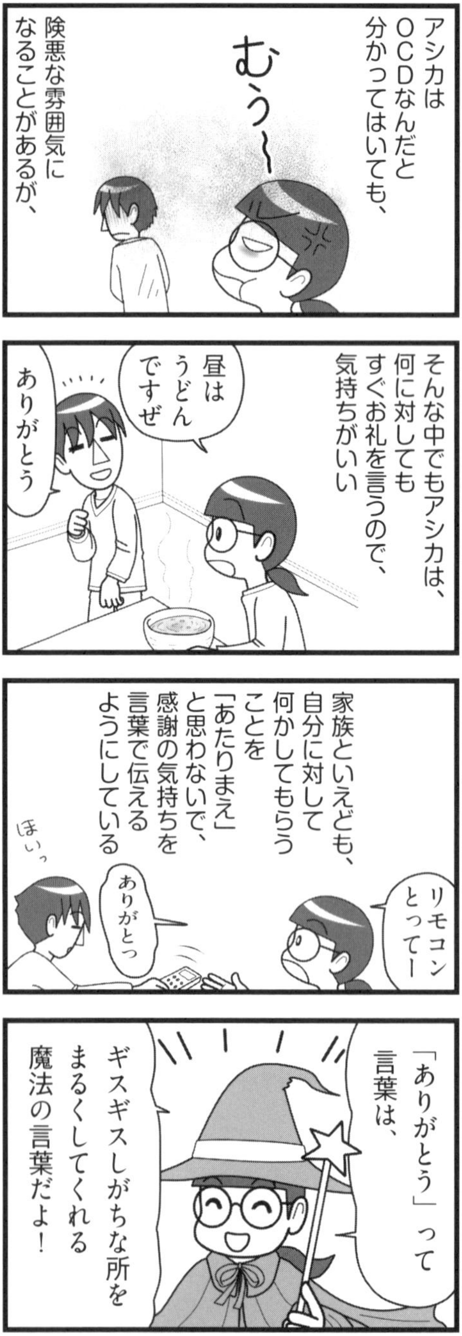
アシカはOCDなんだと分かってはいても、
むぅ〜
険悪な雰囲気になることがあるが、
そんな中でもアシカは、何に対してもすぐお礼を言うので、気持ちがいい
昼はうどんですぜ
ありがとう
家族といえども、自分に対して何かしてもらうことを「あたりまえ」と思わないで、感謝の気持ちを言葉で伝えるようにしている
リモコンとってー
ありがとっ
ほいっ
「ありがとう」って言葉は、
ギスギスしがちな所をまるくしてくれる魔法の言葉だよ！

本人⑧脳を他のことに支配させる

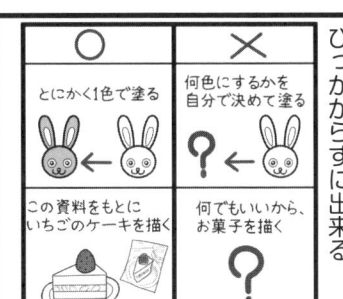

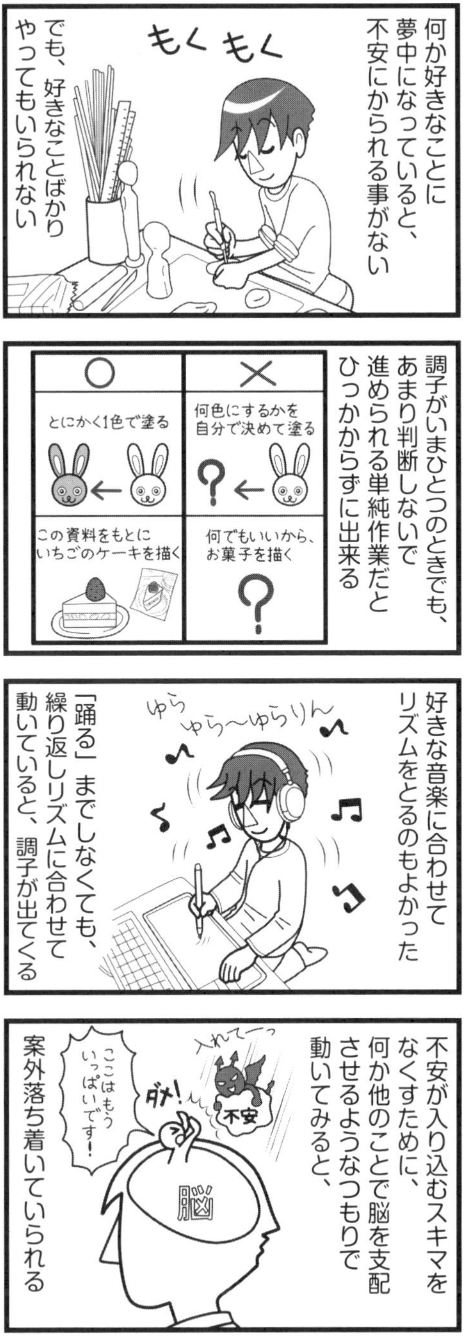

家族⑧予定の告知は少しずつ

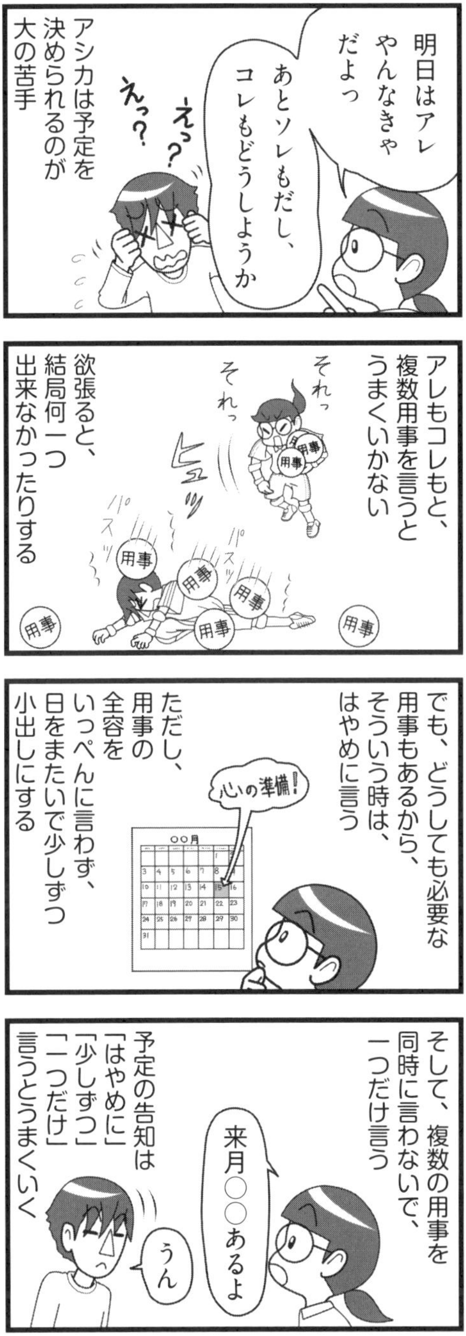

本人⑨ 調子がよいときは、強迫行為をやめてみる

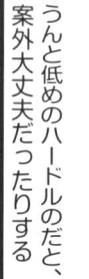

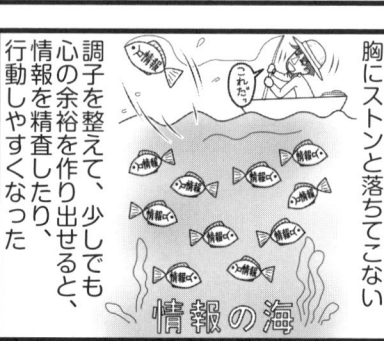

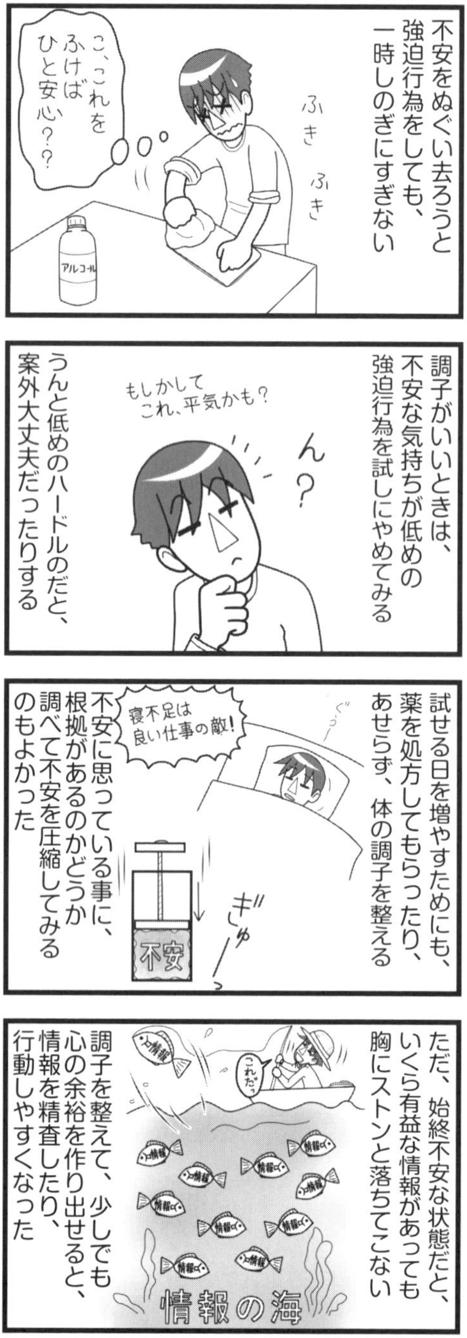

家族⑨ かかわらないで放置

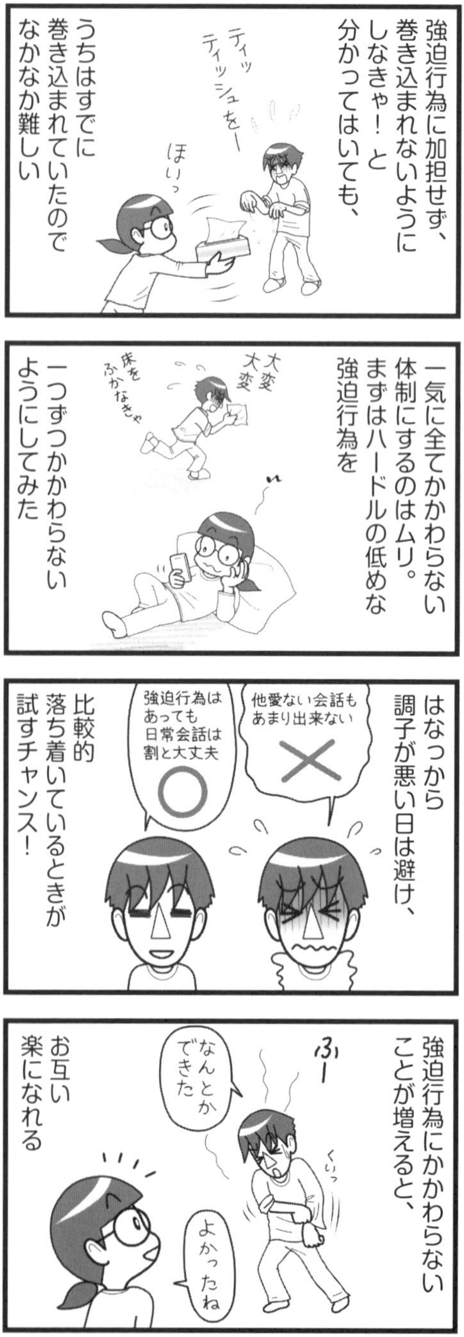

本人 ⑩病気のことを話す

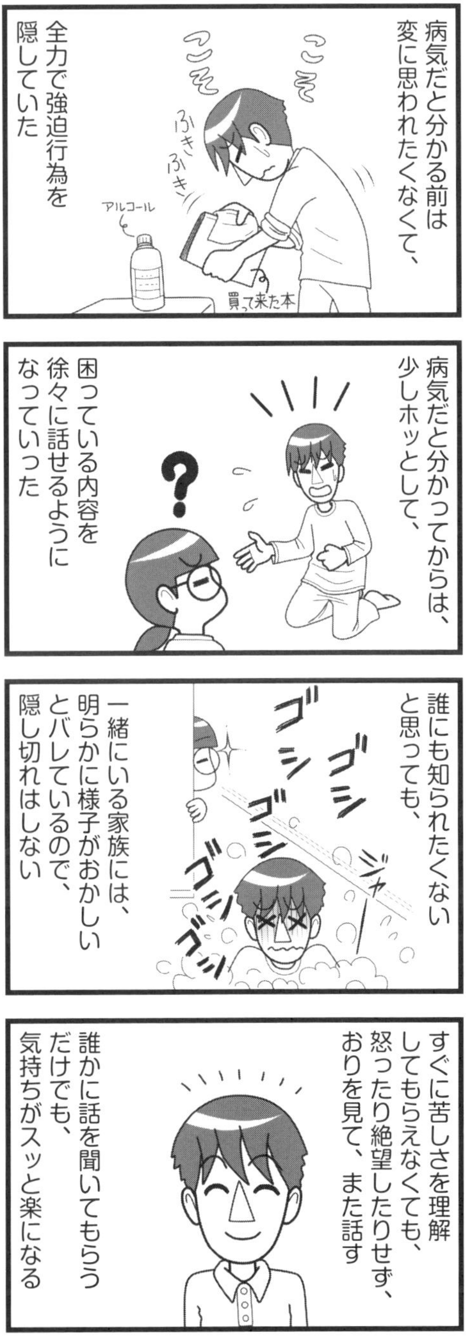

家族 ⑩病気のことを話す

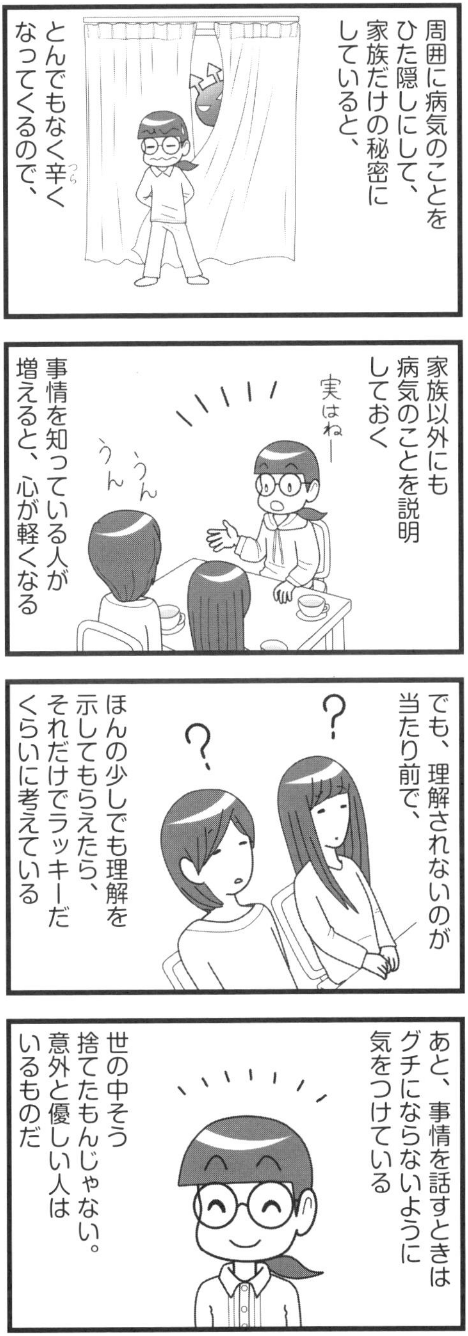

おわりに

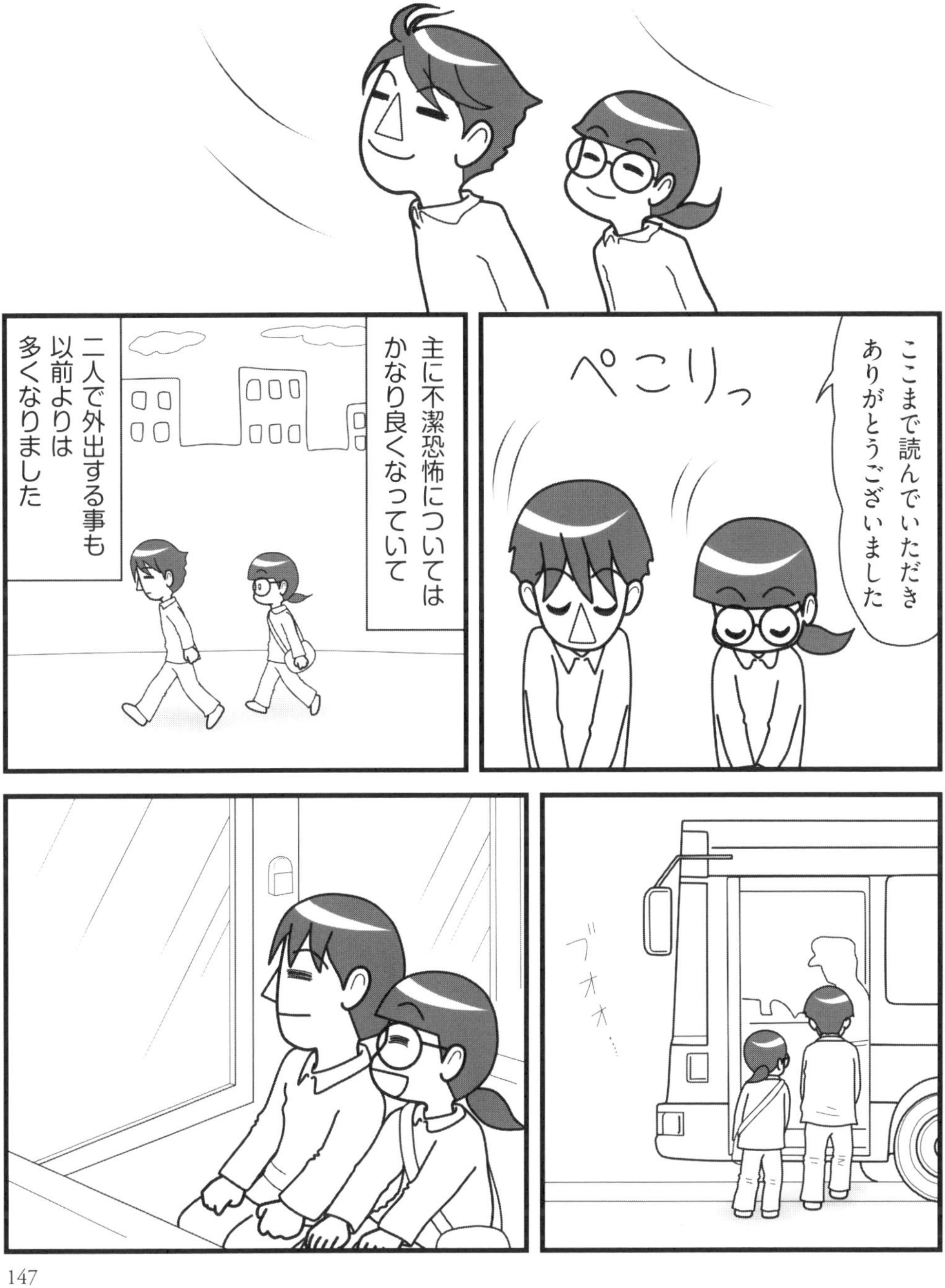
ここまで読んでいただき
ありがとうございました
ぺこりっ
主に不潔恐怖については
かなり良くなっていて
二人で外出する事も
以前よりは
多くなりました
ブオオ…

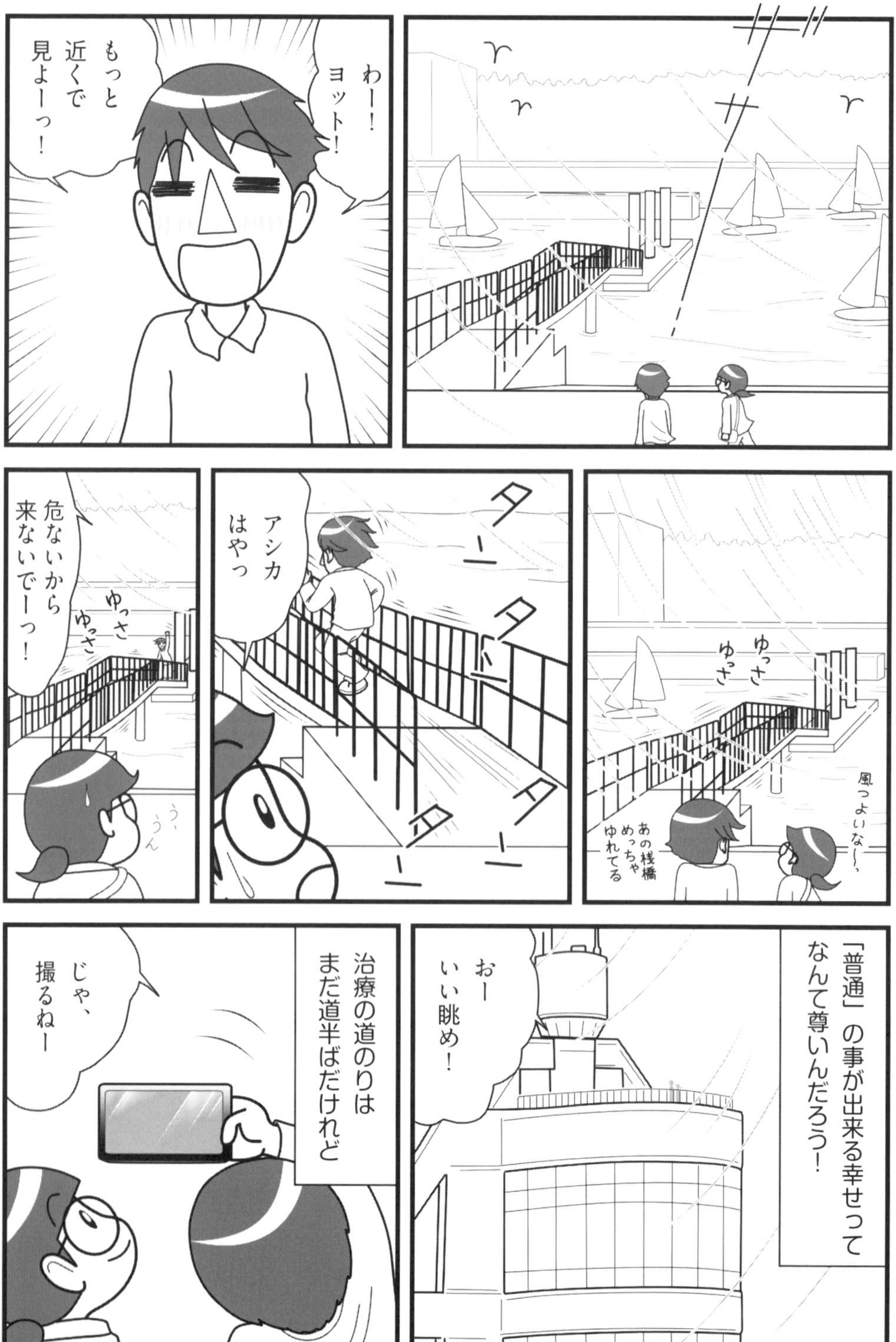
ザサー
わー! ヨット!
もっと近くで見よーっ!
風つよいな〜、
あの桟橋めっちゃゆれてる
ゆっさゆっさ
ターターターター
アシカはやっ
危ないから来ないでーっ!
ゆっさゆっさ
う、うん
「普通」の事が出来る幸せってなんて尊いんだろう!
おー いい眺め!
治療の道のりはまだ道半ばだけれど
じゃ、撮るねー

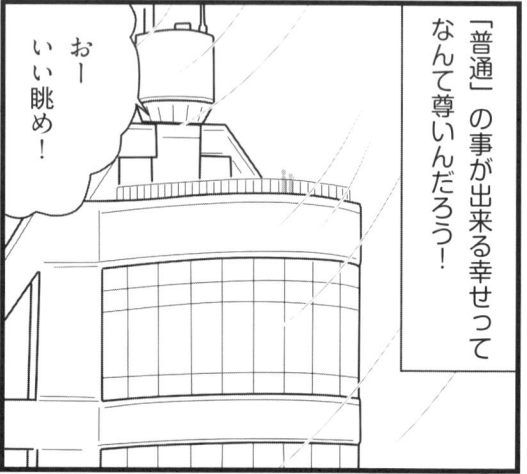

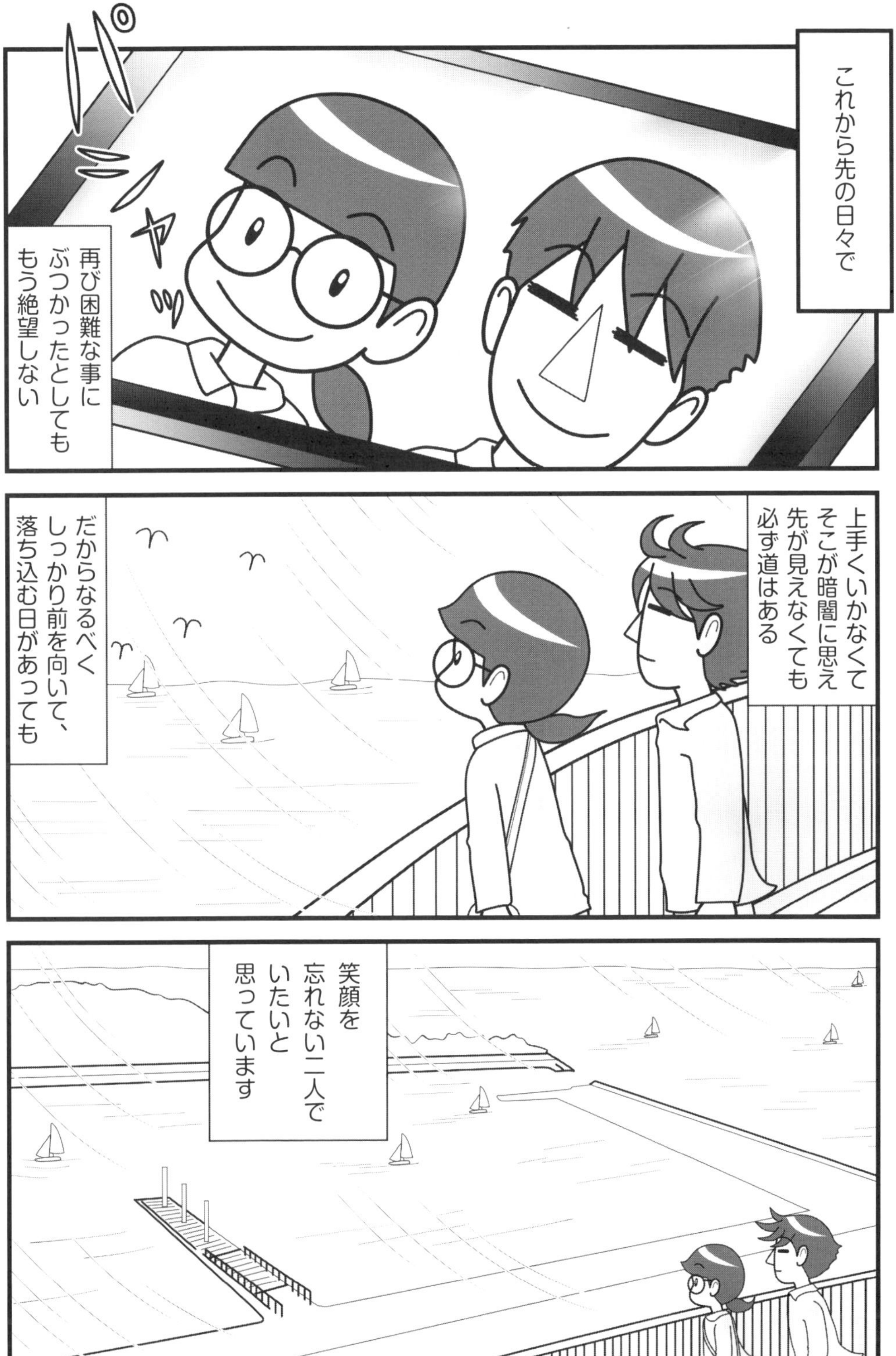
これから先の日々で
再び困難な事に
ぶつかったとしても
もう絶望しない
上手くいかなくて
そこが暗闇に思え
先が見えなくても
必ず道はある
だからなるべく
しっかり前を向いて、
落ち込む日があっても
笑顔を
忘れない二人で
いたいと
思っています

窓の向こうへ
――発刊に寄せて――

新検見川メンタルクリニック院長　**佐々　毅**

本書は、強迫性障害（以下ＯＣＤ）を持つ方とその妻との「日常生活」を描いた作品です。

私はアシカさんの治療を担当させていただいた縁で、今回監修という立場でかかわらせていただきました。そんな私が言うのもなんなんですが

いやあ、面白い！　ビョーキのプロとマンガのプロがタッグを組んだ痛快作品！

これだけ言って、あとは本書を読まれれば十分だとは思いますが、ここでは医師の立場からいくつか話をさせていただきます。

1．当事者の苦悩、周囲の苦労

ＯＣＤになると、何回確認してもすぐ不安になり、その程度もかなり強いため行動に時間がかかり疲労も強まります。このため外出することもつらくなってしまいます。〈強迫観念 ↓ 強迫行為 ↓ 本来すべき行動の回避〉というパターンが出来上がってしまい、生活に支障をきたすのです。

また、こうなると周囲の人に強迫行為につきあってもらうよう強く頼んだり、邪魔されると怒ったり、といったことが出てきます。これを「巻き込み」と言ったりしますが、本人は必死のあまりの行動なので、わざとやっているわけではありません。しかしいずれにせよこのようなパターンに陥ることで周囲も疲弊《ひへい》してしまいます。

2．治療について

ＯＣＤの治療には、主として薬物療法と、最近では認知行動療法（以下ＣＢＴ）がおこなわれています。治療のキモは「不安は時間がたてば低下する」ということを自覚することです。ＯＣＤでは、不安が低下することを自覚する前に強迫行為をおこなってしまいます。強迫行為をすると一時的に不安は下がりますが、逆に強迫行為をしないと不安が消えないことになり、これを繰り返したりエスカレートしたりする結果となります。CBTでは、暴露反応妨害法、認知再構成法、行動活性化、リラクゼーション法などの技法を使って強迫観念・行為の減少を目指します。しかし、強迫観念・行為を手放すことは容易ではないので、少しでもこころに余裕を持たせ、CBTをやりやすくするため薬物療法も併用することがしばしばあります。

さて、アシカさんとこぶたさんに話を戻しましょう。当初こぶたさんはアシカさんの症状に「巻き込まれ」ていました。しかし、OCDという病気の存在を知ることで「人が悪いのではない、病気が悪い」という考え方を持つようになります。アシカさんも治療の必要性を感じてはいました。

ここで強力な支援者が登場します。こぶたさんのお母さん、助演女優賞まちがいなしです。OCDを持っていても受け止めフォローし、安来節《やすぎぶし》に誘います。アシカさんは不安の真っただ中でしたが、安来節をやってみると気分が変わります。これが「行動活性化」というもので、回避をやめ行動をすることで気分の変化を知り、病的なパターンの修正につなげる一つの方法です。そして最後の一押しで強引にクリニックに連行！　絶妙のタイミングです。

今度は主演女優、こぶたさんです。「今できそうな低いハードルを決める」「できたことを数える、ほめる」「不安には共感しつつもかかわりすぎず待つ」といった姿勢を取ります。ＣＢＴでは不安階層表を作って、不安の低い強迫行為からチャレンジしていきます。そしてできたことはほめ、成功体験を増やすことで次のステージに進んでいきます。このようにしてアシカさんの症状は少しずつ軽減しているのです。

これを可能にしているのは主演男優、アシカさんの人柄です。優しくて、人の言葉に耳を傾けることのできる人、人の気持ちを思いやることのできる人です。この最高のキャストによってこの作品が怒りや悲しみといった直接的で強い感情を越え、ゆったりしたおかしみを作りだしています。

リカバリー（回復）とは、病気による何らかの制限はあるとしても、満足のいく生活をし、希望を持って、何かに貢献できる人生を歩むことだと思います。アシカさんは、以前Windowsが怖くてネット接続を回避していました。今は「窓の向こう」が見えるはずです。そこにはいろいろな苦労も、喜びもあるでしょう。

「窓の向こうへ」足を進めましょう。少しずつでいいから。

著者

しらみずさだこ

1975年 島根県出雲市生まれ。
『週刊そーなんだ！歴史編』（デアゴスティーニ）などで学習漫画を作画。『ゆるり』（千葉市勤労福祉サービスセンター）などでお散歩マップを作画。
書籍、素材集、行政関連の広報誌、ソーシャルゲームなどでイラストやデザインを制作。
『ようかいどうかわらばん』（やのまん）、『コミック怪』（角川書店）、『街の妖怪ホテル』（ポプラ社）、『博物館の妖怪ホテル』（ポプラ社）、『花の妖怪ホテル』（ポプラ社）に、出雲を舞台とした怪談が収録されている。
現在、影絵を制作中。

〈監修〉

佐々 毅（さっさ たけし）

新検見川メンタルクリニック院長。
精神科医、精神保健指定医、精神科臨床研修指導医、日本体育協会公認スポーツドクター。
1992年東京医科歯科大学卒業。同大精神神経医学教室に入局。同附属病院神経精神科で精神科研修、日本医科大学高度救急救命センターで救急医学研修の後、医療法人静和会浅井病院にて精神科医長、外来部長、精神科部長を経て、2006年10月より現職。

うちのOCD（強迫性障害／強迫症）

2015年10月21日　初版第1刷発行

著　者　しらみずさだこ
監修者　佐々　毅
発行者　石澤雄司
発行所　株式会社 星和書店
〒168-0074　東京都杉並区上高井戸1-2-5
電話　03（3329）0031（営業部）／03（3329）0033（編集部）
FAX　03（5374）7186（営業部）／03（5374）7185（編集部）
http://www.seiwa-pb.co.jp

ISBN978-4-7911-0914-2